VADIM TSCHENZE

Fernheilung

AF716369

GOLDMANN

Buch

Wer wünscht sich nicht, Heilung von selbst geschehen zu lassen und nicht nur sich selbst, sondern auch andere zu heilen? Vadim Tschenze leitet zugänglich in die Fernheilung ein und erklärt zunächst, wie wir mithilfe des Loslassens von Verlusten und der regenerativen Kraft der (Selbst-)Liebe einen effektiven Schutz gegenüber Kummer und Krankheit aufbauen. Im nächsten Schritt erlernen wir, wie wir nicht nur uns selbst, sondern auch unsere Mitmenschen heilen können. Dazu widmen wir uns der energetischen Struktur des Menschen und erfahren, wie diese aus der Ferne behandelt werden kann. Der Autor gibt hierzu eine Fülle von Rezepten, täglichen Ritualen und Hilfsmitteln mit an die Hand sowie energetische und spirituelle Methoden des Schamanismus, wie etwa die Heilung mithilfe eines Phantoms, dem blauen Engelstrahl oder Heilkanälen.

Autor

Vadim Tschenze, geb. 1973 in Usbekistan, lebt und arbeitet am Bodensee in der Schweiz. Sein spirituelles Wissen über die Parapsychologie, Naturheilkunde und Spiritualität ist ein Familienerbe, denn seit vielen Generationen arbeitet seine Familie in den Bereichen Heilen und spirituelle Beratung. Er leitet seit Jahren die Vadim Tschenze Akademie für Geistheilen, Schamanismus und Medialität am Bodensee und ist Autor zahlreicher erfolgreicher Bücher.

Außerdem von Vadim Tschenze im Programm

Vadims Methode (22073) · Vetucha-Heilung (22136) ·
Wer war ich in meinem früheren Leben? (22143) ·
Sex und Karma (22217)· Heilenergetische Ernährung (22219) ·
Meine 100 Seelenschützer (22243) · Kosmische Befreiung (22353)

Vadim Tschenze

FERN HEILUNG

Sich selbst und andere heilen
mit dem jahrtausendealten
Wissen der Schamanen

GOLDMANN

Das Werk, einschließlich aller Teile, ist urheberrechtlich geschützt.
Jede Verwertung ist ohne Zustimmung des Verlages unzulässig. Das gilt insbesondere für Vervielfältigungen, Übersetzungen, Mikroverfilmungen und die Einspeicherung und Verarbeitung in elektronischen Systemen. Alle Rechte sind vorbehalten.

Alle Ratschläge in diesem Buch wurden vom Autor und vom Verlag sorgfältig erwogen und geprüft. Eine Garantie kann dennoch nicht übernommen werden. Eine Haftung des Autors beziehungsweise des Verlags und seiner Beauftragten für Personen-, Sach- und Vermögensschäden ist daher ausgeschlossen. Weiterhin möchten wir Sie darum bitten, bei Krankheit oder Beschwerden ungewisser Herkunft jegliche Selbstmedikation zu unterlassen und unbedingt einen Arzt oder einen Heilpraktiker aufzusuchen, damit dieser eine Diagnose stellen kann.

Wir haben uns bemüht, alle Rechteinhaber ausfindig zu machen, verlagsüblich zu nennen und zu honorieren. Sollte uns dies im Einzelfall aufgrund der schlechten Quellenlage bedauerlicherweise einmal nicht möglich gewesen sein, werden wir begründete Ansprüche selbstverständlich erfüllen.

Der Verlag behält sich die Verwertung der urheberrechtlich geschützten Inhalte dieses Werkes für Zwecke des Text- und Data-Minings nach § 44 b UrhG ausdrücklich vor. Jegliche unbefugte Nutzung ist hiermit ausgeschlossen.

MIX
Papier | Fördert gute Waldnutzung
FSC® C014496

Penguin Random House Verlagsgruppe FSC® N001967

3. Auflage
Originalausgabe August 2023
Copyright © 2023 Wilhelm Goldmann Verlag, München,
in der Penguin Random House Verlagsgruppe GmbH,
Neumarkter Str. 28, 81673 München
produktsicherheit@penguinrandomhouse.de
(Vorstehende Angaben sind zugleich Pflichtinformationen nach GPSR)

Umschlag: Uno Werbeagentur, München
Umschlagmotiv: FinePic®, München
Redaktion: Ingrid Lenz-Aktaş
Satz: Satzwerk Huber, Germering
Druck und Bindung: GGP Media GmbH, Pößneck
Printed in Germany
ISBN 978-3-442-22375-6

www.goldmann-verlag.de

INHALT

DANK

Ich bedanke mich bei meinen Ahnen und meiner gesamten Familie für das kostbare spirituelle Wissen, das ich von ihnen erhalten habe. Meinen Schülern und Lesern, die dieses Wissen nutzen und dadurch ihr eigenes Leben und das Leben ihrer Mitmenschen bereichern und ihr Leben positiv verändern konnten, möchte ich ebenfalls meinen Dank ausdrücken.

Danke euch allen von ganzem Herzen.

Euer Vadim Tschenze

VORWORT

Liebe Leserin, lieber Leser,

das Leben verläuft schnell und ist sehr kostbar. Der Weg von der Geburt bis zum Tod ist den kosmischen Gesetzen zufolge nur ein Augenblick für die Seele. Jede Seele nimmt diesen Augenblick zeitlich gesehen jedoch »persönlich« und anders wahr. Was für eine Seele lang dauert, ist für eine andere Seele zu langwierig. Was für einen Menschen schön aussieht, kann einen anderen Menschen abschrecken oder ärgern. Schließlich hat jeder von uns sein eigenes Zeitgefühl und seinen eigenen Lebensplan.

Für einen Schamanen gibt es jedoch keine Zeit. Wir sagen sogar, dass überhaupt keine Zeit existiert. Es existieren nur die Wahrnehmung und das Gefühl der Zeit. Genau das macht uns zu einem Individuum auf diesem Planeten. Jeder Mensch entscheidet selbst, wofür genau er diese Wahrnehmung nutzt und wie er lebt. Ich nutze meine Lebenszeit für die Heilung und Fernheilung meiner Mitmenschen sowie meine eigene Heilung. Denn dieses Thema zählt heutzutage zu den wichtigsten. Wofür verwenden Sie Ihre Lebenszeit und Ihre Wahrnehmung? Genießen Sie diese Zeit oder ärgern Sie sich eher hier auf Erden?

Wir bereiten uns im Leben auf viele Dinge vor – Dinge, die nicht wirklich wichtig sind. Wir planen unsere Geburtstage,

Urlaube, Hochzeiten bis ins Detail, doch wir vergessen, uns auf das Thema Tod vorzubereiten. Viele Menschen verbinden mit diesem Thema etwas Schreckliches. Doch der Tod gehört zu unserem Leben. Wie lange wollen Sie leben, und was haben Sie noch zu erledigen? Was wollen Sie erleben? Was möchten Sie schaffen oder erschaffen? Nach unserem Ableben weiß unsere Seele alles, was sie geschafft hat. Das karmische Genom arbeitet weiter. Mit seiner Hilfe programmieren wir unsere weiteren Inkarnationen selbst, denn wir wissen, was wir sind.

»Ich bin« sind zwei mächtige Worte, und was Sie hinter sie stellen, formt Ihre eigene Welt. Ihre Welt ist so, wie Sie sie sehen! Jeder Mensch hat nämlich seine eigene Welt vor Augen oder sogar mehrere Welten, die zu ihm gehören. Durch die Wahrnehmung dieser Welten entwickelt sich die Seele jedes Menschen weiter. Sicher erlebt jeder von uns sowohl gute als auch schlechte Zeiten. Doch was unsere guten Zeiten ausmacht, ist die Akzeptanz dessen, dass wir auf Erden mehrere Aufgaben haben. Daher sollten wir lernen, auch in den schlechten Zeiten nicht aufzugeben und zu handeln. Analysieren Sie, was Ihnen diese Zeiten zeigen wollen, denn auch sie bringen verschiedene Aufgaben mit sich.

Einige Leser werden an dieser Stelle eventuell folgende Frage stellen: »Was hat das Thema Tod mit dem Thema Fernheilen zu tun?« Die Antwort lautet, dass viele Erkrankungen durch Ängste vor solchen Thematiken entstehen. Daher hängen sie auch zusammen mit der Genesung und mit der Fernheilung. Das Thema Tod ist mit dem Leben verbunden. Wie Yin und Yang, wie Freude und Leid, wie Schwarz und Weiß. Alle diese Begriffe gehören sowohl zur Heilung wie auch zur Fernheilung.

Haben Sie sich schon einmal gefragt, was Ihre Aufgaben auf Erden sind? Haben Sie sich gefragt, was in Ihrem Leben das Wichtigste ist? Das Wichtigste im Leben sind Liebe, Gesundheit, Familie, Freunde, Ziele und das Lachen sowie die Heilung der eigenen Seele und ihre Weiterentwicklung.

Analysieren Sie öfter. Es gibt mehr zu sehen, als es unser Gehirn zulässt. Erkennen Sie das! Blicken Sie zurück auf Ihr Leben. Leben, lieben, erkennen ... Diese schamanische Botschaft ist heutzutage besonders wichtig, um inneren Frieden zu finden und diesen Frieden im Leben Ihrer Liebsten zu schaffen. Ein Tagesplan wie »aufwachen, überleben, schlafen gehen« ist nichts für einen Schamanen. Er manifestiert seine Wünsche, arbeitet mit Mutter Natur und hilft Menschen. Erkennen Sie den Schamanen in sich durch dieses Buch, und werden Sie klüger und glücklicher.

Wissen Sie, was das Wichtigste in diesem Leben ist? Dann lesen Sie das zweite Wort dieser Frage noch einmal. Erschaffen Sie Ihre eigene Realität! Das Leben hat viele Facetten. Wir sind göttliche, intelligente, liebevolle Wesen, die jedoch Sicherheit und Kraft brauchen. Genau diese Qualitäten erhalten Sie im schamanischen Bereich. Sie bekommen sie, indem Sie schamanische Vorgänge und die Fernheilung in Ihren Alltag integrieren. Denken Sie immer daran: Jedes Ding hat drei Seiten: eine, die Sie sehen, eine, die ich sehe, und eine, die wir beide nicht sehen. Befreien Sie sich: Denken Sie nicht darüber nach, was andere über Sie denken oder sagen, gehen Sie Ihren eigenen Weg und genießen Sie Ihre Zeit auf Erden.

Ist Ihnen schon einmal aufgefallen, dass LEBEN rückwärts gelesen NEBEL bedeutet? Vielleicht fehlt uns deshalb manchmal der Durchblick, und wir wissen nicht, wohin unsere Reise geht. Doch geben Sie nicht auf! Das, was wir uns im Leben am meisten wünschen, kann schon hinter der nächsten Ecke auf uns warten. Nehmen Sie sich Zeit zum Feiern, zum Leben, für Ihre Freunde und für Ihre Weiterbildung und freuen Sie sich, weil Sie leben und anderen helfen können, ihre Themen zu meistern. Werden Sie zum Heiler.

Die Fernheilmethoden, die ich in diesem Buch vorstelle, können Sie natürlich für sich selbst anwenden, Sie können sie aber auch für liebe Menschen nutzen, die sich nicht in Ihrer unmittelbaren Nähe befinden. Trauen Sie sich ruhig, Ihre neu gewonnenen Erkenntnisse auszuprobieren.

EINFÜHRUNG IN DAS FERNHEILEN

Loslassen und die Liebe

Die Themen Fernheilen und Loslassen begleiten jeden Menschen auf seinem Lebensweg. Es sind die wichtigsten Themen auf Erden. Sie gehören zu unserem Lebensweg vom Zeitpunkt unserer Geburt bis zu unserem Tod. Jeder von uns lernt mit den Jahren, Dinge oder Menschen loszulassen, die uns Energie kosten und die wir nicht brauchen. Wir lassen jedoch auch oft das los, was wir früher geliebt haben. Dieser Lernprozess ist meistens sehr schmerzhaft. In diesem Buch werde ich einige schamanische Geheimnisse offenbaren, die diesen Prozess erleichtern und bei der Fernheilung helfen. Ich möchte Ihnen dieses Thema näherbringen, denn auch das Fernheilen gehört zu unserem Alltag.

Jeder Mensch ist in der Lage, energetisch seine eigenen Themen, aber auch Themen seiner Lieben in Bewegung zu bringen. Auch Sie können das lernen. Ich beginne mit dem Thema Loslassen, denn das Loslassen beschäftigt jeden Heiler. Ohne loszulassen, kann man kaum jemandem helfen.

Ich lernte diesen Prozess bereits in meiner Kindheit kennen und kann heute behaupten, dass er ein wichtiger Aspekt der Selbstwerdung ist. Nur indem wir loslassen, können wir freie

Räume für unsere Wünsche schaffen und glücklich werden. Nur durch das Loslassen der Dinge, die unser Leben unglücklich und traurig machen, können wir frei werden und das Leben genießen und uns selbst sowie andere Menschen heilen.

Es gibt verschiedene Methoden, die diesen Prozess unterstützen. Sie werden im Folgenden einige Techniken kennenlernen, die das Loslassen ermöglichen oder schneller machen. Manche Übungen werden Ihnen bekannt vorkommen und die anderen als neu erscheinen. Doch sind sie alle uralt und werden von sibirischen Schamanen bereits seit Hunderten von Jahren genutzt. Sie werden dort von Generation zu Generation weitergegeben. Und nun haben Sie die Möglichkeit, diese Schätze kennenzulernen.

In diesem Buch geht es in allererster Linie um das Fernheilen. Ich habe für Sie eine Reihe von Methoden und Übungen zusammengefasst, die Ihnen selbst und Ihren Mitmenschen helfen, gesund zu bleiben oder zu werden. Doch es geht nicht nur um körperliche oder seelische Leiden, sondern auch um eine Korrektur Ihres gesamten Lebens. So können Sie Ihre Finanzen, Liebesthemen, Erfolge und alles andere verbessern.

Die Fernheilung ist eine sehr alte Lehre. Sie entwickelte sich in allen Teilen der Welt. Ich beziehe mich jedoch schwerpunktmäßig auf europäische, amerikanische und russische Kulturen sowie auf heutige Erkenntnisse der Quantenphysik.

Dieses Buch soll Ihnen als Fundus dienen. Sie werden nach dem Durchlesen in der Lage sein, andere Menschen aus der Ferne energetisch und geistheilend zu behandeln und können so ihr Leben positiv verändern. Aber auch Ihr eigenes Leben wird sich positiv verändern.

Bedenken Sie: Alles ist nur geliehen und nicht ewig, und alles ist vergänglich. Wenn ein reicher Mensch diesen Satz liest, weint er. Wenn ein armer Mensch diesen Satz liest, freut er sich auf seine Zukunft. Wenn ein verliebter Mensch diesen Satz liest, lernt er jeden Augenblick des Lebens zu schätzen. Also schätzen Sie die Momente gerade jetzt!

Schon meine Großmutter sagte: »Auch Schamanen werden krank und sterben irgendwann. Weine nicht um sie, denn sie sind weiter als du. Sie haben ihre Aufgaben in der Schule der Erde absolviert und können nun ihre Ferien machen. Wenn dir nach Weinen ist, weine um Lebende, die ohne Liebe leben.«

Was verstehen Sie unter »Liebe«? Die Liebe ist sehr vielfältig, und sie ist unsere Herzensfrequenz. Zur Liebe gehören sehr viele Aspekte. Sie lieben Ihre Kinder, Ihren Partner oder Ihre Partnerin, sich selbst, Ihre Eltern oder Kollegen und Freunde. Sie lieben das Geld, gutes Essen, die Natur, Reisen, Haustiere oder auch das Universum und Mutter Natur. Für mich existiert nur eine Liebe – die allumfassende Liebe ohne Erwartungen. Genau diese Art der Liebe beinhaltet die oben stehenden Begriffe, und sie ist erlernbar.

Wenn Sie einen Menschen lieben, dann sehen Sie keine Fehler, die er macht, Sie geben ihm recht und verurteilen ihn nicht. Die Person, die Sie wirklich lieben können, hat einfach keine Mängel. Das ist wahre Liebe. Sollten Sie einen Menschen an Ihrer Seite haben, den Sie ständig erziehen wollen, lieben Sie ihn nicht wirklich. Vielleicht ist das eine echte Freundschaft, aber nicht mehr. Denn echte Liebe ist bedingungslos. Sich zu verlieben heißt auch nicht, dass Ihre Knie zu zittern anfangen und Ihr Herz schneller schlägt. Liebe ist das Gefühl der inneren Ruhe. Dieses Gefühl ist jedoch erst möglich, wenn Sie sich selbst lieben lernen. Man kann nämlich die ganze Welt bereisen und keinen Menschen finden, der einen lieben wird, wenn man sich selbst nicht liebt.

Der Aspekt der allumfassenden Liebe ist sehr wichtig bei einer Heilung, sei es die Heilung im medizinischen oder im energetischen Bereich. Genau durch diese Energie regenerieren sich unser Körper und unsere Seele schneller als sonst. Auch die Selbstakzeptanz und die Selbstliebe spielen eine übergeordnete Rolle bei der Heilung von Leib und Seele.

Wissen Sie, welcher Stern im Universum der größte ist? Das sind Sie – und danach folgt der Stern Stephenson 2-18, dessen Volumen Schätzungen zufolge rund zehn Milliarden Mal größer als das der Sonne ist. Ihre Liebe ist eine treibende Kraft dieses Universums! Denken Sie immer daran.

Das Thema Loslassen folgt als zweites in der Reihe. Wenn Sie an alten Dingen hängen, die Sie Energie kosten, kommen Sie nicht nach vorne. Sie investieren in diesem Fall Ihre eigene Energie in die Vergangenheit, anstatt sie im Jetzt zu nutzen. Woran hängen Sie noch? Was kostet Sie die meiste Kraft? Wohin spenden Sie Ihre Energie?

Ich habe an dieser Stelle einen Test für Sie: Suchen Sie sich einen Begriff aus den drei folgenden aus:

- Vogel
- Katze
- Musik

Welcher gefällt Ihnen am besten?

Wenn Sie den Begriff »Vogel« ausgewählt haben, sind Sie ein freiheitsliebender Mensch, der nicht von jedem anderen verstanden werden muss. Genau das müssen Sie loszulassen lernen. Stehen Sie zu Ihrer Meinung. Suchen Sie keine Bestätigung von außen, sondern in Ihnen selbst. So können Sie sich selbst und andere heilen.

Gefällt Ihnen »Katze« am besten? Dann sind Sie mutig, haben eine eigene Meinung und brauchen viel Körperkontakt. Doch hier ist mangelnde Selbstliebe im Spiel. Lassen Sie die Meinung anderer Menschen los. Auch in diesem Fall sollten Sie auf Ihr eigenes Herz hören. Danach werden Sie merken, dass Sie viele Heilvorgänge spielerisch in die Tat umsetzen können.

Sollten Sie sich für den Begriff »Musik« entschieden haben, sind Sie harmoniebedürftig und sehr ästhetisch. Loslassen sollten Sie Ihre Umgebung. Nehmen Sie sich also mehr Zeit für sich selbst. Dadurch werden Sie in die Lage versetzt, Fernheilung zu praktizieren.

Unser Gehirn reagiert sofort auf die Symbolsprache. Unsere unbewusste Ebene spricht immer Klartext.

Ein weiterer Test arbeitet mit den geometrischen Formen. Suchen Sie sich eine der folgenden fünf Formen aus, die Ihnen am besten gefällt:

- Quadrat
- Rechteck
- Dreieck
- Krcis
- Zickzack

Jeder Mensch hat seine eigene Realität. Das, an was Sie glauben, wird bestimmt erfüllt, weil Sie es materialisieren können. Das ist eine Tatsache. Wir leben in einer Matrix, die materielle und energetische Werte besitzt. Einiges liegt direkt in unserer Seele. Wir denken und fühlen verschieden. Wir haben verschiedene Wahrnehmungen. Wählen Sie also aus den fünf Formen diejenige aus, die Ihnen am meisten zusagt. Welche ist das? Allein das beschreibt Ihre Einstellung zum Leben und teilweise Ihren Charakter.

Haben Sie das Quadrat gewählt, dann sind Sie ein planender, ehrlicher und arbeitswilliger Mensch. Sie müssen Ihre Hetze loslassen und für mehr Freizeit sorgen.

Ein Viereck beschreibt einen Menschen, der stets in Veränderung lebt und viel Neues anfängt. Doch er verliert oft die Übersicht im Leben. Loslassen sollte man in diesem Fall die Routine.

Das Dreieck steht für Kommunikation und einen charismatischen Menschen. Ein solcher Mensch will sich und anderen etwas beweisen. Doch genau das sollte man loslassen lernen.

Ein Kreis zeigt einen Menschen, der bei anderen sehr gut ankommt. Er ist empathisch und ein echter Therapeut. Doch nimmt er sich alles viel zu sehr zu Herzen. Das sollte losgelassen werden.

Zickzack steht für einen Künstler, Macher und Designer, der immer seine eigene Meinung hat. Er muss nicht viel loslassen, doch er sollte etwas mehr Ordnung im Alltag schaffen.

Welche geometrische Form haben Sie ausgewählt? Analysieren Sie das oben Stehende. Versuchen Sie, dadurch sich selbst zu verstehen, denn das ist der Anfang der Heilung.

Die energetische Struktur des Menschen

Um wirkungsvoll zu heilen, sollten Sie die energetische Struktur des Menschen verstehen lernen. Unser Körper besteht aus mehreren Energien und Ebenen, die unsere Gesundheit widerspiegeln. Man nennt sie die vier Ebenen der Gesundheit.

Unser Wohlbefinden hängt schließlich von vier Bausteinen ab, die wir ständig beobachten sollten. Funktioniert ein Baustein nicht, gerät das gesamte Gesundheitsgebäude ins Rutschen, und wir werden krank. Daher ist es überaus wichtig, dass wir auf diese Ebenen besonders achten. Dann gelingt auch die Fernheilung ganz spielerisch.

Die 1. Ebene ist die **körperliche oder strukturelle Ebene**. Zu ihr gehören:

- die gesamten Organe
- die Wirbelsäule

Gestört wird diese Ebene durch mögliche Operationen, Traumata, Narben und Sportexzesse. Wussten Sie eigentlich, dass Menschen mit der Blutgruppe B langsamer altern als die Menschen aller anderer Blutgruppentypen, und Menschen mit der Blutgruppe 0 länger leben als alle anderen Menschen?

Für die Wissenschaft bleibt es immer noch ein Rätsel, warum das so ist. Doch aus der schamanischen Sicht ist die besondere Langlebigkeit nachvollziehbar, denn die Blutgruppe 0 steht für den Ursprung und für das Überleben, das sind die Jäger.

Die 2. Ebene ist die **biochemische Ebene:**

Hier spielen verschiedene fremde Stoffe, die in den Körper gelangen, eine große Rolle.

Gestört wird diese Ebene durch Nebenwirkungen von Medikamenten, Intoxikationen, pH-Wert-Verschiebungen und einen Mangel an Stoffen wie Vitaminen oder Aminosäuren.

Die 3. Ebene ist die **psychische Ebene**.
Sie besteht aus:

- der Seele
- den Emotionen
- der Trauer
- den Sorgen
- den Erfahrungen

Beeinträchtigt wird diese Ebene durch psycho-soziale Störungen wie das Umfeld und die Mitmenschen, psycho-spirituelle Störungen wie Unterdrückung oder Aberglaube sowie psycho-mentale Störungen wie gestörter Schlaf und Albträume. Der psychische Baustein ist einer der wichtigsten, um stabil und gesund zu bleiben.

Die 4. Ebene ist die **bioenergetisch-spirituelle Ebene**.
Zu ihr gehören:

- die Aura
- die Akupunkturpunkte
- verschiedene Zonen des Körpers
- das Zentralnervensystem

Störungen durch geopathogene Zonen wie Strahlung und Elektrosmog sowie WLAN etc. können diese Ebene stark beeinflussen.

All diese Ebenen können durch die Fernheilung und die Energiemedizin wiederbelebt werden. Unser Körper ist in der Lage, sich zu regenerieren, und zwar immer wieder aufs Neue. Er braucht jedoch Hilfe. Man muss sich Zeit dafür nehmen und lernen, auf den eigenen Körper zu hören. Das tun wir leider nicht immer und fangen mit der Regeneration erst an, wenn sich bereits unerträgliche Schmerzen oder andere Symptome zeigen. Ich empfehle daher, am besten präventiv zu handeln, anstatt zu warten, dass eine Erkrankung ausbricht und unsere körperliche Energie durcheinandergerät. So führe ich zum Beispiel mehrmals im Jahr eine Trinkkur durch mit strukturiertem Wasser anstelle von normalem Wasser aus der Leitung. Sie können es kinderleicht und ohne große Kosten selbst herstellen.

Sie brauchen:

- 2 l Leitungswasser
- 1 Limette
- 1 Apfel
- 10 frische Minzblätter
- 1 Granatapfel
- 1 EL Leinsamen

Zerkleinern Sie alle Zutaten (außer den Leinsamen) mit einem Messer und geben Sie sie für fünf Stunden in das Wasser. Lassen Sie die Flüssigkeit bei Zimmertemperatur ziehen und verwenden Sie sie danach anstatt anderer Getränke über den Tag verteilt. Eine 10-tägige Kur entgiftet Ihren Körper und regeneriert Ihre Psyche. Ich persönlich mache diese Kur vier Mal im Jahr.

Wie Sie gesehen haben, kann man über jede Ebene auf die eigene Energie einwirken. Im nächsten Kapitel werde ich Ihnen wichtige Aspekte der bioenergetischen Medizin näher erläutern.

BIOENERGETISCHE MEDIZIN

Das bioenergetische Feld

Anfangen möchte ich damit, Ihnen zu erklären, was bioenergetische (biosensorische) Medizin überhaupt bedeutet. Das Wort kommt Ihnen vielleicht neu vor, doch basiert jede energetische Heilmethode auf diesem Prinzip. Unser bioenergetisches Feld (zu ihm gehören unsere Aura, die Chakren, Meridiane, Seelenschnüre und verschiedene Kanäle) ist ein Teil dieser Welt. Wir sind mit allem und mit jedem verbunden. Für Schamanen existieren daher nur lebende Objekte. Das bedeutet, dass alles lebendig ist, auch die Erde selbst und das ganze Universum.

Unser bioenergetisches Feld hat zwei Pole. Diese werden auch Biosens-Felder genannt. Am Kopf befindet sich der positive Pol (+) und an den Füßen der negative Pol (–). Ich vergleiche daher den Menschen gern mit einer Batterie oder besser gesagt mit einer Lampe, die an eine Batterie angeschlossen ist und leuchtet. Wir bekommen Energien sowohl von oben (man nennt das kosmische Ladung) als auch von unten (man spricht von irdischer Ladung oder auch von Kundalini). Diese Energien durchfließen den Körper und halten ihn am Leben. In dem Moment, in dem wir negativen Energien wie Neid,

Groll, Stress, Strahlung, Schock oder Traumata etc. ausgesetzt sind, kann diese Ordnung der Pole kippen. Unser bioenergetisches Feld dreht sich dann um 180 Grad. Manche Heiler nennen das »Umpolung«, andere bezeichnen es einfach als »das Kippen«. Diese Umpolung hat zur Folge, dass wir von anderen Menschen nicht mehr wahrgenommen werden oder sogar selbst krank werden. Die Umpolung macht zudem müde, depressiv, antriebslos und unglücklich. Wir fühlen uns fremd im eigenen Körper oder sagen sogar, wir befänden uns im falschen Leben, besser gesagt in einem falschen Film.

Wir haben zusätzlich einige energetische Ringe um unseren Körper: Die wichtigsten sind am Kopf, am Herzen und am Unterleib zu finden. Besonders tragisch ist es, wenn auch diese Ringe umgepolt werden. Sie dienen dem besonderen Schutz der Aura. Frauen haben an diesen Ringen vorne einen Minuspol und Männer einen Pluspol. Stellen Sie sich nun vor, dass diese Ringe umgepolt sind. Durch das Kippen des unteren Rings kommen Partnerschaftsprobleme und Trennungen zustande. Sollte der Kopfring kippen, kann es zu Epilepsie oder Schizophrenie sowie Migräne oder dem Gedankenkarussell kommen. Sollte der Herzring kippen, entstehen Lungen- und Nierenleiden sowie Kreislaufprobleme oder Herzbeschwerden sowie Depressionen und panikartige Zustände. Durch Fernheilung kann man die Umpolung leicht korrigieren, aber dazu kommen wir gleich.

Unsere Gedanken haben ihre eigene Entwicklung. Negative Gedanken manifestieren sich in der Aura und bringen die Pole durcheinander. Durch Kontrolle unserer Gedanken und die gezielte Arbeit mit ihnen können wir solche Boykottprogramme löschen und seelische Ruhe und Gesundheit erlangen. Durch das Visualisieren gewisser Dinge materialisieren wir sie ständig.

Ich arbeite schon sehr lange mit einer schamanischen Methode, bei der ein sogenanntes Phantom genutzt wird. Ein Phantom ist eine Kopie eines Menschen oder sein Hologramm (Abbild). Doch auch Orte, Häuser und alle anderen Dinge besitzen solche Phantome. Wenn Sie mit einem Phantom arbeiten, können Sie Ihr Leben, Ihre Gesundheit, Ihr Business und Ihre Mitmenschen heilen. Gelernt habe ich diese Technik in meiner Familie. Doch verwenden sie viele Energetiker weltweit. Ich bin sowieso der Meinung, dass jeder Mensch einen Zugang zur universellen Energie hat, egal wie diese auch bezeichnet wird. Die Energie kommt aus derselben Quelle – aus dem Universum. Sie kann von jedem Menschen verwendet werden und ist unerschöpflich. Man kann sich diese Energie als Energie der Sonne vorstellen, die uns alle wärmt. Welche Methoden man verwendet, um diese Energie zu nutzen, muss jeder selbst entscheiden. Ich persönlich arbeite viel mit Meditationstechniken, dem Element Feuer, Ritualen und der Energieprogrammierung (»Vadims Methode«) sowie mit einem Phantom. Doch vielleicht wollen Sie lieber mit Reiki, Gebeten oder einem anderen System arbeiten. Sie entscheiden das selbst. Alle Energien, die wir vom Universum zur Verfügung gestellt bekommen haben, sind miteinander verbunden. Daher spielen die Methoden der Energielenkung als solcher eine eher untergeordnete Rolle.

Ein Beispiel: Ich habe mir heute Buchweizenbrei zubereitet. Der Buchweizen hat mir genug Energie gegeben, und ich kann flüssig schreiben. Mein Kopf ist frei, und ich bin nicht hungrig. Also ist Buchweizen eine Energie. Buchweizen wuchs auf einem Feld und benötigte die Energie der Sonne, der Bienen und des Wassers sowie der Erde, um reif zu werden. Und ich habe diese Energie heute aufgenommen, weil eine Kettenreaktion zwischen allen Energien besteht. Universelle Energie transformiert sich ständig, und wir können sie nutzen.

Alles, was wir tun, braucht verschiedene Energieformen, die aus derselben universellen Energie entstehen: physische, geistige, seelische, emotionelle oder auch eine andere. Wir Schamanen sprechen von einer »Matrix«. Alles, was wir wahrnehmen, ist in dieser Matrix enthalten. Doch es sind auch Dinge darin, die wir nicht fassen können, weil wir sie nicht wahrnehmen. Unsere Sinne sind begrenzt, und jeder von uns nimmt nur das wahr, was er kann. Wir sehen und hören sozusagen auf unserer Welle, und uns entgeht einiges an Energien. Meine Großmutter sagte gern, dass wir nur so viel wahrnehmen könnten, wie wir ertragen würden. Wir sehen zum Beispiel kein Infrarotlicht, während manche Tiere die Infrarotstrahlung wahrnehmen können.

Alle Energien, die hier sind, durchfließen unsere Zellen und unsere Aura. Unsere Zellen bestehen aus Lichtteilchen (Quanten) und kommunizieren mit der Energie, die von außen kommt. Daher kann man sagen, dass wir aus Licht bestehen. Und unsere Gedanken, Emotionen, Wünsche und physischen Wahrnehmungen sind somit Energien.

Das Phantom

Dem Thema Phantom möchte ich mich nun intensiver widmen, denn über ein Abbild der Aura eines Menschen, besser gesagt ihre Kopie, kann jeder Mensch seine Vitalität stärken, aber auch andere Menschen energetisch behandeln. Denken Sie immer daran – es gibt keine Zufälle in dieser Welt, und alles, was Sie als Zufall bezeichnen, ist Ihnen zugefallen. Auch dass Sie mein Buch lesen und dass ich das Buch für Sie geschrieben habe, ist kein Zufall.

Wir leben in einer Matrix – in der Welt der vielen Informationen. Jede Information verändert unser Leben. Besonders dann, wenn diese Informationen wiederholt vorkommen oder aufgerufen werden. Wenn wir gewisse Informationen öfter aufrufen, senden wir sie nämlich nach außen. Diese Informationen sind unsere Lebensbreite. Ich lege großen Wert auf die Feststellung, dass uns die Lebenslänge vom Schicksal gegeben wird, doch die Lebensbreite bestimmen wir selbst, indem wir neue Dinge lernen und umsetzen. Ich betone immer wieder, dass jeder Mensch seine Ganzheit annehmen soll, damit er glücklich werden kann. Dazu gehören unser Körper, unsere Seele und unser Geist sowie alle Energien, die um uns herum sind. Wenn wir diese Ganzheit verstehen, werden wir glücklich und fit. Und wenn wir unsere Informationen wahrnehmen und unsere Wünsche wiederholen, strahlen wir diese Informationen nach außen und ziehen gewisse Dinge an, die uns zur Erfüllung dieser Wünsche bringen. Genau das ist die Fernheilung.

Hier ist ein Beispiel: Sie denken beispielsweise an eine Beziehung mit einem lieben Partner. Einmal daran denken, bringt keinen Partner in Ihr Leben. Doch wenn Sie derlei Gedanken öfter haben, verankern Sie diese Informationen in Ihrer Aura und ziehen dadurch einen Partner oder eine Partnerin an. Sie strahlen diese Information sozusagen durch Ihr Aurafeld aus, und der Partner kann Sie dadurch erkennen und finden. Sie senden Liebesimpulse aus. Sie manifestieren den Partner in Ihrem bioenergetischen Feld.

Ein anderes Beispiel: Sie schauen ständig Nachrichten über Krieg, Katastrophen, Pandemien… Was machen sie mit Ihnen? Sie zerstören nach und nach Sie, Ihre Psyche und Ihren Körper. Auch diese Informationen manifestieren sich in Ihrem Aurafeld und werden dort gespeichert. Somit werden genau diese Informationen nach außen transportiert. Diese Informationen hängen sozusagen in Ihrem Phantom, das andere Menschen wahrnehmen.

Die gezielte Arbeit mit einem Phantom ist immer von Nutzen. Sie können durch das Phantom wichtige Informationen in die Aura von Ihnen selbst, von anderen oder etwa in Orte geben. Hierbei wird Ihre mentale Kraft benötigt. Wenn man es sich genau überlegt, arbeiten auch Voodoopriester und Schamanen mit einem Phantom, das sie einen »Geist« nennen. So hat jede Erkrankung oder jedes Leiden ein Phantom (einen Geist), das man ansprechen und behandeln kann.

Die Arbeit mit einem Phantom hat mehrere Vorteile:

- Man kann eine Fernheilung über das Phantom einer Person vornehmen, ohne dass diese anwesend sein muss.
- Man kann in der Vorstellung das biologische Feld einer Person vergrößern.
- Man kann ein Phantom eines bestimmten Organs erschaffen und damit arbeiten.
- Man kann ein Phantom der Stadt, in der man wohnt, visualisieren und die Stadt dadurch heilen.
- Man kann sich ein Phantom eines Haustieres vorstellen und behandeln.
- Man kann sich selbst durch das eigene Phantom heilen usw.

Das Phantom ist kein neues esoterisches Thema. Auch viele Religionen arbeiten damit. So funktionieren etwa Gebete und Besprechungen für Menschen, die nicht vor Ort sind. Man kann beispielsweise Gebete für eine Person sprechen, die in einem anderen Land lebt. Vielleicht ist diese Person krank oder unglücklich. Durch ein Gebet wird dieser Person Kraft gespendet. Doch wie gelangt die Kraft der Gebete zu diesem Menschen? Denken Sie an dieser Stelle an die Matrix. Wenn wir ein Gebet sprechen, reicht es zu wissen, wie der andere aussieht, wie er heißt oder wie seine Stimme klingt. So erreicht ihn die Energie, egal, wo er sich in diesem Moment befindet. Hier arbeiten wir mit seinem Phantom.

Unser Körper besteht aus mehreren energetischen Körpern, die verschiedene Dichten haben. In jedem dieser Körper sind Organverknüpfungen zu finden sowie auch Erkrankungsenergien. Auch Chakren sind darin abgebildet. In meinem Buch »Das spirituelle Buch von der Selbstliebe« habe ich ein russisches System angesprochen, das die Chakren »Ziwas« nennt. Diese entsprechen dem indischen System. Die Ziwas bilden einen speziellen energetischen Körper, der alle Informationen über einen Menschen enthält (Größe, Aussehen, Leiden und Gaben). Das ist ein Teil des Phantoms. Übrigens lebt ein Phantom länger als der Körper selbst. Man kann sagen, dass ein Phantom zur Seele gehört und womöglich unsterblich ist. Jedes Erlebnis wird darin abgespeichert und wie ein Abdruck fixiert. Ich vergleiche Phantome deshalb mit einer Festplatte, die alle Informationen trägt. Diese Festplatte gehört zu unserer energetischen Matrix.

Es gibt viele Arten der Information, und jeder von uns erhält sie nach und nach, abhängig von unserer Reife und Bereitschaft. Alle diese Informationen werden in unserem Energiefeld gespeichert. Auch Informationen der Planeten sind an unsere Chakren und an unsere Aura angedockt.

> So wirkt die Sonne auf das Kronenchakra,
> der Mond auf das Herzchakra und auf das Sexualchakra,
> der Mars auf das dritte Auge,
> der Merkur auf den Hals,
> der Jupiter auf das Ich-Bewusstsein,
> die Venus auf das Herzchakra und das Sexualchakra,
> der Saturn auf das Wurzelchakra,
> der Uranus auf den Solarplexus,
> der Neptun auf den Hals,
> der Pluto auf das Sexualchakra.
> Orion und Sirius regieren die obersten Chakren 8–10 (Ich-Wir-Bewusstsein) und Schambala (das ist Ihr Kanal zum Universum).

Doch zurück zum Thema Phantom: Das Phantom ist neutral, daher kann man mit seiner Hilfe sowohl heilen als auch schaden. Ich habe bereits erklärt, dass ein Phantom eine genaue energetische Kopie von etwas ist. In der Physik sprechen Wissenschaftler davon, dass es sogenannte »Teile« und »Antiteile« oder »Materie« und »Antimaterie« gibt, positiv geladene (+) und negativ geladene (–) Elementarteilchen. Die heutige Wissenschaft kommt langsam zum Verstehen esoterischer Tatsachen. Sie erkennt mittlerweile auch einige Phänomene wie das Materialisieren, Telepathie oder die Hellsicht an. Auch die Matrixtheorie der Schamanen ist heutzutage keine geheime Lehre mehr, sondern erfährt durch die Quantenphysik eine Erklärung. Denken Sie an dieser Stelle an einen Traumfänger: Der Schamane verknüpft bei der Herstellung seine Informationen über die Matrix der Welt in die Fäden des Traumfängers. Er denkt beim Herstellen an seine Wünsche. Sie werden durch Knoten in den Traumfänger gegeben und dort fest gespeichert. Das kann man nur mittels der Matrix-Vorstellung verstehen. Die Matrix als solche ist ein Riesenzusammenhang der Informationen und der Energien der Welt. Sie ist die Quelle für alles, was im Universum geschieht. Diese Quelle ist sehr alt und enthält Tausende Trillionen Ideen, viel Wissen und Potenzial. Jeder Mensch kann diese Quelle für sich nutzen und bekommt die im Moment nötigen Informationen.

Einige Wissenschaftler erhielten aus der geistigen Welt Antworten auf ihre Fragen, die sie jahrelang gesucht hatten. So bekam Einstein seine berühmte Formel im Traum, worüber er auch berichtete. August Kekulé erschien die Benzol-Formel ebenso im Traum wie Dmitri Mendelejew sein PSE (Periodensystem der chemischen Elemente), wobei der letzte Fall als nicht gesichert gilt. Nils Bohr soll sein Atommodell ebenso im Traum gesehen haben. Ich selbst schöpfe viele Ideen ebenfalls aus meinen Träumen. Wenn man zeitlich zurückgeht und darüber nachdenkt, empfing auch Nostradamus seine Informationen durch Trance oder Träume. Ebenso wie Baba Wanga aus Bulgarien – die Seherin erhielt viele Informationen in ihren Träumen. Daraus entwickelte sich die These, dass das neue Wissen nicht einfach im Kopf entsteht, sondern aus einer bestimmten Informationsquelle kommt. Schamanen nennen sie Akasha-Chronik. Ich bin der Meinung, dass diese Theorie stimmen könnte und dass wir die Ideen des Universums auf Erden in die Tat umsetzen. Der eine oder die andere spricht jetzt wohl von unserem Schicksal oder vom göttlichen Plan.

Der russische Physiker Gennady Schipow hält die Intuition des Menschen für eine Gabe, die das Bewusstsein und das Unbewusstsein verbindet. Ihm zufolge ist das Unbewusste angeschlossen an eine Information der Galaxie und damit an das globale Bewusstsein. Er spricht von Torsionsfeldern, die Informationen besitzen und das Vakuum polarisieren können und es so auf eine neue Frequenz einstimmen. Teilchen des Vakuums formieren sich demnach zu bestimmten Ketten oder bilden besondere Kombinationen. So entsteht ein Phantom. Man sieht es nicht, doch ist es hier. Weil jeder Körper oder jedes Objekt ein eigenes Torsionsfeld hat, kann jeder Mensch durch seine Gedanken Phantome erschaffen. Unser Denken hat somit eine Torsionsnatur. Akasha enthält alle Informationen, seit dem Entstehen der Galaxie oder noch weiter zurückreichend. Sie enthält alle Informationen über alles, was wir kennen oder nicht kennen, spricht über jeden Menschen. Der russische Physiker A. Moskowski hält die Welt für ein Riesenhologramm. Er glaubt, dass jeder Punkt dieser Welt Informationen der ganzen Welt in sich trägt. Genau dasselbe sagen auch Schamanen. Jeder Mensch hat alle Informationen der Galaxie in seiner Seele gespeichert. Wie gefällt Ihnen diese Vorstellung?

Es gibt einige Reihen von Experimenten aus der Quantenphysik, die das Phantom erklären. Wenn man etwa einen Strahl durch ein dreieckiges Prisma schickt, erhält man nicht nur einen, sondern zwei Strahlen. Wenn man einen davon mit Informationen behandelte, verhielt sich der andere Strahl genauso wie der erste, ohne dass er manipuliert worden wäre. Eine Bienenkönigin unterhält auch eine Phantomverbindung zu ihrem Volk. Fliegt sie weg, folgen ihr alle Bienen des Stocks. So etwas habe ich selbst mehrmals in der Imkerei meines Vaters beobachten dürfen. Wenn die Bienenkönigin den Stock verlassen hat und sich irgendwo an einem Baum niederließ, war sie umringt von allen anderen Bienen. Ich erinnere mich gut an die Mühe, die es kostete, wenn man die Königin wieder in den Bienenstock zurückbringen wollte, damit ihr die anderen Bienen folgten.

Nimmt man einem Ameisenstaat die Königin weg, arbeiten die Arbeiterinnen weiter, bis die Königin stirbt, egal wie weit weg man sie auch entfernt hat. Danach stellen sie die Arbeit ein und sterben. Es gibt weitere solche Beispiele. Man spricht dabei von morphischen Feldern. Ob Ameisen, Fische oder Vögel – sie haben alle eine gemeinsame Energetik. Schamanen sagen dazu »kollektives Karma«. Vergessen Sie an dieser Stelle die Menschheit nicht! Auch wir sind alle miteinander verbunden und Teil desselben energetischen Feldes, auch wenn jeder Mensch besonders ist.

Nun nehmen wir uns ein besonderes Thema vor, das zu unserem Leben gehört, und zwar beschäftigen wir uns damit, was beim Ableben des Körpers geschieht. Wenn wir bereit sind zu sterben bzw. wissen, dass wir krank sind und bald gehen werden, entsteht im Moment des Todes ebenfalls ein Phantom, das noch längere Zeit auf der Erde bleibt. Im russischen Bereich glaubt man, dass dieses Phantom mindestens 40 Tage lang bestehen bleibt. Man kann sagen, dass unser Phantom mit der Seele verbunden ist, denn auch die Seele bleibt rund 40 Tage lang nach dem Ableben des Körpers auf Erden (Schamanen und der Religion zufolge). Sollte der Tod jedoch durch Gewalt oder unerwartet eintreten (Unfall, Mord, Infarkt, Schlaganfall etc.) kann dieses Phantom jahrelang auf der Erde bleiben. Schamanen nennen das »erdgebundene Seele«. Bei einem solchen Tod ereignet sich ein energetisch-informativer Bumm (eine Art Explosion), der ein wellenartiges Energieknäuel darstellt. Auch hier geht es um Torsionsfelder. Doch kann sich die Seele auch in solchen Fällen schnell lösen, wenn sie weiter entwickelt ist. Sie geht durch mehrere »Ringe« und transformiert sich. Im schamanischen Bereich sagt man, dass es sieben dieser Ringe gibt.

Bestimmt haben Sie den Begriff Phantomschmerz schon einmal gehört... Ein amputiertes Glied sendet weiter Schmerzen ans Gehirn, auch wenn es nicht mehr vorhanden ist. Etwas Ähnliches geschieht auch bei einem Schwangerschaftsabbruch. Das Phantom des Ungeborenen bleibt für eine lange Zeit im Bauch der Mutter, die eine Abtreibung hat vornehmen lassen, und kann Schmerzen verursachen. Dieses Phantom kann die Frau auf eine lange Zeit energetisch beeinträchtigen, aber auch ihren Mann oder weitere Kinder, die danach gezeugt werden. Das neue Kind entsteht praktisch dort, wo die alte energetische Wunde im Mutterleib ist, und übernimmt oft die Leiden oder sogar das Schicksal des abgetriebenen Kindes.

Auch bei einer Nahtoderfahrung sehen Menschen ihre Körper liegend, sie hören alle Details, die Ärzte sagen, und sehen, wie sie handeln. Sie können auch in andere Krankenhausräume blicken oder sogar an einen anderen Ort reisen. Auch hier geht es um die Seele, die den Körper verlässt, oder um das Phantom. Ich hatte selbst in meinem 12. Lebensjahr eine solche Nahtoderfahrung. Nach einem Unfall stand ich vor dem Auto und konnte mich selbst und andere im Auto beobachten. Damals war das für mich nicht nachvollziehbar. Erst heute verstehe ich, was geschah.

Bei meiner Meditation »Goldene Mitte« verlassen auch Sie Ihren Körper und gleiten eine Spirale nach oben. Sie können Ihren Körper dann von dort aus beobachten und sehen, was im Raum passiert.

Diese Fakten bestätigen die Existenz eines Phantoms, auch wenn wir es mit unseren Händen nicht anfassen können. Meiner Meinung nach ist unser Unterbewusstsein ein Teil des globalen Bewusstseins. Nennen Sie das, wie Sie wollen, ich sage dazu Akasha-Chronik. Alles ist eine Sache der seelischen Entwicklung, und je nachdem, was man macht, kann das unsere weiteren Inkarnationen beeinflussen und in diese Chronik eingehen.

Kommen wir jedoch zurück zum Thema Phantom. Wenn Sie verschiedene Phantome betrachten, so hat jedes seine eigene Frequenz oder Welle. Alle Menschen sind eben verschieden.

Als heilende Person können Sie sich auf diese Welle einstimmen, und zwar durch:

- den Namen
- Körperflüssigkeiten
- getragene Gegenstände
- das Geburtsdatum
- ein Foto
- die Stimme
- oder andere Informationen über die Person.

Sie erschaffen ein Phantom Ihres Gegenübers durch Informationen (Torsionsfelder). Bei der Arbeit mit einem erschaffenen Phantom kann man durch die Vision und seine Gedanken Torsionsfelder erschaffen, die beispielsweise der Heilung einer Person oder eines Ortes auch aus der Ferne dienen. Daher ist das Gehirn in diesem Moment der Erzeuger eines Torsionsfeldes.

Mit dem Phantom arbeiten

Damit Sie mit dem Phantom einer Person effektiv arbeiten können, müssen Sie die Prinzipien der Energien verstehen. Es spielt keine Rolle, ob Sie an ein Phantom glauben oder nicht. Sie müssen als Heiler nicht viel spüren, das wird Ihr Gegenüber tun. Wenn Sie eine längere Zeit mit Phantomen arbeiten, werden Sie allerdings lernen, diese Energie auch zu spüren. Wichtig bei dieser Arbeit ist, dass Sie Ihrem Gegenüber von ganzem Herzen helfen wollen. Das »Wollen« muss aus Ihrem Herzchakra geschehen. Also nicht Ihr Kopf, sondern Ihr Herz entscheidet, ob eine Heilung geschehen darf.

Daher müssen Sie sich mit Meditationen beschäftigen, um Ihre Seele ruhig zu halten und sich auf Ihr Gegenüber einstimmen zu können. Sie können sich z.B. vor einer Behandlung vorstellen, dass Sie in einem türkisfarbenen Meer baden oder unter einem Wasserfall stehen. Sie können auch visualisieren, dass Sie auf die Venus fliegen und viele Blumen dort sehen und pflücken, oder dass die Sonne Ihnen viel Energie spendet und jede Ihrer Zellen erreicht und füllt. Das überlasse ich Ihnen. Denn jeder Mensch soll seine meditative Technik selbst finden. In jeder Kultur gibt es schließlich verschiedene Glaubensmuster und Systeme. Jeder Mensch hat seine eigene Vorstellung vom Universum, von energetischen Quellen und von Gott. Jeder verwendet auch eine andere Bezeichnung für dieselbe universelle Kraft des Universums. Viele Menschen glauben an Gott und Engel, andere an die Kraft der Sterne, die nächsten an aufgestiegene Meister und Naturkräfte. Genau darauf sollten Sie Ihre Meditationen stützen.

Wir leben in einer speziellen Zeit des Wandels. Die Welt verändert sich sehr schnell. Auch wir verändern uns und transformieren dadurch unsere Kräfte. Wir haben heutzutage viel mehr Zugang zu verschiedenen Informationen und können selbst entscheiden, woran wir glauben oder was uns glaubwürdig erscheint. Daher empfehle ich jedem Menschen, auf seine eigene Intuition beim Meditieren zu achten. Die Meditation muss in erster Linie für Sie persönlich stimmig sein. Sie müssen Spaß dabei haben. Sie meditieren, weil es Ihnen Freude bereitet. Wenn wir uns freuen, sind unsere energetischen Kanäle frei. Sollten wir etwas tun, was uns widerspricht, entstehen Wut, Trauer oder auch Verspannungen. Sie sollten daher am besten allein meditieren. Es gibt allerdings auch Gruppenmeditationen, die sehr effektiv sein können. Bei jeder Meditation füllen Sie Ihre Energiereserven durch Ihr Herzchakra auf und harmonisieren Ihren Körper, Ihren Geist und Ihre Seele. Dadurch erlangen Sie Selbstrespekt und Selbstliebe, schützen Ihre Aura und tanken Heilenergie. Ihr Körper wird durch eine Extraportion Energie genährt und öffnet Ihr Herz für die Welt.

Ich persönlich liebe Ägypten und Mexiko. Ich war schon öfter in diesen Ländern und habe mir alle Pyramiden angeschaut. Meine Lieblingsmeditation habe ich mit diesem Symbol verbunden. Sie können diese Meditation ausprobieren, vielleicht ist sie genau die richtige für Sie. Sie dauert etwa fünf Minuten.

Legen Sie sich hin, und schließen Sie Ihre Augen.
Atmen Sie einige Male ein und aus.
Stellen Sie sich vor, dass Sie in einer Pyramide sitzen.
Sie ist riesig groß.
Es ist dunkel dort.
Sie sehen nichts.
Achten Sie auf Geräusche.

Etwas knistert in der Nähe.
Schauen Sie sich um.
Sie sehen eine kaum brennende Lampe.
Sie brennt jedoch immer heller.
Sehen Sie in die Flamme.
Sie wird stärker.
Diese Flamme erhellt das Innere der Pyramide, und nun können Sie einiges erkennen.
Es liegen viele Schätze auf dem Boden.
Es stehen hier einige Statuen aus Gold.
Sie sehen ebenso sieben Glasgefäße, gefüllt mit farbigen Flüssigkeiten in Gold, Violett, Blau, Grün, Gelb, Orange und Rot.
Die Flüssigkeiten sind in Bewegung, sie sind lebendige Energie.
Stehen Sie in der Vision auf, und gehen Sie zu diesen Gefäßen.
Berühren Sie eines nach dem anderen, und tanken Sie neue Energie für Ihre Seele und Ihre Chakren.
Atmen Sie beim Berühren der Gefäße tief ein und aus.
Nun haben Sie alle sieben Gefäße angefasst.
Setzen Sie sich wieder hin.
Freuen Sie sich.
Sie haben nun genug neue Kraft und spüren Ihre neue Power.
Atmen Sie nun noch ein paar Mal ein und aus, und öffnen Sie Ihre Augen.
Willkommen zurück.

Es gibt Menschen, für die eine Meditation eine echte Herausforderung darstellt. Sie haben Angst, in sich hineinzuschauen.

Daher möchte ich eine Alternative vorstellen, die genauso gut wie die Meditation funktioniert. Statt zu meditieren, sprechen Sie ein beliebiges Gebet. Auch das regeneriert Ihre Energetik. Sie können für sich selbst beten, aber ebenso gut allen Menschen Glück senden und wünschen oder sich beim lieben Gott vor dem Heilvorgang dafür bedanken, dass er Sie unterstützt. Alles geschieht schließlich in Ihrem Herzchakra und in Ihrem Gehirn.

Anschließend können Sie mit dem Phantom arbeiten. Erschaffen Sie das Phantom der Person, die Sie behandeln wollen. Wenn Sie diese Person persönlich kennen, stellen Sie sich vor, dass sie vor Ihnen steht oder sitzt. Wenn Sie sie nicht kennen, brauchen Sie meistens ein Bild dieser Person, um Ihre Vision zu erschaffen. Nun sehen Sie das Phantom vor sich.

Meistens stellt man sich das Phantom wie einen Menschen vor, der genauso groß wie der oder die zu Heilende ist. Ich stelle mir jedoch das Phantom oft auch als eine Art Puppe in meiner Handfläche vor, auch das ist möglich. Sie müssen das Gesicht des Phantoms nicht erkennen können. Wenn Sie das Phantom sehen, ob groß oder klein, benennen Sie es mit seinem Namen. Sagen wir, Sie möchten Maria heilen, dann sagen Sie: »Willkommen Maria.« Dabei ist es nicht notwendig, dass Sie laut sprechen, es reicht, den Namen zu denken. Nun können Sie mit dem Phantom arbeiten. Wenn Sie das Bedürfnis spüren, dass das Phantom sitzen soll, dann setzen Sie es auf einen Stuhl. Wenn Sie lieber mit dem liegenden Phantom arbeiten möchten, dann legen Sie es in Ihren Gedanken auf eine Liege. Sie können das Phantom auch stehen lassen. Alles ist möglich. Sie können das Phantom auch jederzeit verkleinern oder vergrößern.

Wenn Sie die Energetik Ihres Gegenübers bereinigen wollen, stellen Sie sich vor, dass sein Phantom durch Sonnenstrahlen gereinigt wird. Alles Negative verlässt dabei das Phantom. Verbrennen Sie das Negative anschließend in Ihrer Vision in einem visuellen Ofen oder im Feuer. Sie können das Negative in der Vision auch in einen Fluss werfen oder anders transformieren. Jeder Heiler macht das auf seine eigene Art und Weise. Schließlich sehen Sie das Phantom strahlend und gesund vor sich und können die Session beenden.

Zusammengefasst:

- Zuerst stellen Sie sich das Phantom Ihres Gegenübers mit seinen Problemen vor (schwarze Energetik, Rauch, Auralöcher etc.).
- Anschließend nehmen Sie eine Manipulation bzw. eine Transformation des Problems vor (z.B. die Sonne reinigt das Phantom und macht es hell).
- Sie verbrennen nun das Negative im Feuer oder werfen es in die Fluten.
- Zuletzt sehen Sie ein neues Phantombild, das gereinigt und gesund ist.

Sie können mit Ihrem eigenen Phantom auf die gleiche Weise vorgehen. Dabei visualisieren Sie, dass ein Abbild Ihrer selbst vor Ihnen steht, und arbeiten mit diesem.

Ein Phantom kann für die Heilung des Körpers oder der Seele, aber auch von Situationen verwendet werden. Dabei können Sie sich beispielsweise Ihre Familienprobleme als negative Energie vorstellen, die am Phantom der Familie hängt. Die Probleme werden dann durch Sonne oder Wasser verarbeitet.

Doch hilft diese Methode jedem? Nein. Wenn ein Mensch durch eine Erkrankung oder eine Trennung etwas Karmisches lernen sollte, also etwas erkennen muss, weil er Fehler gemacht hat, wird das nicht wirklich funktionieren. Denn in solchen Fällen muss man zuerst die Ursache des Leidens verstehen lernen. Nur diese Erkenntnisse können den Menschen von seinem Leiden befreien.

Merken Sie sich außerdem Folgendes: Sie sollten nur helfen, wenn Sie nach Hilfe gefragt werden, das ist ein großes Gebot in der Heilung. Eine der wenigen Ausnahmen sind unsere Verwandten, die mit uns direkten Kontakt haben oder mit uns leben.

Ich empfehle auch immer, den Puls des Gegenübers vor und nach der Behandlung des Phantoms zu messen. Der Puls des Heilenden wird nach einer erfolgreichen Behandlung eher höher und der des Gegenübers meistens niedriger ausfallen. Das ist jedoch kein Muss. Bei einer Fernbehandlung kann der Kranke seinen Puls selbst messen.

Haben Sie schon vom RAC-Test gehört (Reflex Auriculo-Cardiale)? Es geht um eine von Dr. Paul Nogier entwickelte Testung, derzufolge ein Reiz in der Aura eines Menschen gewisse Reaktionen in seinem Körper hervorruft. Wenn man etwa einen Akupunktur-Punkt am Ohr irritiert (mit einer Nadel oder auch nur mit einem Lichtstrahl), ist das am Puls fühlbar. Aber auch wenn man bis zu 44 cm vom Ohr entfernt Irritationen ins Aurafeld bringt, wie z.B. einen faulen Apfel, wird das auf einem EKG sichtbar. Man kann die Reaktion aber auch anders messen, und zwar durch den Puls. Er verändert sich durch kurzes Schließen der Arterien. Das Gehirn reagiert sofort und antwortet auf die Reizung in Form des veränderten Pulses. Es kommt oft vor, dass sogar eine Extrasystole (ein

Extra-Herzschlag) entsteht. Interessant ist, dass alle bei dem Test im Raum anwesenden Menschen die gleiche Reaktion haben. Wenn Sie eine Fernheilung per Phantom machen, geschieht dasselbe, egal wie weit der Klient von Ihnen entfernt ist. Sie arbeiten mit seiner Aura, und sein Körper reagiert darauf durch die Veränderung des Pulses. Dr. Paul Nogier nannte das Gehirn »ein Messgerät«. Er sagte, dass durch Reize im Bereich der Aura Reflexe des Gehirns darstellbar sind, der RAC also durch eine Aurairritation ausgelöst wird. Welcher Reiz auf die Aura ausgeübt wird, spielt dabei keine Rolle. Es kann sich um Licht, Berührung der Haut, Genuss von Kaffee, Früchten oder anderen Nahrungsmitteln oder Homöopathie handeln. Die Schwester von Dr. Nogier hatte nach dem Genuss von Äpfeln immer wieder Bauchschmerzen. Schon ein Apfel in ihrem Aurabereich verursachte eine Reaktion ihres Magens und Herzens, ohne dass sie den Apfel hätte essen müssen. Der RAC ist also der zurückwirkende Staudruck in der Arterie infolge schnelleren Blutabflusses. Diese Reaktion ist die reflektorische Antwort des Gehirns auf Reize. Das vegetative System begegnet dem energetischen Reiz durch einen kurzzeitigen Verschluss der Arterie und verursacht einen Stau und damit eine rückläufige Druckwelle.

Diese Tatsache erklärt viele schamanische Vorgänge, die über unsere Aura oder auch durch ein Phantom stattfinden.

Wenn ich gefragt werde, ob die zu heilende Person bei der Behandlung etwas spüren soll, antworte ich mit »Nicht unbedingt«. Je nach seelischer Erfahrung kann der Patient viel oder nichts spüren. Das ist von Person zu Person verschieden.

Wenn Sie Menschen energetisch behandeln, brauchen Sie einen gewissen Schutz für sich selbst. Dieser sollte vor der

Behandlung aufgestellt sein. Er dient der Abschirmung von Fremdenergien, die durch die Behandlung von dem kranken Menschen auf Sie übergehen können. Die Erzeugung des Schutzes ist sehr leicht. Machen Sie Folgendes: Stellen Sie sich Ihr eigenes Phantom vor und hüllen Sie es in eine Kugel aus Licht. Entfernen Sie alles Negative aus ihm. Verbrennen Sie das Negative geistig z.B. in einem Ofen. Setzen Sie dann zum Schutz ein visuelles Kreuz in die Kugel ein. Sie können auch mit den Händen arbeiten, wie bei einem realen Gegenüber. Sie zeichnen dazu einfach in der Luft ein Kreuz. Außerdem können Sie neue Energie in das Phantom senden (z.B. einen Strahl), am besten durch das 3. Auge oder durch die Punkte neben der Nase des Phantoms.

Wenn Sie eine bestimmte Stelle im Phantom als Ursache des Problems finden, ist sie meistens rot oder schwarz. Sie können diese Stelle durch eine weiße Flamme behandeln oder mit weißer Farbe überdecken. Dazu halten Sie einfach eine Flamme an die kranke Stelle. Sie verbrennt das Leiden. Sie können aber auch einen gedachten Pinsel mit weißer Farbe benutzen und die kranke Stelle einfach übermalen. Alles ist möglich. Sobald der Schutz aufgestellt ist, können Sie mit dem Phantom Ihres Gegenübers die Fernbehandlung beginnen.

Nachfolgend gebe ich Ihnen einige Beispiele, wie Sie mit dem Phantom eines anderen Menschen oder mit Ihrem eigenen Phantom heilen können:

Sie können bei Bauchbeschwerden direkt am Phantom arbeiten. Sie senden beispielsweise Licht hinein.

Bei Darmproblemen machen Sie mit beiden Händen Bewegungen im Uhrzeigersinn, dabei fließt das Licht in den Darm.

Bei Magenschmerzen machen Sie die Bewegungen gegen den Uhrzeigersinn und lassen das Licht in den Magen fließen.

Bei psychischen Problemen, Viren, Bakterien etc. lassen Sie ein Netz aus Energien vom Kopf bis zum Fuß des Phantoms gleiten. Dies können Sie auch bei jeder anderen Erkrankung machen.

Bei Krebs können Sie sich vorstellen, dass Sie in den Körper viele leuchtende Piranhas schleudern, die die Krebszellen fressen.

Bei Rückenbeschwerden kleben Sie ein visuelles Pflaster aus Licht auf die Wirbelsäule.

Bei Kopfschmerzen und Migräne ist es sinnvoll, sich einen Hut aus Licht vorzustellen. Das Licht des Hutes fließt dann in den Kopf und erhellt ihn.

Bei Herzbeschwerden visualisieren Sie eine geistige Energiespritze, die Sie ins Herz stechen und das Licht durch die Kanüle hineinschicken.

Bei Fußbeschwerden können Sie den Füßen z.B. Schuhe aus Licht anziehen und Energie in die Füße fließen lassen.

Bei Kniebeschwerden sollten Sie Puffer aus Licht um das Knie binden und arbeiten lassen.

Bei Kummer lassen Sie Lichtblumen vom Himmel in das Phantom regnen.

Sie sehen, es gibt keine Grenzen, und Sie können verschiedene Dinge ausprobieren. Stellen Sie sich etwa im Fall einer Manipulation vor, dass alle Organe weiß werden.

Am Ende jeder Behandlung begeben Sie sich in eine Lichtsäule. Dann bleiben Sie geschützt. Schließen Sie dazu Ihre Augen, und stellen Sie sich einfach vor, dass ein Riesenstrahl vom Himmel herunterkommt. Er leuchtet, und Sie können seine Wärme spüren. Stellen Sie sich in ihn und lassen Sie den Strahl mit Ihrem Phantom arbeiten. Nach drei Minuten können Sie aus dem Strahl heraustreten und Ihre Arbeit fortsetzen.

Es gibt noch eine weitere Methode: Bei Problemen in der Arbeit, der Liebe oder der Partnerschaft sowie mit Familienmitgliedern können Sie sich zwei Phantome der beteiligten Personen vorstellen und diese geistig weiß bzw. hell machen. Stellen Sie sich dazu beide Personen vor und setzen Sie sie in zwei Kugeln. Vereinigen Sie in Ihren Gedanken beide Kugeln zu einer Kugel. Sie verschmelzen miteinander. Die Energie fängt an zu fließen. Das Thema wird dadurch in Bewegung gebracht.

Sie können mit der Phantom-Methode auch alle möglichen Gegenstände oder Häuser bzw. Orte reinigen und heilen. Dazu lassen Sie diese Gegenstände beispielsweise abbrennen und dann in der Vision neu erstehen. Alles wird weiß und rein.

Sie können auch mit zwei Phantomen arbeiten, von denen eines Ihnen und das andere Ihrem Gegenüber gehört. Wenn dieses Kummer hat oder sich in einer Depression befindet, stellen Sie es sich als einen kleinen Menschen vor und sich selbst als einen großen Riesen. Umarmen Sie den kleinen Menschen in Ihrer Vision und sagen Sie ihm geistig, dass er geschützt ist und eine Heilung erlebt. Diese Methode können Sie auch bei Tieren und Pflanzen anwenden.

Übrigens ist es auch möglich, eine geistige Operation an einem bestimmten Organ durchzuführen, indem man dieses Organ visuell operiert. Sie stellen sich dazu etwa einen kranken Magen vor, der rot ist und blutet. Entfernen Sie geistig das Rote, und verbrennen es geistig in einem Feuer. Geben Sie dem Organ dann die Farbe Weiß oder Rosa. Konzentrieren Sie sich auf dieses neue Bild, und sagen Sie sich innerlich: »Es ist geschehen, so sei es.« Wünschen Sie sich immer nur das, was wirklich gebraucht wird. Reden Sie mit Ihren Organen oder den Organen Ihres Gegenübers immer Klartext.

DIE BEDEUTUNG DES LOSLASSENS

Loslassen lernen

Zunächst habe ich eine wichtige Frage an Sie: Was soll im Leben losgelassen und was soll zugelassen werden?

Unser Leben ist einzigartig und besonders. Es gibt keinen anderen Menschen, der genauso sieht, fühlt oder denkt wie Sie oder ich. Wir sind alle verschieden, und doch haben wir ähnliche Themen in diesem Dasein. Zwei davon sind das Thema Loslassen und das Thema Zulassen. Die beiden Thematiken gehören jedoch zusammen. Ich kenne keinen Menschen auf diesem Planeten, der sich mit solchen Themen nicht bereits beschäftigt hat oder immer noch beschäftigt. Denn alles, was uns umgibt, kreiert unser Dasein. Das sind Energien, die uns begleiten, seien das nun unsere Mitmenschen oder nur Gegenstände. Sie sind einfach da und transformieren unsere Seele. Ohne die beiden Themen zu kennen, kann man keine Fernheilung praktizieren. Das »Loslassthema« habe ich bereits weiter oben angeschnitten, doch nun möchte ich es etwas vertiefen.

Jeder Mensch kommt zu einem Moment im Leben, in dem er lernt, etwas loszulassen. Das können verschiedene Dinge sein:

- Menschen aus der Vergangenheit oder Gegenwart
- Wunschpartner oder Kinder
- Verstorbene und Trauer
- Jobs und Hobbys
- Unzufriedenheit durch Erwartungen
- gewisse Lebenswünsche
- die Heimat
- materielle Sicherheiten und Gegenstände
- Sucht, Ängste etc.

Ich möchte all diese Aspekte mit Ihnen zusammen genauer betrachten …

Menschen aus der Vergangenheit oder aus der Gegenwart loszulassen ist eine sehr schwierige Aufgabe. Wir gewöhnen uns an diese Menschen und denken, dass alles immer so bleiben wird. Doch nichts in diesem Dasein ist selbstverständlich oder ewig. Menschen kommen und gehen, und dies kann uns wehtun. Andererseits treten immer neue Menschen in Momenten in unser Leben, in denen wir sie brauchen, oder um von ihnen etwas Bestimmtes zu lernen. Dann gehen sie und schaffen Platz für die nächsten. Es gibt Menschen, die uns Freude bringen, und Menschen, die uns demütigen. Meine Großmutter behauptete allerdings, dass es keine Feinde gibt, sondern nur Lehrer, die uns zu einem gewissen Zeitpunkt etwas lehren. Dies können schmerzhafte Erfahrungen sein oder schöne Momente des Lebens, für die wir dankbar sein müssen. Andere Menschen gehören zu unserem Dasein. Sie begleiten uns tagtäglich und sind eine Art Beilage des Lebens. Sie ergänzen uns und korrigieren unser Denken und unsere Taten. Man kann sagen, dass unsere Mitmenschen Impulse sind, die uns in eine bestimmte Richtung lenken. Doch sind wir selbst immer der Hauptimpuls in unserem Leben. Wir entscheiden, was geschehen soll und was nicht.

Milliarden von Menschen lebten vor uns und haben gefühlt, geliebt und sich geärgert. Sie sind verschwunden, sie sind nicht mehr da. Wenn jeder Mensch das verstehen würde, hätte niemand Zeit für Hass, ungeliebte Arbeit, negative Menschen, Unglauben und Langeweile. Würden Sie denn Ihr Leben vergeuden für fremde Ambitionen oder fremde Erwartungen? Und würden Sie fremde Wünsche erfüllen und sich dabei mit den Gedanken beschäftigen, was andere Menschen über Sie denken? Wenn ich mein Leben analysiere, musste ich oft Menschen kommen und gehen sehen. So hatte ich als Jugendlicher einen besten Freund. Wir waren uns seelisch sehr nahe und machten beinahe alles zusammen, bis er mit 16 Jahren eine Beziehung einging. Ab diesem Moment hatte er plötzlich keine Zeit und Lust mehr, mit mir etwas zu unternehmen. Ich akzeptierte das, obwohl ich ziemlich eifersüchtig und verärgert war. Ich verstand nicht, warum er sich keine Zeit mehr für mich nahm und sich nun ausschließlich mit seiner Freundin beschäftigte. Befand er sich aber in einer Krise, kam er zu einem Gespräch zu mir und weinte sich bei mir aus. Wir stehen bis heute in Kontakt, er ist zum dritten Mal verheiratet und endlich glücklich. Schon damals lernte ich, dass jeder Mensch sein eigenes Schicksal hat und dieses zu ihm gehört. Ich versuchte, mich auf mein eigenes Leben zu konzentrieren und ließ los.

Durch viel Nachdenken und Analyse ist es mir gelungen, in meine goldene Mitte zu kommen und zu erkennen, dass alle Menschen, die mich begleiten, seien das die Eltern oder die besten Freunde, Partner oder Kollegen, mich auf meinem Lebensweg nur begleiten. Ich musste lernen, mein Dasein zu leben und mich zu fokussieren, unabhängig von anderen.

In meinem Leben hatte ich auch mehrere Beziehungen zu Menschen, die es nicht schätzten, mich als Freund zu haben. Auch das lernen wir alle. Man merkt irgendwann, dass man ausgenutzt wird, und geht auf Abstand zu solchen Leuten. Man ist enttäuscht oder gar verärgert. Nur wenn wir genug Selbstliebe gelernt haben, schaffen wir es schmerzlos, uns von diesen Menschen zu trennen. Doch im ersten Moment kommen wir uns vor wie in einem falschen Film und sind mehr als verwirrt. Besonders seit ich mich mit spirituellen Dingen beschäftige, habe ich immer wieder solche Situationen erlebt. Die handelnden Personen müssen nicht immer böse sein, doch sie sind Energie-Sauger. Ich sage dann »leben und leben lassen« und gebe Ihnen diesen Rat: Trennen Sie sich von ihnen, und kommen Sie in Ihren eigenen Fokus. Lernen Sie gesunden Egoismus. Jeder Mensch soll selbst entscheiden, wie er zu seinem Glück kommt und wie er das Glück hält und vermehrt. Auf Kosten eines anderen funktioniert das meistens nicht. Hier ist vielmehr die eigene Kreativität gefragt, die man zulassen muss.

Durch das Loslassen für uns negativer Personen »schreiben« wir Einladungen an geeignete Mitmenschen, die uns schätzen und uns helfen. Auch sie stehen auf unserem Lebensplan. Wir haben zwar immer wieder Bedenken und Ängste, dass solche Personen nicht auftauchen werden oder uns nicht finden könnten. Doch dazu gehören sowohl das Vertrauen in die geistige Welt als auch das Vertrauen in die eigene Seele. Nur wer an sich und an die geistige Welt glaubt und nach geistigen universellen Gesetzen lebt, findet zu seinem Glück und zu den richtigen lieben Menschen, die das Leben bereichern.

Das Loslassen der eigenen Wünsche und eigenen Erwartungen anderen gegenüber kann ebenfalls schmerzhaft sein. Ein Wunschpartner ist nicht immer derjenige, der zu uns passt oder auf unserem Lebensplan steht. Doch wir steigern uns oft in solche Illusionen hinein und leiden extrem darunter. Wir fixieren uns auf eine Person, die nichts von uns wissen will und nicht im Traum daran denkt, mit uns eine Beziehung einzugehen. Wir hoffen, dass der oder die Betreffende uns lieben wird, was jedoch nicht geschieht. Das Leiden unter solchen Illusionen kann Jahre dauern, bis wir irgendwann verstehen, dass wir loslassen müssen. So vergeudet man die Jahre und badet in Selbstmitleid, verschenkt seine Lebenszeit und bestraft sich damit selbst. In meinen Beratungen treffe ich sehr oft auf solche Fälle. Jemand hat sich in eine verheiratete Person mit Kindern verliebt, die sich nicht aus der Ehe lösen will, oder in einen Menschen, der nicht beziehungsfähig ist oder kein Interesse an einer Beziehung zeigt. Manche meiner Patienten wollen nicht aufgeben und warten, warten, warten. Diese Warterei kostet jedoch sehr viel Kraft und Energie, die irgendwann schwindet und zu einer Depression führt. Viele beginnen erst dann, sich mit dem Thema »Loslassen« zu beschäftigen.

Haben wir das Loslassen allerdings geschafft, merken wir, dass es uns gut geht. Genau in solchen Momenten verändert sich unsere Seele und unser Energiepegel steigt. Wir bekommen eine neue Ausstrahlung und ziehen positive Personen in unser Leben. Oft kommt es dann zu dem Phänomen, dass der Wunschpartner, nach dem wir uns so sehnten und den wir losgelassen haben, vor unserer Tür steht und nun versucht, uns zu erobern. In solchen Fällen können wir zwischen zwei Wegen wählen: beim Loslassen zu bleiben und so glücklich zu sein, oder dem Traumpartner noch eine Chance einzuräumen. Diese Chance bedeutet jedoch nicht, dass die angebetete Person uns auch glücklich machen wird. Meistens ist ein Narr davor auch ein Narr danach.

Der Energieaustausch mit unseren Mitmenschen passiert ständig auf verschiedenen Ebenen. Wir kommunizieren miteinander:

- karmisch (seelisch)
- sexuell
- unbewusst (telepathisch)
- über das Herzchakra (also aus dem Herzen)
- verbal (durch das Sprechen)
- visuell (durch das Ansehen)
- durch Berührungen
- durch andere Sinne (etwa durch das Hören oder Spüren)
- übergeistig (durch Visionen)

Doch wir haben alle verschiedene Muster und Dogmen mitgebracht, die unsere Realität so besonders machen. Jeder Mensch spürt seine Realität anders. Sie basiert auf den Erfahrungen aus dem Vorleben, der Kindheit und der Gegenwart. Diese Erfahrungen machen uns zu dem Menschen, der wir heute sind. Jeder von uns ist Gold wert.

Ein durchschnittlicher Mensch baut seine Zukunft in der materiellen Welt auf. Ein Schamane baut seine Zukunft zuerst in der spirituellen Welt auf. Man kann sagen, dass die Planung der Zukunft virtuell passiert. Für mich war es nie wichtig, die materielle Welt der spirituellen vorzuziehen. Alles, was ein Schamane braucht, bekommt er auch, indem er unwichtige

Dinge loslässt. Er erlangt seine Ziele ohne Einschränkungen, denn ein Schamane hat in der spirituellen Welt keine Blockaden oder Störungen. Will also ein Schamane zum Beispiel jemanden heilen, stellt er sich die Heilzeremonie und die Genesung des Patienten oft vorher schon bis ins kleinste Detail vor. Dadurch wird in der Wirklichkeit (in der physikalischen Welt) die Heilung erfolgreich. Dasselbe machen Schamanen auch beim Loslassen. Wir stellen uns den Prozess im Detail vor. Wir lassen also in unserer Vision das los, was uns oder unsere Entwicklung stört und nicht in unser Dasein passt.

Die eigenen erwachsenen Kinder oder Enkelkinder loszulassen, ist für viele Eltern oder Großeltern ebenfalls eine schwierige Aufgabe. Wenn die Kinder das elterliche Nest verlassen, empfinden viele Eltern Angst vor Einsamkeit. Sie trauern darüber, und irgendwann werfen sie dem Kind vor, dass es sich nicht um die Eltern kümmert. Besonders Mütter leiden oft. Schließlich haben sie die ersten Schritte des Kindes in Erinnerung, sie waren die erste Bezugsperson, und nun gibt es jemand anderen an der Seite des Kindes, der sich kümmert. Für manche ist das sehr schlimm. Versuchen Sie aber, Ihre Kinder leben zu lassen. Lassen Sie keine Wut zu. Eine innere Aggression wird sowohl Ihnen als auch Ihren Kindern schaden. Sie riskieren zudem, den Kontakt zu den Kindern zu verlieren.

Was ist Wut? Wut ist ein Gefühl der Zerstörung. Sie ist der Gegenpol zur Liebe. Das ist eine starke Emotion, die uns vieles über uns selbst verrät. Für mich persönlich ist Wut eine Botschaft der Seele, die wir nicht immer verstehen können. Oft verstehen wir nicht einmal, dass wir wütend sind. Wut ist also ein Teil von uns, eine Energie, die sich in unserer Aura auf Dauer manifestieren kann. Doch zerstört jede Wut nicht nur unsere Seele, sondern auch unseren Körper. Denn genau die Wut ist es, die unsere Verdauung, unseren Kreislauf und unsere Nerven zerstört. Auch bei der Verarbeitung von Wut hilft die Arbeit mit dem Phantom, wie bereits oben beschrieben. Transformieren Sie Ihre Wut in Liebe. Das Erste, was Sie machen können, ist, zuzugeben, dass Sie wütend sind. Versuchen Sie zu verstehen, was Sie wütend gemacht hat. Fragen Sie sich einfach: »Warum macht mich dies oder jenes wütend?« Analysieren Sie Ihre Wut bis ins Detail. Fragen Sie sich, was Sie tatsächlich wollen und warum Sie das wollen. So können Sie Ihre Wut transformieren.

Haben Sie eventuell schon vom japanischen Erfinder Sakichi Toyoda gehört? Er war ein sehr kluger Mann, der Problemen durch mehrfaches Fragen nach dem »Wieso« oder »Warum« auf den Grund ging. Hier ist ein Beispiel nach Toyoda, dessen Methode als Analyse durch die fünf »Warum«, auch 5-W-Methode genannt, bekannt wurde:

Sie wollen z.B. eine neue Jacke kaufen. Fragen Sie sich:

Warum?
Damit andere überrascht sind.
Warum wollen Sie andere überraschen?
Damit sie Sie achten und ansehen.
Warum sollen sie Sie achten und ansehen?
Sie sind in Ihrem Leben unsicher.
Warum sind Sie unsicher?
Sie haben sich nicht realisiert.
Warum haben Sie sich nicht realisiert?
Weil Sie sich nicht entwickeln.
Was aber hat bitte schön die Jacke damit zu tun?

Aber kommen wir noch einmal zum Thema Kinder loslassen zurück. Jeder Mensch muss allein zurechtkommen, ohne die Eltern. Sonst kann er sich nicht weiterentwickeln. Lieben Sie Ihre Kinder am besten aus der Entfernung. So verlieren Sie nie den Kontakt zu ihnen. Eltern, die ihre Kinder zu sehr an sich klammern, verlieren meistens und erleben eine gravierende Enttäuschung, weil sie nicht loslassen wollen. Irgendwann wollen die Kinder mit solchen Eltern nichts mehr zu tun haben und brechen den Kontakt häufig komplett ab. Danach fängt das Drama an. Es kommen noch mehr Vorwürfe. Wir müssen immer wieder daran denken, dass unsere Kinder nun erwachsen sind und dass sie ihr eigenes Leben haben. Sie haben Ihre Kinder großgezogen, und nun gehen sie ihre eigenen Wege – ohne Sie. Lernen Sie loszulassen. So werden Sie immer ein gutes Verhältnis zu Ihren Kindern haben.

Arbeiten Sie an Ihren Gefühlen. Gefühle sind das wichtigste Gut, was wir haben. Angst ist das wichtigste Gefühl bzw. die Emotion, die uns stören kann. Sie basiert meistens darauf, dass wir uns den Kopf darüber zerbrechen, was andere über uns sagen. Uns interessiert eine fremde Meinung, und genau das stört unsere Weiterentwicklung. Der Grund für diese Ängste ist, dass wir uns selbst nicht annehmen oder besser gesagt, dass wir zu wenig Selbstliebe haben. Alle Erwachsenen bleiben emotionell gesehen teilweise immer noch Kinder. Wir haben Angst, zur Seite geschoben, verlassen oder auch abgelehnt zu werden. Dadurch können wir uns anderen gegenüber nicht öffnen und leiden darunter. Oft können wir auch unsere Verstorbenen nicht loslassen. Wir kommunizieren aber auch nach dem Tod von Mitmenschen mit ihren Energien, also mit der Energie der Ahnen (Ahnenreihe genannt) oder mit der

Energie von Beziehungen. Meistens geschieht das durch das Herzchakra und unser Kronenchakra. Dieser Austausch ist ständig vorhanden. Meiner Meinung nach sind die Seelen, die die Erde vor uns verlassen haben, energetisch weiter als wir, und ihnen geht es bestimmt sehr gut in der geistigen Welt. Sie sitzen auf ihrer Wolke und lachen über uns.

Doch wir trauern oft. Wir können schwer loslassen und beschweren uns bei den Verstorbenen, weil sie nicht mehr für uns da sind. Für mich haben wir dann ein gekränktes Ego. Wir gönnen dem Verstorbenen keine Ruhe und kein Glück, indem wir weinen. Ich bin mehr als überzeugt, dass die Verstorbenen nicht einmal verstehen können, warum wir um sie weinen, anstatt uns zu freuen, dass sie es in die bessere Energie geschafft haben. Unsere Trauer kann auf Dauer krank und energielos machen. Daher sollte man auch in diesen Fällen versuchen loszulassen.

Wir können unsere Verstorbenen auch mit dem blauen Strahl oder durch das Phantom behandeln, indem wir ihnen Energie senden und Licht spenden. Mangelnde Energie hat mit Schwingung zu tun. Ein Energiemangel ist der Zustand, wenn wir zu wenig Schwingung haben. Verlieren wir Energie, empfinden wir Kälte und bekommen oft Angst zu leben. Lassen Sie Ihre Verstorbenen deshalb los, und gönnen Sie ihnen Glück im Himmel. Beschäftigen Sie sich lieber mit den kommenden Tagen. Es gibt eine einfache Übung für mehr Sicherheit im Alltag und zum Loslassen der Verstorbenen. Legen Sie sich dazu hin, und denken Sie an ein volles Stadion. Sie sehen sich fliegen in der Vision. Sagen Sie sich innerlich: »Ich bin sicher, und ich lasse meine Verstorbenen los. Ich wünsche euch Glück im Himmel.«

Jobs und Hobbys loszulassen gelingt ebenfalls nicht immer leicht. Unser Sicherheitsdenken lässt es nicht zu, und auch hieraus können Leiden entstehen. Doch jeder Mensch sollte sich entwickeln und nach vorne bewegen. Das ganze Leben besteht aus Bewegung und Entwicklung. Wenn wir gewisse Aufgaben erledigt haben, etwa in einer bestimmten Firma, geht es weiter zur nächsten Firma oder zu einem neuen Projekt. Sollte man sich von alten Dingen nicht lösen können, führt das zu Mobbing im jetzigen Job. Das sind Zeichen dafür, dass wir uns lösen müssen und loslassen sollten. Bleiben wir trotz derartiger Zeichen im alten Job, verschlimmert sich die Situation, und später erhalten wir eine Kündigung.

Ich habe selbst mehrere Ausbildungen und Jobs in meinem Leben gemacht und kenne solche Zeichen sehr gut. Zu diesen zählen nicht nur Mobbing, sondern auch fehlende Anerkennung, wenig Geld oder auch körperliche Leiden. Meine erste Ausbildung machte ich zum Fotografen und Fotolaboranten. Sie hat mir Spaß gemacht, doch gab es einige Zeichen damals, die mir zeigten, dass das nicht mein Weg ist. Ich bekam keine Aufträge und hatte dadurch mehr Zeit für meine echte spirituelle Berufung. Gleichzeitig startete ich eine Betriebsausbildung zum Elektromonteur. Auch das war nicht mein Weg. Während der Arbeit erhielt ich mehrere Zeichen dafür, dass ich nicht dahin gehöre. Die von mir gemachte Arbeit war zwar gut, doch ich war unzufrieden. Meine Familie und ich gingen dann nach Deutschland, und ich absolvierte eine Ausbildung zum Zahntechniker. Auch hier bekam ich Zeichen, besonders körperlicher Art, dass das nicht mein Weg war. Ich arbeitete sehr viel und versuchte, meine Arbeit möglichst perfekt zu machen, wurde jedoch ausgenutzt und immer unzufriedener. Dieses Mal bekam ich ein Zeichen von meinem

Körper in Form einer Schuppenflechte. Nachdem ich meine Kündigung geschrieben hatte, verging das Leiden innerhalb von ein paar Wochen. Ich zweifelte noch, ob meine Entscheidung richtig war, konnte also nicht wirklich loslassen, und wollte meine Kündigung zurückziehen. Doch als ich das entschieden hatte, kam das Leiden über Nacht zurück. Dann war mir klar, dass ich meine Berufung leben soll, anstatt mich mit der Zahntechnik zu beschäftigen. Seit dieser Entscheidung sind fast 30 Jahre vergangen, und das Leiden kam nicht mehr, außer wenn ich zu viel Stress habe oder mir selbst Stress mache. Jetzt lebe ich meine Berufung, berate Menschen, arbeite schamanisch, coache und bilde Schüler aus in Sachen Spiritualität und Esoterik und leiste meine Energiearbeit manchmal mehrmals am Tag.

Das Nächste, womit wir uns bei der Fernheilung beschäftigen müssen, sind unsere Erwartungen. Unzufriedenheit durch Erwartungen ist keine Seltenheit. Auch in diesem Fall sollte man lernen loszulassen. Jede Erwartung ist nur das, was wir uns von der Realität vorstellen. Doch die Realität in uns ist nicht immer dieselbe Realität, die um uns herum herrscht. Jeder Mensch hat seine eigene Realität und somit seine Erwartungen, die von anderen nicht geteilt werden müssen. Hören Sie daher lieber anderen Menschen zu, anstatt das, was Sie wissen, zu erzählen. Sie werden bestimmt etwas Neues lernen und an Ihren Erwartungen arbeiten können. Veränderungen im Leben sind unumgänglich, daher sollten wir lernen, diese zu akzeptieren und anzunehmen. Hierbei geht es um das Zulassen. Irgendwann lernt jeder Mensch, sich die Zeit für unwichtige Gedanken und Sorgen zu sparen. Nehmen Sie das Leben nicht zu ernst, und genießen Sie jeden Tag. Wenn es

Ihnen nach Weinen ist, weinen Sie, und wenn Sie lachen möchten, dann lachen Sie, so laut Sie können.

Merken Sie sich: Alles, was wir wollen, wird von allein erfüllt, wenn wir unsere Erwartungen loslassen. Doch müssen unsere Wünsche real sein. Gewisse Lebenswünsche, die wir haben, gehen nicht immer in Erfüllung. Solche Wünsche sollten wir ebenfalls loslassen. Fragen Sie sich stets, ob diese Wünsche Sie glücklich machen oder eher nicht. Sind die Wünsche zu erfüllen oder eher nicht? Sagen wir, Sie wünschen sich eine Familie und Kinder. So ein Wunsch ist real und geht meistens in Erfüllung. Aber wenn wir uns Ziele stecken, die wir nie erreichen können, weil wir z.B. nicht genug Geld dafür haben, etwa auf den Mars zu fliegen oder einen Palast zu bauen, dann nehmen uns solche Wünsche die Luft zum Atmen. Genießen Sie daher das, was Sie besitzen, und seien Sie dankbar dafür. Fragen Sie sich auch, ob die Erfüllung derartiger Wünsche Sie tatsächlich glücklicher machen würde. Manche Menschen rennen ihren Illusionen jahrelang nach und sind dann noch enttäuschter, weil sie nicht in Erfüllung gegangen sind. Ich habe schon Menschen kennengelernt, die kaum Geld hatten, aber Kliniken gründen oder in große Geschäfte einsteigen wollten. Sie konnten nicht einmal eine Ausbildung in diesem Bereich vorweisen. Ein Baugeschäft zu starten mit nur 100 Euro Kapital, das kann nicht in Erfüllung gehen. Auch Geld an der Börse zu verdienen, ohne Ahnung davon zu haben, wird nicht klappen. Ich empfehle immer, erst die Konditionen zu prüfen und sich die Frage zu stellen, ob das Geplante auch erfüllt werden kann. Diese Frage sollte sich jeder selbst stellen. Am besten macht man das, was man liebt und versteht, zur Berufung, und keine aus der Luft gegriffenen Dinge.

Die eigene Heimat loszulassen gelingt auch nur sehr schwer. Ich kann das aufgrund meiner eigenen Erfahrung sehr gut nachvollziehen. Wir lebten in Usbekistan, als ein Bürgerkrieg ausbrach und wir das Land verlassen mussten. Es war sehr schmerzhaft, alle Freunde hinter sich zu lassen und ins Ungewisse aufzubrechen. Wir gingen zuerst nach Russland. Doch war das keine geeignete neue Heimat für uns. Wir entschieden uns daher, nach Deutschland zu gehen, und zogen um. Die erste Zeit verlief eher angespannt; ohne Deutsch zu sprechen und ohne Freunde gestaltete sich die Zukunft schwierig. Nach und nach lernten wir neue Menschen kennen und auch die Sprache. Ich absolvierte eine Sprachenschule, danach Ausbildungen und passte mich an. Meine Eltern fanden ebenso neue Wege in der neuen Heimat. Sie waren zufrieden und ließen alles los. Das hat ihnen geholfen, ihr Glück zu finden. Sie wurden stabil und ruhig. In stressigen Zeiten machten beide ihre Atemübungen (tiefes Atmen), was die Produktion von Stresshormonen wie Cortisol und Adrenalin minimiert, haben mit ihrem Körper gearbeitet (progressive Muskelentspannung) und sich von Menschen, die Stress verursachten, getrennt.

Es ist auch eine sehr schwierige Aufgabe, materielle Gegenstände loszulassen. Geld gibt uns ein Gefühl der Sicherheit, wobei nichts auf der Erde sicher ist. Als ich mit meinen Eltern Usbekistan verließ, nahmen wir nur drei Koffer mit und packten einen kleinen Container, der per Zug später nachkam. Darin waren unsere Bettwäsche, einige Fotoalben, Erinnerungsstücke sowie nötige Dinge für den Alltag. Das Wichtigste haben wir also mitgenommen. Wir ließen aber unsere Wohnung, das Auto, alle Möbel und den Rest der Familie in Usbekistan zurück. Wir ließen dies alles los in der Hoffnung, uns alles neu zu erarbeiten und zu erwirtschaften, was auch funktioniert hat. Ich kenne viele Menschen, die reichlich Geld besitzen und gut abgesichert sind. Doch sie haben Ängste, ihr Vermögen zu verlieren und zu verarmen. Wenn wir Geld verlieren, halten wir das für den Verlust eines Teils unserer Sicherheit. Doch das Loslassen von verlorenem Besitz ist sehr wichtig. Menschen verlieren ständig Geld und verabschieden sich von Gütern. Das gehört zum Leben. Ich kenne einige Menschen, die viel Geld verloren haben, und zwar Millionenbeträge. Sie mussten loslassen lernen, um die wichtigsten Dinge in diesem Dasein erkennen zu können – ihre Seelen.

Andere Menschen versuchen Dinge zu behalten, die sie nicht mehr brauchen, und lagern sie erst im Keller und danach in der Wohnung. So jemand kann sich zu einem »Messie« entwickeln, der nichts loslassen kann. Ein Appell an dieser Stelle: Geben Sie alles, was Sie nicht mehr benötigen, an Bedürftige weiter, so schaffen Sie neuen Platz für neue Dinge. Das ist das karmische Gesetz der Weite …

Apropos Wohnung. Ein Durcheinander in der Wohnung ist oft in erster Linie ein Durcheinander im Kopf. Dieses Durcheinander kann auf den Charakter der Hausdame bzw. des Hausherrn hinweisen. Ungespültes Geschirr kann mit ungesundem Ego zu tun haben. Man denkt nicht an den morgigen Tag. Schmutzige Socken unter der Couch können einen Menschen symbolisieren, der wie ein Hamster Geld ansammelt, und ein Mensch, der Kartons, Taschen etc. lagert, ist oft bereit für eine Veränderung. So jemand wartet auf Wunder, die jedoch nie stattfinden. Unsauber hinterlassene Toiletten deuten häufig auf Menschen hin, die eigene Fehler und Beleidigungen nicht verarbeitet haben. Eine Kaffeetasse mit Kaffeeresten darin findet man nicht selten bei einer Person, die alles kontrollieren will, und ein unaufgeräumtes Bett gilt als Zeichen für Einsamkeit. Ungeputzte Fenster verweisen nicht selten auf einen apathischen und depressiven Menschen, und ein nicht sauberes Bad auf eine Person mit wenig Mut.

Ich habe in meiner Praxis viele Messies kennengelernt und versuchte immer zu helfen. Einige konnten sich von manchen Gegenständen nicht trennen, weil sie ihre Erinnerungen betrafen, etwa an verstorbene Eltern oder an einen früheren Partner. Die anderen sagten: »Das hat Geld gekostet«, und auch verschimmelt habe es immer noch einen Wert. Meistens sind solche Leute in ihrer Realität gefangen und nehmen keine Ratschläge mehr an. Einige sind jedoch bereit, freien Platz für das Neue zu schaffen. Ich habe eine Patientin, die bereits zehn Mal umgezogen ist. Sie ist eine reiche Erbin und kann es sich leisten, immer wieder ein neues Haus zu kaufen. Sie hat das bereits zehn Mal gemacht – als das alte Haus voll war, ließ sie es verkaufen (meistens zum Abbruch) und bezog ein neues Zuhause. Ich habe mit ihr fast fünf Jahre gearbeitet, bis sie nicht mehr umziehen musste. Sie musste das Loslassen lernen. Immer wieder sollte sie nicht Gebrauchtes sofort in einen Müllbeutel legen und sich von dem Gegenstand innerlich verabschieden. Es war ein sehr langer Prozess, bis sie das schaffte. Nun hat sie ein schönes Zuhause ohne Müll und kann endlich ihre Freunde zu sich nach Hause einladen.

Das, was wir am schwersten loslassen können, betrifft Süchte und Ängste. Sie werden nicht glauben, wie viele Ängste und Süchte es gibt. All dies sind Programme, die unsere Seele zerfressen. Beide Bereiche kommen aus unserem Vorleben und sind sehr schwer loszulassen. Hier spreche ich aus der Erfahrung durch meine Praxis. Auch ich habe eine Sucht in diese

Inkarnation mitgebracht – das Rauchen. Ich rauche gerne und habe schon sieben Mal versucht aufzuhören. Es hat funktioniert, jedoch nur für eine kurze Zeit. Längstens hielt ich es vier Jahre aus. Wenn ich loslassen musste, anstatt es zu wollen, scheiterten die Versuche stets. Eines Tages hat es jedoch in meinem Kopf Klick gemacht. Ich wollte loslassen und es hat funktioniert. Danach folgte jedoch ein weiterer Klick, und ich habe wieder angefangen zu rauchen. Doch wieder habe ich losgelassen und mir gesagt, dass ich es ohne Druck beim nächsten Mal schaffen werde. Nun, während ich diese Zeilen schreibe, bin ich wieder Nichtraucher, worüber ich auch sehr froh bin. Die Frage ist jedoch, ob dieser Prozess beendet ist, oder ob es eine Wiederholung geben wird.

Wir haben uns nun intensiv mit dem Loslassen beschäftigt. Doch darüber dürfen wir das Thema Zulassen nicht vergessen. Was wir alle zulassen sollten, sind:

- eine gesunde Selbstliebe
- die Liebe von anderen Menschen
- unsere Liebe zu anderen Menschen
- ruhige Phasen und Meditationen
- die Akzeptanz anderer Meinungen
- neue Menschen
- neues Wissen etc.

Das Zulassen ermöglicht Anerkennung und Glück, eine bessere Kommunikation sowie gute Freunde. Natürlich haben wir alle verschiedene Charaktere und Lebenseinsichten. Doch die Liebe verbindet alle Menschen. Die gesunde Selbstliebe ist das Fundament des Glückes, sagen Schamanen. Lieben wir genug und gönnen uns täglich Kleinigkeiten? Lassen wir die Liebe anderer Menschen zu? Lassen wir uns umarmen, oder sind wir eher unnahbar? Gönnen wir uns ruhige Phasen und Meditationen? Lernen wir neue Menschen kennen? Bilden wir uns weiter? Beantworten Sie diese Fragen, denn sie haben mit der Fernheilung vieles gemeinsam.

In meiner Jugend habe ich angefangen, gesunde Selbstliebe quasi zu züchten. Ich hatte einige hingebungsvolle Liebesbeziehungen, die langfristig aber nicht funktionierten. Eine davon hat mich sogar so enttäuscht, dass ich fast ein Jahr lang keine neue Beziehung zulassen konnte. Verraten zu werden ist nicht einfach zu verarbeiten. Doch ich schaffte es, diese Person loszulassen und bin ihr heute sogar dankbar für ihren Verrat – denn sonst würde ich jetzt nicht hier stehen und nicht dieses Buch schreiben können. Ich hätte ohne sie keine Transformation geschafft und nicht die ideale Familie gegründet, wie ich es mir immer gewünscht habe. Diese Person lehrte mich meine eigene Selbstliebe. Nur durch sie habe ich gelernt, mich im Jetzt und Hier zu fokussieren, um die echte Liebe zuzulassen. Ich habe gelernt, ruhige Phasen einzulegen, nur für mich zu sein und neue Menschen in mein Leben zu lassen. Ich lernte, mir neues Wissen anzueignen, und verwendete das Wissen aus der Familie. Ich weiß natürlich nicht, wie viele Beziehungen Sie hatten, doch erlebten Sie bestimmt ähnliche Situationen. Zuerst ist man absolut enttäuscht und verliert den Boden unter den Füßen. Danach analysiert man, was man daraus lernen darf und hofft, dass alles gut wird. Doch in den ersten Monaten wird es eher schlimmer, weil man ständig an seine Situation denken muss und nicht loslassen kann. Erst durch darauf folgende Loslassprozesse macht man sich von der Vergangenheit frei und atmet tief durch. Man erkennt seine Möglichkeiten und seine eigene besondere Seele sowie neue Chancen. Nun geschieht die Heilung der Seele.

Das Loslassen ist so wichtig, weil sich durch das Loslassen unsere Wünsche erfüllen, weil freier Platz für diese Wünsche entsteht. Das hängt mit unseren Seelenanteilen zusammen, die eine große Rolle bei der Heilung spielen. Seelenanteile sind Teile unserer Seele. Schamanen glauben, dass die Seele aus mehreren Teilen besteht. Der Verlust von solchen Anteilen ist eine verbreitete Ursache von Krankheit und Kummer. Verlieren wir Seelenanteile etwa durch Schock, Verrat, Streit, einen Wutausbruch oder auch ein traumatisches Erlebnis, werden wir krank. Wir erleben so etwas sehr oft. Wie oft ärgern Sie sich? Oder besser gefragt, wann haben Sie sich zuletzt geärgert? Ich vermute, das letzte Mal liegt bestimmt nicht lange zurück. Im normalen Alltag erleben wir den Verlust von Seelenanteilen tagtäglich. Schamanen sind auch der Meinung, dass wir Seelenanteile hergeben, um Beziehungen zu erhalten. Am häufigsten passiert das bei karmischen Beziehungen (Beziehungen aus dem Vorleben). Die Seelenanteile gehen von uns weg, wenn wir Gefahr spüren. Wenn wir Glück haben, kehrt so ein Seelenanteil von allein zurück, wenn nicht, haben wir Pech gehabt und sollten zu einem Schamanen gehen, der in der Lage ist, solche weggegangenen Anteile zurückzubringen. Der Schamane sucht den verlorenen Seelenanteil mithilfe einer schamanischen Reise und bewegt ihn zur Rückkehr. Das ist ein Fernheilungsvorgang. Aber auch Sie selbst können Ihre Energieanteile damit zurückholen. Setzen Sie sich dazu einfach bequem hin, nehmen Sie eine Rassel oder Trommel zur Hand und rasseln oder trommeln Sie 60 Schläge pro Minute vor sich hin. Konzentrieren Sie sich auf Ihr Vorhaben, die Seelenanteile zurückzuholen. Sollten Sie keine Rassel und auch keine Trommel besitzen, nehmen Sie eine PET-Flasche, und füllen Sie sie mit einigen Steinchen oder getrockneten Bohnen. Sie ersetzt die Rassel. Trommeln oder rasseln Sie also ein paar Minuten, und versuchen Sie dabei, die Schläge zu beschleunigen. Sie rasseln sozusagen immer intensiver, etwa 200 bis 300 Schläge pro Minute. Schließen Sie die Augen, und stellen Sie sich vor, irgendwo am Meer zu sein und Muscheln zu sammeln. Das sind Ihre Seelenanteile. Legen Sie die in der Vision gefundenen Muscheln in eine Tüte oder Tasche, und kehren Sie nach einigen Minuten in die Realität zurück. Öffnen Sie Ihre Augen. Eine Seelenrückholung wie diese können Sie auch für andere Menschen aus der Ferne durchführen. Sie sammeln dann in der Vision die Seelenanteile der anderen Person und geben sie ihr zurück.

Schwere Schicksalsschläge führen fast immer zur Flucht von Seelenanteilen. In der Folge entsteht dann im Seelenfeld ein »Vakuum«, welches durch eine fremde Energie aufgefüllt wird. Dieses Phänomen nennt man Besetzung. Es kann sich um fremde Energien oder sogar Fremdseelen handeln. Diese Energie gehört nicht zu uns. Warum passiert das? Hier sind einige Beispiele:

- Man hat keine Wahl getroffen.
- Man hat Entscheidungsschwierigkeiten gehabt.
- Man hat sich etwas nicht gegönnt oder etwas nicht verarbeitet.
- Man hat Angst vor Menschen.
- Man hat jemandem nicht verzeihen können.
- Man zeigt Desinteresse.

- Man trägt viel zu viel auf seinen Schultern.
- Man hat Angst zu versagen.
- Man ist feindselig veranlagt oder aggressiv.
- Man traut sich an etwas nicht heran.
- Man hat Angst vor dem Alleinsein.
- Man glaubt nicht an sich und hat Angst, etwas zu verlieren.
- Man hat Trauer nicht verarbeitet und macht sich selbst Vorwürfe.
- Man hat Angst vor Tod und Alterung.
- Man ist antriebslos.
- Man ist nicht umsetzungsfreudig, ist gleichgültig und hat Angst vor Neuem.
- Man befindet sich nicht in seiner goldenen Mitte und kann die eigenen Gedanken nicht sammeln.
- Man hat Angst vor der Angst.

Gehen wir diese Punkte kurz durch. Wenn man keine Wahl getroffen hat, landet man meistens in einer Depression. Man hatte eine Chance, doch man nahm diese nicht wahr. Nutzen Sie daher Tag für Tag Ihre Chancen, und treffen Sie Ihre eigene Wahl. Oft hängt diese mit den Loslassprozessen, aber auch mit dem Zulassen zusammen.

Wenn wir Entscheidungsschwierigkeiten haben, nehmen wir einen Rat unserer besten Freunde an. Lassen Sie Freunde in Ihrem Leben zu. Entscheiden müssen wir alles selbst, und zwar jeden Tag. Doch wir können einige Entscheidungen nicht allein treffen und brauchen Hilfe von außen. Das ist nicht schlimm, denn kein Mensch kann alles allein schaffen.

Wenn man sich etwas nicht gegönnt oder etwas nicht verarbeitet hat, sollte man sich mit dem Thema Zulassen beschäftigen. Nur wer sich etwas gönnt und sich ehrt, kann glücklich werden. Gönnen Sie sich täglich Kleinigkeiten, und erkennen Sie Ihre eigene Wichtigkeit auf Erden.

Wenn man Angst vor Menschen hat, liegt das meistens an der Unfähigkeit loszulassen. Wir haben Ängste, weil wir Bedenken haben, nicht angenommen zu werden. Hier liegt mangelnde Selbstliebe vor. Wenn wir uns klar werden, dass wir diese Ängste nicht benötigen, werden wir sie loslassen können und schließen neue Freundschaften.

Wenn wir jemandem nicht verzeihen können, zerfressen uns die Gedanken und Emotionen irgendwann. Verzeihen und Loslassen sind für mich zwei Begriffe, die zueinander gehören. Man sollte lernen, sich selbst und anderen zu verzeihen. Das schafft neuen Platz für gute Emotionen in der Seele.

Wenn man Desinteresse an etwas zeigt, befindet man sich bereits in einem Loslassprozess. Doch wenn man hin und her schwankt, kann dieser Prozess andauern. Überlegen Sie sich neue Wege und fragen Sie sich, was Ihnen Spaß macht. So vermeiden Sie Energieverlust in der Seele.

Wenn wir zu viel auf unseren Schultern tragen, leidet unsere Seele darunter. Auch hier sollte man in der Lage sein, Dinge, die uns zu viel sind, loszulassen, damit die Seele sich erholen kann. Sollte man Fakten ignoriert haben, zerbricht man unter dieser Last.

Wenn wir Versagensängste haben, ist das ebenfalls ein Zeichen dafür, nicht loslassen zu können. Wir sind nicht fokussiert und denken zu wenig an uns selbst. Dies kann ebenso Seelenanteile kosten, und wir werden von anderen ausgenutzt.

Wenn man feindselig veranlagt oder aggressiv ist, gilt auch das als Zeichen für ungenügendes Loslassen. Man hat zu viele Ängste in der Seele. Besser formuliert, die Seele ist gereizt. Sie kann sich nicht wirklich erholen, was uns feindselig anderen gegenüber macht. Diese Emotionen stauen sich in der Seele und machen uns aggressiv.

Wenn man sich nicht an etwas herantraut, geht es um zu wenig Zulasspotenzial. Auch das kann die Seele auf Dauer reizen und Seelenanteile kosten.

Haben Sie Angst vor dem Alleinsein? Dann mangelt es Ihnen an Selbstliebe, und Sie haben Ihre Vergangenheit offenbar nicht losgelassen. Womöglich leben Sie sogar in der Vergangenheit anstatt in der Gegenwart. Sie sollen glücklich mit sich selbst sein! Ist Alleinsein eine Quelle von innerer Kraft und Kreativität? Alleinsein ist keine Einsamkeit. Einsamkeit ist das Vermissen von Menschen, während Allein-Sein das Finden von sich selbst ist.

Finden Sie, anstatt zu suchen! Leben Sie Ihre inneren Schätze, und lernen Sie die Wertschätzung Ihrer selbst. Beginnen Sie Ihre innere und äußere Reise zu sich selbst. Ob es in Ihrem Leben um Anerkennung, Trennungen oder Chancen geht, Sie erwerben dadurch Ihre Erfahrung. Dass wir die Erfahrungen nicht immer verstehen können, ist menschlich. Dieses Buch will Sie auch Selbsterkenntnis lehren, damit Sie sich und Ihre Wünsche besser verstehen und in die Lage versetzt werden, sich und andere zu heilen.

Unsere Lebenszeit ist ein kostbares Gut. Wir sparen sie überall. Arm an Zeit zum Leben zu sein ist eine sehr bemitleidenswerte Art von Armut, denn wenn sich der Mensch nicht Zeit für die eigenen Bedürfnisse nimmt, wird er nicht nur arm, sondern krank. Wollen Sie glücklich sein, müssen Sie Ihren inneren Kompass finden. Gehen Sie Ihren Weg und werden Sie glücklich mit sich – jeden Tag! Bekommen Sie Mut und Zuversicht und vermehren Sie Ihr Glück.

Kennen Sie Menschen, die nicht an sich glauben und Angst haben, etwas zu verlieren? Auch in diesen Fällen geht es um mangelnde Selbstliebe und die Unfähigkeit, loslassen zu können.

Wer Trauer nicht verarbeitet hat und sich selbst Vorwürfe macht, wird irgendwann krank. Das ist eine gravierende Folge von nicht realisiertem Loslassen.

Haben Sie Angst vor Tod und Alterung? Auch hier sind Loslassprozesse noch nicht abgeschlossen. Sie stecken in Ihrer Vergangenheit fest.

Wenn Sie hingegen antriebslos sind und wichtige Aufgaben nicht anpacken können, lassen Sie etwas nicht zu. Die Vergangenheit ist noch aktiv und ihre Energie stört Ihre Entwicklung.

Wem Umsetzungsfreude fehlt und wer stattdessen gleichgültig ist und Angst vor Neuem hat, leidet wiederum unter Problemen mit dem Loslassen. Es liegen alte Muster vor, die man loslassen sollte. Wenn man nicht in seiner goldenen Mitte ist und seine Gedanken nicht sammeln kann, ist der Prozess des Loslassens komplett gestoppt. Man hat Angst vor der Angst. Es ist jedoch nie zu spät, mit dem Loslassen zu beginnen.

Jeder Mensch ist anders veranlagt. Während der eine leicht zu- oder loslassen kann, tut sich die andere damit womöglich schwer. Dies liegt meistens an unseren Vorlagen, die man astrologisch nachvollziehen kann. Die heutige Astrologie hat sich teilweise verändert, und einige Astrologen verwenden sogar ein 13. Sternzeichen – das Zeichen des Schlangenträgers –, um das Schicksal zu deuten. Würde man als 13. Sternzeichen den Schlangenträger in die astrologische Tabelle bzw. den Kalender aufnehmen, sähe der Kalender wie folgt aus:

- Steinbock 21.1. – 16.2.
- Wassermann 17.2. – 12.3.
- Fisch 13.3. – 18.4.
- Widder 19.4. – 14.5.
- Stier 15.5. – 21.6.
- Zwillinge 22.6. – 20.7.
- Krebs 21.7. – 10.8.
- Löwe 11.8. – 16.9.
- Jungfrau 17.9. – 31.10.
- Waage 1.11. – 23.11.
- Skorpion 24.11. – 29.11.
- Schlangenträger 30.11. – 18.12.
- Schütze 19.12. – 20.1.

Ich selbst halte mich weiterhin an die bekannte Einteilung der Sternzeichen, finde die Idee mit dem Schlangenträger-Zeichen aber bedenkenswert.

Hier noch ein Tipp: Wenn Fische, Krebse, Wassermänner, Waagen, Schützen und Zwillinge genervt sind, geben Sie ihnen Zeit! Sie sind nicht gut im Loslassen und brauchen diese Zeit.

Wenn Widder, Skorpione, Stiere, Jungfrauen, Steinböcke und Löwen genervt sind, rennen Sie um Ihr Leben. Sie sind schnell im Anpacken und können rasch los- oder zulassen.

Neben der astrologischen Einteilung kann man die Menschen auch den fünf schamanischen Elementen zuordnen. Warum funktioniert die Heilung durch diese fünf Elemente? Die Elemente Feuer, Luft, Wasser, Erde und Holz sind ebenfalls Frequenzen, die unser Leben bereichern können. Durch den Energieaustausch können wir diese Energien wahrnehmen und auftanken. Schamanen sprechen auch in diesem Fall von der sogenannten Matrix. Antworten zur oben gestellten Frage sind in der Energielehre, in der Quantenphysik, aber auch in der Schulmedizin zu finden.

Der traditionellen chinesischen Medizin (TCM) zufolge unterscheidet man nach den Elementen fünf Typen von Menschen. Schauen wir sie uns gemeinsam an:

- **Grüne Menschen, Element Holz**
Geboren im Frühling 1.3. – 31.5.
Zugeordnete Emotion: Wut
Problemzonen: Nieren und Leber
Sie können kaum loslassen.

- **Rote Menschen, Element Feuer**
Geboren im Sommer 1.6. – 21.8.
Zugeordnete Emotion: Freude
Problemzonen: Herz und Dickdarm
Sie können nur bedingt loslassen.

- **Gelbe Menschen, Element Erde**
Geboren am Ende des Sommers 22.8. – 11.9.
Zugeordnete Emotion: Überlegung
Problemzonen: Verdauung, Nerven und Immunsystem
Sie können gut loslassen.

- **Weiße Menschen, Element Metall**
Geboren im Herbst 12.9. – 30.11.
Zugeordnete Emotion: Kummer
Problemzonen: Lymphe und Darm
Sie können kaum loslassen.

- **Graue Menschen, Element Wasser**

Geboren im Winter 1.12. – 29.2.
Zugeordnete Emotion: Angst
Problemzonen: Nieren und Knochen
Sie können nicht loslassen.

Ich finde dieses System sehr stimmig. Die zugeordneten Emotionen sind die Lebensziele, die losgelassen werden sollten, mit der Ausnahme der Freude beim Element Feuer. Diese soll zugelassen werden, denn Freude kann nur vermehrt werden.

Sie können die Elemente auch für die Fernheilung nutzen, wenn etwa jemand bei einem Nierenleiden Hilfe braucht, sich in ärztlicher Behandlung befindet, jedoch von Ihnen als Fernheiler unterstützt werden möchte. Die Nieren gehören zum Element Holz und reagieren auf Lieblosigkeit oder Stress bzw. auf Wut. Bei der Energieübertragung mit oder ohne Blutstropfen können Sie sich zusätzlich das Element Holz vorstellen. Visualisieren Sie, dass ein frischer Baum aus der Erde sprießt und dem Kranken neue Energie spendet. Der Baum ist grün und bekommt neue Blätter.

Ein zweites Beispiel: Sie unterstützen jemanden mit einem Herzleiden. Diesem ist das Feuerelement zugeordnet. Übertragen Sie Ihrem Gegenüber zunächst einmal Ihre Informationen. Stellen Sie sich dabei vor, dass sich eine Feuerstelle neben der Person befindet und ihr zusätzliche Energie spendet. Das Feuer lodert sehr stark und spendet dem Herzkranken seine Kraft.

Heilungen können auch für Tiere, Pflanzen und Orte durchgeführt werden. Ich verbinde auch diese Arbeit mit den

Elementen der Natur, besonders mit dem Feuerelement. Ich stelle mir bei der Heilung der karmischen Bänder vor, dass alles Negative in einer Flamme verbrennt. Nach einem solchen Arbeitsvorgang sollte der Kanal wieder gereinigt werden. Dazu können Sie folgende Meditation machen, die etwa fünf bis zehn Minuten lang dauert. Sie wird Ihre Lebensenergie steigern und verstärken. Setzen Sie sich mit geschlossenen Augen auf einen Stuhl. Denken Sie »Die Lebensenergie wird erhöht« und entspannen Sie sich. Sie werden merken, dass die Energie nun schneller fließt. Stellen Sie sich dann vor, dass ein schöner Diamant an Ihrem Kopf platziert wird. Das Chakra nimmt die Eigenschaften dieses Diamanten an. Sagen Sie nun »Ich bin so stark wie ein Diamant« und lassen die Energie fließen. Bleiben Sie danach eine Weile sitzen.

Zwischendurch möchte ich Ihnen nun eine beinahe philosophische Frage stellen: Ist es wichtig, wo wir uns befinden? Beeinflusst uns dieser Platz womöglich? Die Erde ist eine Kugel (womöglich auch nicht). Am Nordpol stehen die Menschen bildlich gesprochen auf den Füßen und haben viel mit Business zu tun. In der Mitte der Erde ist halbe Kraft angesagt, die goldene Mitte, und weiter unten kann man sich die Menschen mit dem Kopf nach unten geneigt vorstellen – halb apathisch. Der Südpol wäre dann Apathie. Was halten Sie davon?

Energetische Übungen zum Thema Loslassen

Es gibt sehr viele energetische Übungen zum Loslassen. Doch davor möchte ich Sie für das Thema Dankbarkeit sensibilisieren. Wer dankbar ist, hat bereits einiges im Leben loslassen können. Die Dankbarkeit dem lieben Universum und dem Leben gegenüber ist ein Zeichen dafür, dass man seine Seele bereits transformiert hat. Ich persönlich bedanke mich beim Universum täglich für jeden Tag, der mir geschenkt wird, und für all die Dinge, die ich schaffe oder erleben darf.

Folgende Sprüche zum Thema Dankbarkeit möchte ich Ihnen nicht vorenthalten. So sollte man dem Schicksal dankbar sein für:

- den nachts schnarchenden Partner, denn er geht nicht fremd;
- das Geschirr, das nach einer Fete gewaschen werden muss, denn man hat gute Freunde;
- zu eng werdende Kleidung, denn man hat genug zu essen;
- den Schatten, denn man hat genug Licht um sich;
- einen großen Wäscheberg, denn man hat genug zum Anziehen;
- die Müdigkeit am Ende des Tages, denn man kann noch hart arbeiten;
- den Wecker in der Früh, denn man lebt noch.

Dankbarkeit ist Bestandteil unseres Daseins und der Heilung. Sie ist ein Baustein des Glücks. Unser Leben besteht aus Veränderungen, die wir täglich erleben. Diese Veränderungen transformieren unsere Seele und lehren uns, die wichtigen Themen zu erkennen. Wir sollten daher dankbar für alles sein, was wir erleben dürfen, auch wenn es sich um Dinge handelt, über die wir uns geärgert haben.

Dankbar zu sein ist für mich einer der wichtigen Aspekte des Lebens. Nichts ist selbstverständlich. Seien Sie dankbar, dass Sie hier sind, dass Sie einen Job haben oder hatten, dass Sie atmen und zu essen haben. Seien Sie Ihrem Partner oder Ihrer Partnerin dankbar, auch wenn er oder sie nicht immer so ist, wie Sie es gern hätten, und auch Ihren Kindern – einfach dafür, dass sie da sind.

Meist lernt man Dankbarkeit durch Kleinigkeiten, die aber so wichtig sind. Ich bin zum Beispiel sehr dankbar dafür, dass ich in meiner Familie geboren wurde und mir das schamanische Wissen aneignen durfte. Ich bin dankbar, dass ich so viele Berufe erlernen konnte, auch wenn sie nicht zu mir gepasst haben. Ich bin dankbar für meine Partnerschaft und für meine Berufung, die ich jetzt leben darf. Ich bin auch dankbar, in der Schweiz zu leben und gute Freunde zu haben. Ich freue mich täglich auf meine Kräuter im Garten und auf meine Ideen, die ich in meinen Seminaren und Büchern veröffentliche. Ich bin sehr froh darüber, dass ich mein Wissen an Sie weitergeben kann. Ich bin auch dankbar dafür, dass mein Wissen angenommen wird und Ihnen im Leben weiterhilft. Auch das ist eine Art der Fernheilung meiner Mitmenschen.

Unser Leben ist eine große Transformation. Alles bewegt sich, und wir verändern uns dadurch. Die Welt verändert sich ebenso durch uns und unsere Veränderungen. Bedenken Sie folgende Weisheit: Wenn ein Vogel lebt, frisst er Ameisen; wenn der Vogel tot ist, fressen sie ihn. Die Umstände können sich schnell ändern. Wir können heute sehr stark sein, doch die Zeit ist stärker als wir. Auch wenn aus einem Baum unzählige Streichhölzer gemacht werden können, so reicht doch nur ein Streichholz, um unzählige Bäume zu verbrennen. Denken Sie also nach … und genießen Sie Ihr Dasein in Dankbarkeit.

Das Geheimnis des Glücks liegt in der Dankbarkeit und im Loslassen. Jeder Mensch hat im Hinterkopf seine Wünsche und seinen Kummer sitzen. Und auf seiner Nase sitzt der Erfolg. Wenn wir den Kopf hängen lassen, rutscht der Erfolg hinunter, und der Kummer überwiegt. Wenn wir unsere Nase hochhalten, rutscht der Kummer hinunter, weil der Erfolg überwiegt. Unsere Emotionen haben stets mit dem Thema Loslassen zu tun. Aber auch der Zustand des Körpers hängt davon ab.

Merken Sie sich:

- Zorn schwächt die Leber.
- Trauer schwächt die Lunge.
- Sorgen schwächen den Magen.
- Angst schwächt die Nieren.
- Stress schwächt das Herz und das Gehirn.
- Lachen reduziert Stress und verbreitet Glück.
- Liebe heilt alles und schafft Harmonie. Sie stärkt den Geist und den Körper. Sie ist daher ein Teil der Fernheilung.

Eine fünfminütige Druckmassage der Finger korrigiert die oben genannten Belastungen:

- Stress, Sorgen, Anspannung: Daumenballen und Daumen

- Angst, Verdauungsbeschwerden, Rückenschmerzen: Zeigefinger
- Ärger, Erschöpfung, Frustration: Mittelfinger
- Traurigkeit, Kummer: Ringfinger
- Stress, Herzleiden: Kleiner Finger
- Energieverlust: Handfläche

Doch nun kommen wir schließlich zu den Übungen und Tipps, die Sie beim Loslassen unterstützen. Mein erster Tipp ist uralt und kommt aus Russland. Ich habe diesen Vorgang in meiner Kindheit kennengelernt: Meine Großmutter hat ihre Patienten mit einem frischen rohen Ei abgerollt und dabei gebetet. Die Arbeit mit einem rohen Ei ist in der russischen schamanischen Medizin sehr bekannt. Man kann mit einem Ei Schmerzen und Kummer ausrollen, denn das Ei gehört zu der Ursubstanz, die Reinigung symbolisiert. Sie können ein Ei sowohl direkt am Körper Ihres Gegenübers, aber auch für die Fernheilung nutzen. Das Ei wird dann am Foto des zu Heilenden gerollt.

Meine Großmutter also hat die Seele mit einem Ei gereinigt und das Negative durch das Ei herausgezogen. Und wenn sie das Ei anschließend aufschlug, war der Dotter dunkel geworden. Für die Prozedur nimmt man ein rohes Ei und rollt es zehn Minuten lang über den gesamten Körper. Das Ei muss lebendig sein, also frisch vom Bauernhof. Danach schlägt man es auf. Es bindet Kummer, Schmerzen und die mangelnde Fähigkeit, etwas nicht lassen zu können. Alternativ rollen Sie ein rohes Ei an der kranken Körperstelle. Den gleichen Vorgang können Sie natürlich auch an einem Phantom durchführen, ohne dass die kranke Person anwesend sein muss. Bei seelischen Leiden rollen Sie das Ei am Herzchakra, und zwar ca. drei Minuten lang. Achten Sie darauf, dass das Ei ganz bleiben muss, Sie es also nicht fest drücken dürfen. Legen Sie das Ei danach für sechs Stunden in ein Glas mit Wasser. Schütten Sie das Wasser anschließend auf die Erde, und werfen Sie das Ei in den Müll. Wiederholen Sie die Prozedur drei Tage nacheinander.

Um loslassen zu können, verwenden Schamanen sehr oft ihre Vision. Die Vision ist das zweite Zuhause eines Schamanen.

Dazu möchte ich Ihnen eine Engel-Übung vorstellen. Legen Sie sich bequem hin, und entspannen Sie sich. Stellen Sie sich vor, Sie liegen in der Hand eines Engels. Seien Sie ganz locker und hören Sie zu, was der Engel Ihnen mitzuteilen hat. Fragen Sie ihn, wie Sie in einer Situation entscheiden und was Sie loslassen sollen. Er wird Ihnen durch seine Weisheit helfen. Lassen Sie die Heilenergie zu, und genießen Sie die Informationen, die Sie bekommen. Meistens erhalten Sie diese in Form von Bildern. Öffnen Sie anschließend Ihre Augen und genießen Sie den Tag. Ich mache diese kurze Meditation öfter, denn sie hilft mir, meine Tagesabläufe zu organisieren und fokussiert zu bleiben. Sie können sie aber auch für die Fernheilung nutzen, indem Sie sich vorstellen, dass die Person, der Sie helfen wollen, in der Hand des Engels liegt. Auch das funktioniert sehr gut.

Wir nehmen vieles wahr, noch mehr aber nehmen wir nicht wahr. Um mehr erkennen zu können, müssen wir unsere Visionskraft schulen. Betrachten Sie etwa die Decke eines Raumes. Was fällt Ihnen auf? Beschreiben Sie diese Decke. Sie werden merken, wie sehr wir unser Denken begrenzt haben. Sie sehen vielleicht eine weiße Decke, die vollkommen gerade ist … Haben Sie sich aber jemals gefragt, wie die Decke riechen könnte? Woraus besteht sie? Wer hat sie gebaut? Wie sie wohl schmeckt? Sie haben sich bestimmt nur auf die Materie konzentriert, die Sie anfassen können. Das ist unser Alltag. Doch vergessen wir darüber oft, ins Detail zu gehen, um unsere Vision zu schulen.

Stellen Sie sich eine Eins vor. Versuchen Sie zu erkennen, ob diese Zahl in Ihren Gedanken weich oder hart erscheint und ob sie nach etwas riecht. Welche Farbe hat die Eins? Wie könnte diese Zahl schmecken? Vibriert sie, oder ist sie stabil in Ihrer Vision? Durch solche Übungen gelangen Sie an Informationen und lernen, alte Muster und Dogmen loszulassen. Das erleichtert die Fernheilung von anderen.

Dinge, die uns stören und unser Leben ausbremsen, sollten wir möglichst loslassen. Dies gelingt jedoch sehr schwer. Ich habe bereits einiges erwähnt, was wir loslassen sollten, doch dazu zählen weitere Thematiken wie:

- Geldsorgen
- Schulden
- Beziehungen
- Gewohnheiten
- Ängste
- Klammern an die Vergangenheit

Nehmen wir an, Sie haben im Keller einen Schrank mit alten Klamotten, die Sie seit Jahren nicht angezogen haben. Diese Kleidungsstücke sind noch in Ordnung, und Sie könnten sie eventuell irgendwann brauchen … Weg damit! Genau die Dinge, die »eventuell« irgendwann gebraucht werden könnten, belasten uns energetisch Tag für Tag. Sie kosten

Lebensenergie. Alle materiellen Güter besitzen einen Teil unserer Lebenskraft: große Objekte wie Häuser oder Yachten, kleine Gegenstände wie Kleider oder irgendwelche Vasen, Püppchen, Bücher, Zeitungen oder auch alte CDs oder VHS-Kassetten. Um unsere Kraft zurückzugewinnen, sollten wir diese alten, nicht mehr verwendeten Gegenstände loslassen. Dann wird die »abgezapfte Lebenskraft« zu uns zurückkehren. Alles, was Sie nicht mehr nutzen, sollten Sie verschenken und weitergeben. Sie werden sehen, dass es Ihnen danach viel besser geht. Denn schließlich wird dadurch auch das Karma bereinigt. Ich bin deshalb immer wieder froh, wenn ich umziehe, und genieße die Umzüge jedes Mal aufs Neue. Eine gute Bekannte von mir ist in ihrem Leben 40 Mal umgezogen, und jedes Mal hat sie entrümpelt. Immer wieder berichtete sie nach ihren Umzügen von verschwundenen Schmerzen. Versuchen Sie also, möglichst viele nicht mehr gebrauchte Besitztümer weiterzugeben, und machen Sie daraus ein Ritual. Wenn Sie das einmal im Jahr schaffen, wird sich Ihr Leben zum Positiven wenden.

Auch Beziehungen können uns krank machen. Ungesunde Beziehungen zu Menschen sollten wir möglichst abbrechen. Das ist zwar immer schwer, doch bringt der Abschied von solchen Beziehungen frische Luft ins Leben und Heilung. Beziehungen, die uns in unserer Entwicklung stark beeinträchtigen, sollten wir unbedingt loslassen. Sonst werden wir Zeit verlieren, neue unbrauchbare und kränkende Verhaltensweisen annehmen, Schuldgefühle erwerben etc.

Denken Sie immer daran: Das Leben ist zu kostbar und zu kurz, um sich zu ärgern oder unterzuordnen! Es ist egal, was andere über Sie sagen! Leben Sie so, wie Sie es für richtig halten! Sie sind auf die Erde gekommen, um Ihre Ziele zu erledigen. Lernen Sie daher, »Nein« zu sagen.

Man kann leider nicht alle anstrengenden Beziehungen loslassen, denn auch hier gibt es eine Ausnahme: Karmabeziehungen. Diese kann man nicht beenden, weil es in diesen Fällen um gewisse Lernaufgaben geht. Doch auch hier gibt es einen Vorgang aus der Fernheilung. Stellen Sie sich die kranke Beziehung als Phantom vor. Das kann ein Mensch oder ein Gegenstand sein. Er ist dunkel und kalt. Geben Sie dem Phantom nun Wärme und Licht, und beobachten Sie, wie sich das Phantom positiv verändert.

Bei vielen Erkrankungen geht es tatsächlich um das Karma. Karma ist ein interessantes Thema. Für mich ist Karma genauso real, wie für einen Koch das Kochen real ist. Karma ist eine Energiesubstanz, eine Verbindung zwischen mehreren Menschen aus verschiedenen Inkarnationen (früheren Leben). So gibt es immer ein karmisches Band zwischen uns nahestehenden Menschen und uns selbst, aber auch zu Personen, die uns einmal nahestanden. Diese Bänder können uns manchmal deprimieren und negative Einflüsse auf unser Leben haben. Zum Beispiel sind nach einer Scheidung beide Partner immer noch für eine längere Zeit energetisch miteinander verbunden. Oft werden Beziehungen stärker, wenn das sogenannte »karmische Band« geheilt wird. Hierfür nutzt man eine Fernheilungstechnik, die so funktioniert: Wenn Sie zum Beispiel die Beziehung zwischen Ihnen und Ihrer Mutter verbessern wollen, sollten Sie diese Beziehung in Ihrer Handfläche visualisieren. Sie visualisieren einfach die Personen, in diesem Beispiel sich selbst und Ihre Mutter. Sollte Ihnen das schwerfallen, nehmen Sie zwei Fotos in die Hände – eines von

Ihnen und eines von Ihrer Mutter. Legen Sie dann die Handflächen zusammen und lassen den Energiefluss beginnen. Stellen Sie sich vor, die Energie gelangt zu beiden Personen und heilt ihre Gefühle.

Es muss nicht immer eine Person sein, mit der wir karmisch verbunden sind, die wir heilen können. Man kann auch eine Situation oder eine persönliche Charaktereigenschaft heilen, z.B. Eifersucht, Nervosität, Ängstlichkeit, Trauer oder auch Ärger. Der Vorgang ist wie oben beschrieben. Sie stellen sich einfach diese Eigenschaft oder Situation als eine kleine Kugel vor, die in Ihren Händen liegt. Dann senden Sie Energie in diese Kugel.

Weil es gerade passt, möchte ich Ihnen einige Techniken für den Umgang mit Gefühlen nennen:

- Gefühle akzeptieren
- Gefühle ausdrücken
- Gefühle annehmen
- Gefühlsenergie fließen lassen
- Gefühle abhaken
- Gefühle loslassen und mit ihnen abschließen

Ihre Gefühle werden in Ihrer Aura und in Ihren Chakren gespeichert. Chakren sind Öffnungen oder Wirbel, die unseren Körper durchströmen. Sie stellen Energiezentren dar, die sich an der Aura – unserem spirituellen Körper – befinden. Diese Wirbel kreisen. Sollte eines der Chakren diese Fähigkeit verlieren, gebremst werden, verschmutzt oder geblockt sein, werden wir krank. Deshalb ist es so wichtig, die Chakren sauber zu halten und zu reinigen. Nur so können wir zur Harmonie gelangen. Jedes Chakra besitzt eigene, spezifische Eigenschaften. Fehlt Ihnen etwas, sollten Sie versuchen, das entsprechende Chakra zu behandeln, um so seine Eigenschaften zu verbessern. Die Chakren sind farbig und haben einen Durchmesser von etwa sechs Zentimetern. Je nach Veranlagung können sie offen oder geschlossen sein. Hier habe ich eine Übung zur Reinigung der Chakren für Sie: Nähern Sie sich einem blockierten oder verunreinigten Chakra mit einer Ihrer Handflächen, und versuchen Sie, es zu spüren. Halten Sie die zweite Hand gegenüber der ersten, und drehen Sie die Hände in verschiedene Richtungen. Das reinigt die Chakren. Sie können so auch bei der Fernheilung vorgehen. Dabei stellen Sie sich einfach die betreffende Person vor Ihnen stehend vor und gehen mit Ihren Händen in deren Aura hinein. Zum Schutz können Sie auch die spirituelle Bilderwelt nutzen, indem Sie sich Folgendes vorstellen:

- Jedes Chakra bekommt einen Wächter (Soldaten).
- Jedes Chakra wird vergittert.
- Vor jedem Chakra wird eine Tür aufgebaut und abgeschlossen.
- Man legt ein Foto von sich unter einen Bergkristall.

Ich behandele meistens alle sieben Hauptchakren, da durch die Matrix einiges übersehen werden kann. Also gehe ich in der Fernheilung alle Chakren nacheinander durch, indem ich am Phantom von unten nach oben, also vom Wurzelbereich bis zur Krone, die Chakren reinige. Sehr oft werden unsere Chakren durch negative Ereignisse und negativ denkende Menschen blockiert. Doch sind wir selbst schuld, wenn wir uns in solche Situationen hineinbegeben und nicht loslassen können.

Für eine schnelle Entspannung und ein erfolgreiches Loslassen schlage ich Ihnen nun folgende **Übung** vor: Heben Sie beide Arme zur Decke. Halten Sie Ihre Hände parallel zueinander. Senken Sie nun den rechten Arm zur Seite, bis er einen Winkel von 90 Grad zum Körper erreicht und machen Sie zwei Mal eine kreisende Bewegung mit der Schulter im Uhrzeigersinn. Heben Sie dann den rechten Arm wieder, bis er eine Position parallel zum linken Arm eingenommen hat. Sie merken, dass er länger geworden ist. Führen Sie nun die gleiche Bewegung mit dem linken Arm aus. Strecken Sie ihn danach wieder zur Decke. Sie werden feststellen, dass beide Arme wieder gleich lang sind. Diese Übung bringt Ihre Energie in Fluss und entspannt den Rücken.

Zum Abschluss dieses Kapitels möchte ich Ihnen noch die Geschichte von der Kacke erzählen. Die Kacke lebte im Wald. Eines Tages kam ein Mensch und lief an ihr vorbei. Die Kacke sprang heraus und schrie: »Ich fresse dich auf.« Der Mensch bekam Angst und rannte weg. Fazit: Hat man Angst vor Kacke, sollte man nicht zu weit gehen. Dann kam ein anderer Mensch vorbei. Die Kacke sprang wieder aus dem Loch und schrie: »Ich fresse dich auf.« Doch dieser Mensch hatte keine Angst und trat die Kacke mit dem Fuß. Aber sie hat gestunken. Fazit: Wenn man mit der Kacke kämpft, stinkt es unheimlich. Es kam ein dritter Mensch in den Wald. Die Kacke sprang wieder heraus und schrie: »Ich fresse dich auf.« Aber der Mensch sagte zur Kacke: »Ich fresse dich selbst auf.« Er tat es auch. Aber die Kacke hat scheußlich geschmeckt. Fazit: Man kann die Kacke besiegen, aber der Sieg wird nicht schmecken. Ein vierter Mensch kam in den Wald. Auch dieses Mal sprang die Kacke aus dem Loch und schrie: »Ich fresse dich auf.« Dieser Mensch ist jedoch vorbeigelaufen und hat keine Reaktion gezeigt. Die Kacke schrie weiter, ist dann in Tränen ausgebrochen und hat sich schließlich ertränkt. Das Ziel der Kacke war nämlich, die Menschen zu erschrecken. Fazit: Wenn man Kacke im Leben trifft, geht man weiter.

Wenn man Menschen berät, um ihnen weiterzuhelfen, ist man oft enttäuscht, weil diese Leistung nicht gewürdigt wird. So mancher will nämlich nur hören, was er oder sie sich eingebildet hat, und wenn das nicht der Fall ist, folgt Verärgerung. Doch wessen Problem ist das? Sie müssen lernen, fremde Probleme dort zu lassen, wo sie waren, und sich diese nicht zu sehr zu Herzen nehmen. Man hört auch immer wieder, dass einigen Menschen andere »stinken«. Damit uns eine Person nicht »stinkt«, müssen wir diese lieben, dann riecht sie angenehm.

METHODEN DER FERNHEILUNG

Vor der Fernheilung

Wenn Sie bereits Erfahrung mit dem Thema geistiges Heilen haben, wissen Sie, dass alles im Geist geschieht. Der Geist steht immer über der Materie. Der Schamanismus ist die älteste Methode der Welt, die auf Geistheilung basiert. Für Schamanen geschieht alles im Geist. Wir arbeiten mit der Vision und programmieren Energien, auch bei einer Fernheilung. In Sibirien ist das schamanische Wissen seit Hunderten von Jahren bekannt und es wird gern praktiziert. Schamanen setzen Gebete und das eigene Bewusstsein für die Lösung von Problemen ein. Man nennt den heilenden Schamanismus dort Vetucha-Heilung. Diese Kunst setzt Besprechungen, Handauflegen, Geistenergien und Magie ein. Auch dies geschieht alles im Geist. Durch die Vetucha-Heilung kommt es zur ganzheitlichen Blockadenlösung im Gewebe und in den Organen. Das Ziel einer Vetucha-Heilung ist die Wiederherstellung der Energie auf jeder Ebene des menschlichen Seins. Das Wort »Schamanismus« stammt eigentlich auch aus dem Sibirischen und bedeutet so viel wie »Arbeit mit Feuer und Energie«. Nach der schamanischen Lehre besteht die physikalische Welt aus den fünf Elementen Feuer, Wasser, Luft,

Erde und Holz. Wir haben das Thema bereits behandelt. Das Holz wird dabei als neutrales Element angesehen. Diese fünf Elemente lassen nach der schamanischen Vorstellung das Leben entstehen. Für die sibirischen Schamanen ist das Element Feuer die stärkste Energie und das stärkste Symbol der Kraft. Aber auch das Erdelement wird oft verwendet. Vetucha-Heiler arbeiten auch mit Wasser, das mit Gedanken aufgeladen wird. Kommt zum Beispiel jemand mit Kopfschmerzen, wird er mit besprochenem Wasser gegen Kopfschmerzen begossen; hat jemand Kreuzschmerzen, wird er mit gegen Schmerzen besprochenem Wasser massiert; hat jemand eine Warze, wird ihm ein Wasser mit dem Spruch gegen Warzen verabreicht, welches er zu sich nehmen soll. Man kann das auch aus der Ferne tun, indem der Patient ein Glas Wasser vor sich stellt und man das Wasser beispielsweise am Telefon programmiert.

Vor jedem Heilvorgang ist es anzuraten, sich auf die Energie des Kranken einzustimmen und zu versuchen, ihm helfen zu wollen. Dies ist nicht so schwer, wie manche denken. Hier macht die Übung den Meister. Konzentrieren Sie sich auf den Patienten und denken Sie an seine oder Ihre Heilung und wie gut sie ihm tun kann. Versuchen Sie sich vorzustellen, wie sich seine Heilung auf andere Personen, zum Beispiel seinen Ehepartner, seine Kinder oder auch Geschwister auswirkt. Lassen Sie dieses Gefühl wachsen. Nun können Sie mit der Heilung beginnen.

Bevor wir mit Energie arbeiten, müssen wir sie von irgendwoher gewinnen. Energie ist zwar überall. Sie füllt unsere Welt aus. Allerdings ist diese Energieform zerstreut.

Für die Heilung können wir nur die in einem Punkt angesammelte Energie verwenden, also sollten wir die Energiekörner auf einer kleinen Fläche zusammenbringen, man sagt dazu »Energie konzentrieren«. Unser Ziel ist also, die gewisse Energiemenge in einem Punkt anzusammeln. Dazu brauchen wir eine Art »Sammelstelle«. Diese wirkt wie ein Magnet auf Eisenspäne. Entspannen Sie sich und setzen sich bequem auf einen Stuhl. Schließen Sie Ihre Augen. Konzentrieren Sie sich auf ein Thema, das Sie korrigieren wollen, zum Beispiel Ihre Kopfschmerzen oder auch die Schmerzen eines Patienten. Stellen Sie sich vor, dass ein einziger Punkt (Stern) auf dem Boden erscheint. Lassen Sie diesen Punkt im Uhrzeigersinn kreisen, sodass ein Kreis auf dem Boden entsteht. Halten Sie sich diese Vision zwei Minuten lang fest vor Augen. Nun haben wir eine Scheibe, die sich im Uhrzeigersinn dreht. Stellen Sie sich vor, dass diese Scheibe zu leuchten beginnt. Die Scheibe dreht sich immer weiter im Uhrzeigersinn und schwebt nach oben, über Ihren Körper. Der nächste Schritt liegt darin, diese Scheibe einfach arbeiten zu lassen. Stellen Sie sich vor, dass die Scheibe Energie von außen anzieht. Kleine Energieteilchen werden in diese Scheibe wie in einen Staubsaugerbeutel gezogen und dort angesammelt. Es reicht, einfach daran zu denken, die Scheibe selbst arbeitet automatisch. Versuchen Sie, die Energie, die in die Scheibe einfließt, zu spüren. Nun gehört diese neu gewonnene Energie Ihnen. Sie können sie zur Reinigung oder zur Heilung benutzen. Um mit dieser Energie zu heilen, müssen wir sie jedoch programmieren. Konzentrieren Sie sich auf diese Energie. Versuchen Sie, diese Kraft wahrzunehmen. Geben Sie dieser Energie nun ein Programm. Denken Sie beispielsweise an die Heilung eines Leidens. Wiederholen Sie Ihre Gedanken mehrmals. Denken Sie zum Beispiel: »Die Energie wird Schmerzen im Kopf beseitigen.« Nach circa zwei Minuten ist es so weit und die Energie kann zur Heilung eingesetzt werden. Die programmierte Energie können Sie nun an den Patienten abgeben.

Kurz gesagt, wird durch die schamanischen Handlungen die kosmische Ordnung gelehrt. Der Schamane stellt diese Ordnung her, um jemanden zu heilen. Durch die Naturelemente, wie zum Beispiel das Wasser, ist dies schnell zu erreichen, denn das Wasser kann auch aus der Ferne besprochen werden.

Beim Heilen geht es darum, die Kräfte der Natur für ganzheitliche Heilungen zu nutzen. Schamanen leben nicht nach physikalischen Gesetzen, wir haben eine ganz andere Realität mit völlig anderen Eigenschaften. Diese Welt nenne ich »Spiritwelt« oder geistige Matrix. Das ist die »wirkliche Welt« der Heiler und der Schamanen. Wir achten die Gesetze der Natur, um Heilungen erfolgreich machen zu können. Dazu gehören in erster Linie die Grundsätze des Heilers:

- alles hängt immer zusammen
- alle Menschen sind miteinander verbunden
- die Natur lehrt uns zu leben
- man kann alles durch Naturkräfte heilen
- alles braucht eine goldene Mitte
- alles ist lebendig
- alles ist ein Prozess

Die Fernheilung kann grundsätzlich bei jeder Krankheit als eine unterstützende Methode eingesetzt werden. Sie kann nicht alle Menschen ansprechen, es gibt Patienten, bei denen sie womöglich nicht hilft, weil diese ihr nicht offen gegenüberstehen. Wichtig ist jedoch, dass der Patient mitmacht und mit dem Heiler mitarbeitet. Im schamanischen Bereich spricht man von drei verschiedenen Ursachen für Erkrankungen. Es handelt sich um drei Ebenen, die gleichzeitig behandelt werden müssen:

- die körperliche Ebene
- die geistige Ebene
- die seelische Ebene

Zur körperlichen Ebene gehört unser Leib. Er reagiert erst, wenn die beiden anderen Ebenen übersehen wurden (Geist und Seele). Unser Körper sollte all die für ihn wichtigen Stoffe erhalten, um funktionieren zu können. Das sind Vitamine, lebendige Nahrung, Wasser und wichtige Stoffe wie Magnesium, Calcium etc. Wenn der Körper bereits angeschlagen ist, bringt eine energetische Fernheilung gute Erfolge, doch um wirklich gesund zu werden, sollte der Patient auch seinen Körper wiederherstellen. Dazu gebe ich Ihnen ein Rezept aus meinen Familiennotizen: Für die Herstellung der sogenannten Unsterblichkeits-Essenz brauchen Sie:

- 10 frische Eier
- 10 Zitronen
- 4 El. Honig
- 30 ml Cognac
- sowie etwas Backpulver

Lösen Sie das Backpulver in ½ l Wasser auf, und waschen Sie damit die Eier ab. Lassen Sie sie anschließend trocknen und legen Sie sie in ein Glas, das man zudecken kann. Pressen Sie jetzt die zehn Zitronen aus und geben Sie den Saft in das Glas. Die Eier müssen davon bedeckt sein und das Glas fest verschlossen. Lassen Sie nun alles drei Stunden lang stehen. Wickeln Sie das Glas dann in Alufolie ein, und stellen Sie es für 15 Tage in den Kühlschrank. Nehmen Sie das Glas dann heraus, pressen alles durch ein Sieb und geben den Honig und den Cognac dazu. Von dieser Mischung nehmen Sie zwei Teelöffel täglich zu sich. Die Kur reicht für rund 20 Tage.

Sorgen Sie stets gut für die geistige und seelische Ebene. Dazu gehören Auszeiten wie ein Urlaub mit neuen Erlebnissen und Eindrücken sowie Meditationen. Folgende kurze Meditation möchte ich Ihnen an dieser Stelle ans Herz legen: Stellen Sie sich ein Dreieck vor. Es ist das sogenannte Siegel der Schamanen.

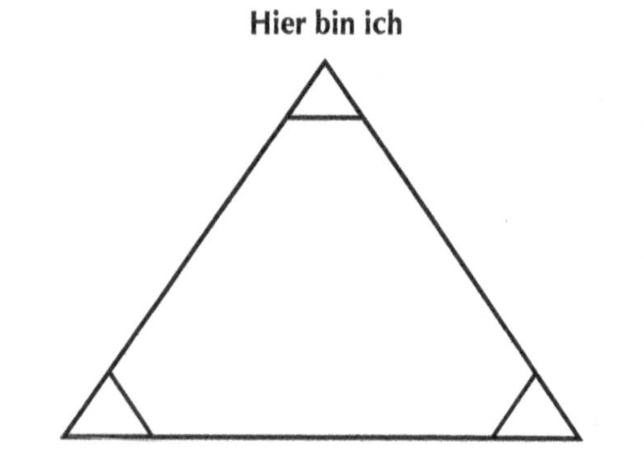

Gehen Sie geistig auf die linke Ecke des Dreiecks und sagen Sie sich innerlich: »Hier war ich.« Dann gehen Sie auf die obere Ecke des Dreiecks und sagen: »Hier bin ich.« Gehen Sie nun an die rechte Ecke und sagen Sie: »Hier werde ich sein oder ankommen.« Visualisieren Sie dabei jeweils Ihre Wünsche.

Bevor wir nun zur Fernheilung an sich kommen, möchte ich Ihnen die Prana-Atmung ans Herz legen. Diese Technik der Atmung befreit Ihre Aura von energetischen Blockaden und ermöglicht die Energieübertragung an Ihre Mitmenschen. Die Prana-Atmung füllt unsere Zellen mit neuer Energie. Sie funktioniert über die Hände. In der Mitte der Hände befinden sich nämlich die sogenannten Guns, die Energieaufnahmestellen. Um ihre Wirkung zu spüren, halten Sie Ihre Hände in einem Abstand von etwa drei Zentimetern einander gegenüber. Versuchen Sie, die Wärme zwischen den Handflächen zu fühlen. Diese Energie wird immer größer. Formen Sie aus der Energie nun geistig eine Kugel. Diese besteht aus Prana-Energie. Halten Sie die Kugel fünf Minuten lang zwischen den Händen. Anschließend können Sie sie auf Ihren Solarplexus legen und ihre Energie aufnehmen oder einer anderen Person in der Ferne übermitteln. Einige Heiler halten die Kugel direkt vor ihr Gesicht und atmen ihre Energie ein.

Begeben Sie sich auch geistig immer wieder in eine visuelle goldene Kugel. Das nährt Ihre Energie und tut einfach gut.

Für das Fernheilen benötigen Sie die folgenden zehn Schlüssel des Werdens:

1 Den Schlüssel zum Karma, zu Tod und Geburt und zum Gedächtnis erhalten Sie durch Meditationen und Rückführungen.	**6** Den Schlüssel zu Realität und Natur, Erfolg und Arbeit erhalten Sie durch Selbstliebe und Spaziergänge in der Natur.
2 Den Schlüssel zum freien Willen und zu Schmerzlosigkeit sowie Freude erhalten Sie durch Wissen.	**7** Den Schlüssel zu Menschlichkeit und Harmonie erhalten Sie durch Selbstanalyse.
3 Den Schlüssel zu Liebe und Überfluss sowie zu den karmischen Spiegelgesetzen erhalten Sie durch Rituale und Ihre Vorstellungskraft.	**8** Den Schlüssel zu Kreativität und spiritueller Vision erhalten Sie durch schamanisches Wissen.
4 Den Schlüssel zu Zeitlosigkeit, Loslassen und Hoffnung erhalten Sie durch Meditationen.	**9** Den Schlüssel zu kosmischer Intelligenz und zum Geist erhalten Sie durch Erfahrung.
5 Den Schlüssel zu Reinigung und Heilung, Vertrauen und Zweifel erhalten Sie durch Loslassen.	**10** Den Schlüssel zu Vollkommenheit und Magie erhalten Sie durch Weiterbildung und die Umsetzung des Gelernten.

Wer mit anderen arbeitet, braucht genug Schutz für sich selbst. Folgende Beschwörung der Geister aus dem Okkultismus kann jeder Magier vor der Fernheilung nutzen, um sich mit der geistigen Welt schneller zu verbinden. Diese Beschwörung ähnelt einem Gebet: »Ich (eigenen Namen sagen) beschwöre dich,

Geist, der mir dienen wird, mit der Kraft des großen und heiligen Namen Gottes, dass du mir sofort und ohne Verzögerung in einer annehmbaren Form und ohne Lärm oder Verletzung meiner Person erscheinst, um mir auf all das, was ich von dir fordere, zu antworten. Ich beschwöre dich hierin in den großen Namen des lebenden Gottes und in diesen heiligen Namen: ***EL + ELOHIM + SEBAOTH + ELION + EIECH + ADIER + EIECH + ADONAI + JAH + SADAI + TETRAGRAMMATON + AGIOS + O THEOS + ISCHIROS + ATHANATOS + AGLA + Amen.***

Nach der Beschwörung müssen Sie den Geistern erlauben zu gehen. Sagen Sie: »Geht in Frieden an den Ort, der euch seit aller Ewigkeit bestimmt ist. Friede sei zwischen uns!«

Sie können aus dieser Beschwörung auch einen Talisman fertigen, der Sie bei Ihrer Tätigkeit als heilende Person stets unterstützt. Schreiben Sie sich einfach die obenstehenden Namen ***EL + ELOHIM + SEBAOTH + ELION + EIECH + ADIER + EIECH + ADONAI + JAH + SADAI + TETRAGRAMMATON + AGIOS + O THEOS + ISCHIROS + ATHANATOS + AGLA + Amen*** auf einen Zettel, den Sie für eine unbestimmte Zeit auslegen.

Die Arbeit mit Mandalas

Ich arbeite bei der Fernheilung gerne mit Mandalas. Das Wort Mandala bedeutet wörtlich »Kreis«. Mandalas sind geometrisch aufgebaute Gebilde mit einem gemeinsamen Zentrum, um das sich verschiedene Formen gruppieren. Sie stellen ein sehr gutes Mittel für all jene dar, die gerne malen möchten, aber nicht die Begabung dazu haben oder es sich einfach nicht zutrauen, kreativ zu malen. Mandalas sind in vielen Kulturen bekannt, vor allem im Bereich des Buddhismus und Hinduismus. Man kann sie sehr gut für Meditationen verwenden, um seine innere Mitte wiederzufinden. Die Malvorlagen der Mandalas sind für jeden geeignet. Sie auszumalen hilft bei der Selbstfindung, Verspannungen lösen sich, man wird ruhiger und die Stimmung hellt sich auf. Allein das Betrachten eines gemalten Mandalas wirkt sich positiv auf das Gemüt und den Geisteszustand aus.

Bei folgenden Problemen können Mandalas für mehr Energie sorgen:

- Selbstzweifel
- ungelöste Konflikte
- Disharmonie mit sich selbst
- Überempfindlichkeit
- Aggressivität
- Angst vor Kontrollverlust

Ein Mandala ist ein symbolisches Abbild des Universums, aber auch der psychisch-geistigen Welt des Menschen. Mandalas werden oft in einer Meditation visualisiert. Aus kunstgeschichtlicher Sicht kann man Mandalas als Vorläufer der Ikonen betrachten.

Sie können Ihre Fernheilungen durch Mandalas unterstützen. Besonders bewährt haben sie sich bei Behandlungen körperlicher Beschwerden. Sie gelten als Lichtbringer und verstärken die Übermittlung Ihrer Wünsche ans Universum. Legen Sie einfach immer ein Mandala dazu, wenn Sie eine energetische Fernübertragung machen. Am besten wirken farbige Mandalas, wie sie im Folgenden abgebildet sind. Sie können sie mit Ihrem Handy abfotografieren und dieses während des Rituals neben sich legen. Im Bildteil finden Sie drei verschiedene Mandalas, die ich für Sie gestaltet habe.

Ich möchte Ihnen aber auch noch folgendes Mandala zeigen, das sehr einfach herzustellen ist und oft Wunder bewirkt: Sie brauchen nur Ihren Namen in die Mitte des Kreises unten zu schreiben. Es reicht, Ihren Vornamen einzutragen, um sicherer im Leben zu werden.

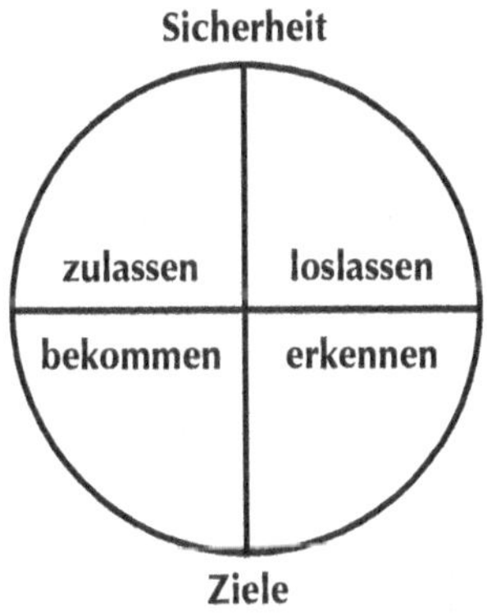

Sie können übrigens jedes beliebige Mandala mit Zahlen versehen oder Ihre Wünsche in das Mandala schreiben, nach Gefühl Steine und Kräuter auf das Mandala legen oder es mit einem beliebigen Gebet besprechen. Sie können jedes Mandala sowohl für sich selbst als auch für andere nutzen.

Die 49 Heilkanäle des Universums

Ich nutze verschiedene Methoden der Fernheilung, doch es gibt einige, die ich lieber mag als andere. Zu diesen gehört die Arbeit mit den sogenannten Heilkanälen. Ich setze insgesamt 49 Heilkanäle ein. In der Ausbildung zum »schamanischen Berater« ist das ein wichtiges Thema. Sowohl die Magie als auch die Geistheilung bedienen sich dieser Kanäle des Universums. Es sind magische Kanäle für Heilung und Bewegung. Man kann sie auch als Lösung von Problemen betrachten. Sie werden bei Konflikten, der Korrektur von Situationen oder eben auch zum Heilen bzw. Fernheilen eingesetzt. Es handelt sich um Kanäle des Kosmos und von Mutter Erde. Insgesamt gibt es 49 Kanäle des Universums. Die optimale Wirkungszeit jedes Kanals liegt bei 15 Minuten täglich. Man kann pro Tag höchstens drei Kanäle nacheinander nutzen. Ich lege Ihnen alle diese Kanäle ans Herz. Sie helfen bei der Fernheilung, aber auch bei Prozessen des Loslassens. Sie können diese Kanäle bei sich selbst und bei anderen verwenden, selbst wenn diese Personen nicht anwesend sind. Sie stellen sich bei der Fernheilung den anderen einfach vor sich stehend oder sitzend vor und lassen die Strahlen bildlich in ihn einfließen.

Und so gehen Sie konkret vor: Ihr Gegenüber setzt oder stellt sich vor Sie hin. Sie gehen dann in die Meditation und stellen sich den Kanal, den Sie nutzen wollen, bildlich vor. Sie lassen die Energie der Kanäle in den zugeordneten Farben in den Körper fließen. Die Kanäle arbeiten dann automatisch und müssen nicht benannt werden. Sie visualisieren nur den Fluss der Energie.

Kanal 1
Merkunes

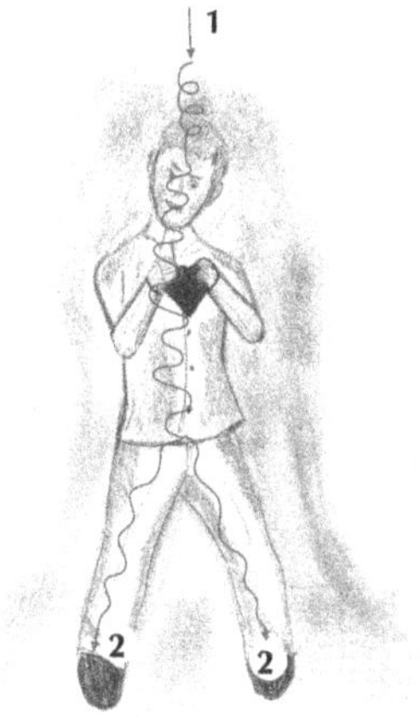

Dieser Kanal ist ein universeller Kanal. Er wird Merkunes genannt und steht mit dem Planeten Merkur in Verbindung. Der Kanal hat eine weiße und blaue Farbe. Verwendet wird er bei vielen verschiedenen Leiden und Vorhaben. Er unterstützt Ideen und die Weiterentwicklung. Man kann diesen Kanal bei Bandscheiben- und Rückenbeschwerden, Stauungen der Energie oder auch bei Kummer nutzen. Die Energie fließt spiralförmig durch das oberste Chakra (1) ein und gelangt in einer weiteren Spiralbewegung durch das Herzchakra zunächst in den Unterleib. Hier teilt sie sich in zwei Strahlen, die jeweils in die Füße (2) fließen. Die Energie wird in den Füßen angesammelt. Der Kanal kann von vielen Menschen gleichzeitig genutzt werden. Er steht für die Lehre des Universums. Durch diesen Kanal kann man zudem Städte reinigen, Menschengruppen oder auch Staaten energetisch unterstützen. Will man eine Stadt reinigen, lässt man die Energie durch die Füße abfließen. Sie verbreitet sich dann wie ein Nebel um die Häuser und Menschen. Diese Energie vereinigt Gleichgesinnte und schützt vor Fremdbesetzungen.

Kanal 2

Nepta

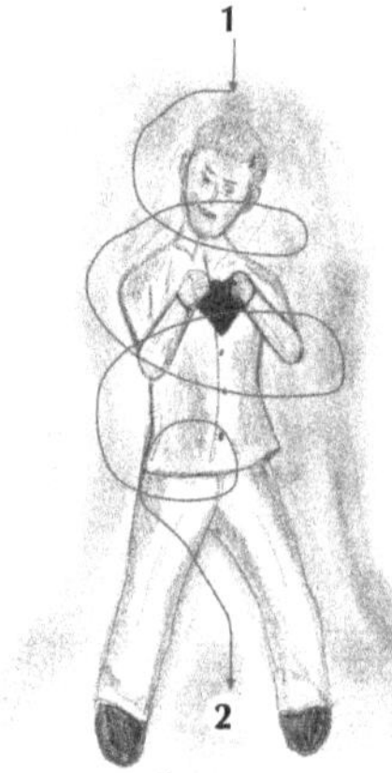

Dieser Kanal ist ein universeller Kanal. Er wird Nepta genannt und steht mit dem Planeten Neptun in Verbindung. Der Kanal ist grün. Verwendet wird er bei vielerlei Problemen und Vorhaben. Als Informationskanal wird er bei Depressionen und psychischen Leiden eingesetzt. Auch für das Channeling und zur Informationsgewinnung verwendet man ihn. Es kann sich dabei um verschiedene Informationen handeln: zu einem Projekt, einer Person oder einer Situation. Man kann diesen Kanal bei Bandscheibenbeschwerden und Rückenschmerzen, Knochenleiden und Gelenkschmerzen nutzen. Die Energie fließt durch das oberste Chakra ein (1), macht eine Spirale um den Körper und fließt in die Erde ab (2).

Kanal 3

Gleichgewicht

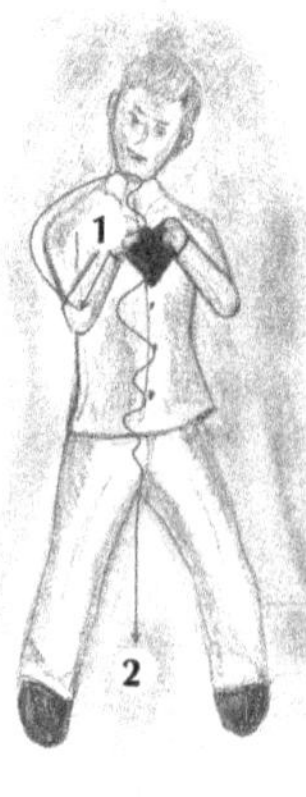

Dieser Kanal ist ein universeller Kanal. Er wird Gleichgewichtskanal genannt und steht mit dem Planeten Pluto in Verbindung. Der Kanal ist ebenfalls grün. Er fokussiert im Hier und Jetzt und lässt die eigene Realität erkennen. Dieser

Kanal stabilisiert das Herzchakra. Man kann ihn bei verschiedenen körperlichen Leiden nutzen wie Herzleiden, Lungenproblemen und Rückenverspannungen. Er hilft auch bei Übelkeit und angestauten Energien im Brustkorb. Die Energie fließt aus einer Hand (1) über die Schulter und gelangt in einer Wellenbewegung ins Herz. Danach verlässt sie den Körper durch den Unterleib (2).

Kanal 4
Zentrierung

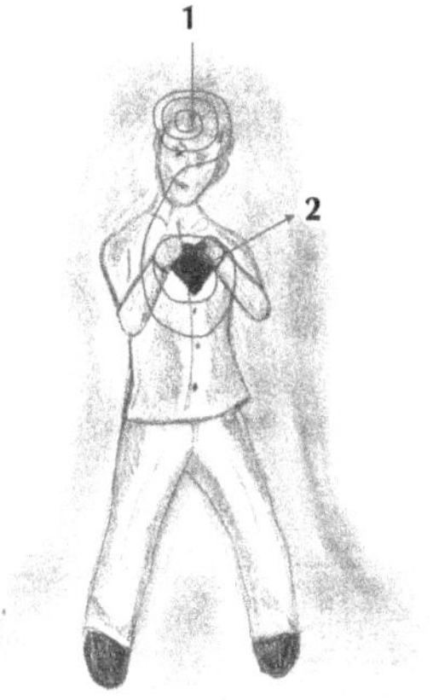

Dieser Kanal ist ein universeller Kanal. Er wird Kanal der Zentrierung genannt und hat mit dem Herzchakra zu tun. Der Kanal hat eine grüne Farbe. Er fokussiert Sie auf die Ziele, die aus dem Herzen kommen, und lässt die eigene Wichtigkeit erkennen. Dieser Kanal stabilisiert das komplette Energiekostüm und wirkt gegen Kummer und Groll. Man kann den Kanal nutzen bei Herzleiden, Gedächtnisschwäche und Schulterverspannungen. Die Energie tritt durch das oberste Chakra ein (1) und bildet eine Doppelspirale, die im Herzen landet und es danach wieder verlässt (2).

Kanal 5

Der Schutzkreis

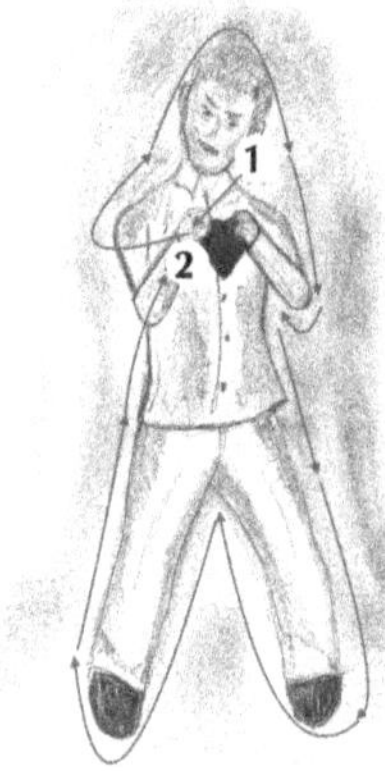

Dieser Kanal wird Schutzkreis genannt und hat mit der eigenen Energie zu tun. Der Kanal ist rot. Er gibt das Gefühl, angekommen zu sein, vermittelt Sicherheit und Mut. Man kann diesen Kanal bei schmerzenden Organen, Gedankenkarussell, Ängsten und körperlichen Schmerzen im Allgemeinen nutzen. Die Energie wird durch die Handfläche aufgenommen (1), fließt dann im Uhrzeigersinn um den Oberkörper zum Ellbogen (2) und strömt schließlich um den ganzen Körper.

Kanal 6

Kundalinikanal

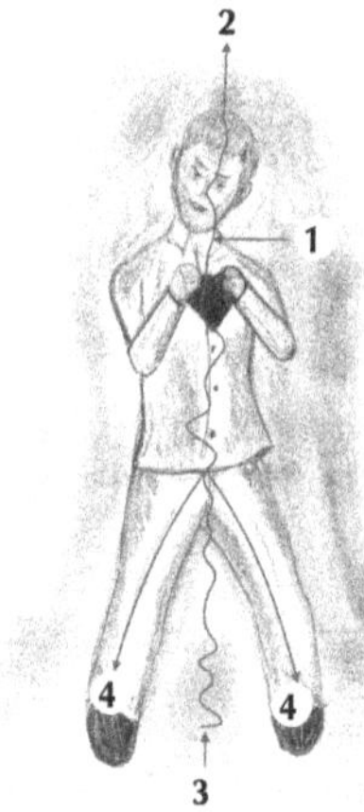

Dieser Kanal wird Kundalinikanal genannt. Er hat mit der Kundalini-Kraft und mit der Erdung zu tun. Der Kanal besitzt eine rote und blaue Farbe. Er korrigiert die Gedanken, erdet, verleiht Mut und verhindert den berühmten Kloß im Hals. Er behebt Energiestauungen. Man kann diesen Kanal bei Halsbeschwerden, Stimmbanderkrankungen, Angst und Gleichgewichtsstörungen nutzen. Die blaue Energie tritt durch das Halschakra (1) ein. Der zweite Strahl in Rot kommt durch die Wurzel (3). Beide Energien verteilen sich im Körper. Sie fließen am obersten Chakra (2) und an den Fußsohlen (4) ab und verlassen den Körper.

Kanal 7

Kanal der Herzheilung

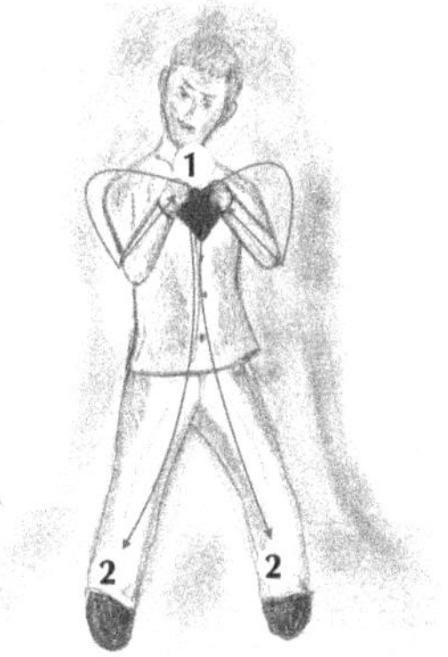

Dieser Kanal ist der Heilungskanal des Herzens. Er hat mit dem Herzchakra zu tun und ist grün. Verwendet wird er bei diversen seelischen Leiden, darunter Depressionen, Kummer und Trägheit sowie bei folgenden körperlichen Leiden: Gelenkbeschwerden, verschiedenen Schmerzzuständen und Beinbeschwerden. Der Strahl kommt aus dem eigenen Herzen und fließt in die Hände (1). Danach strahlt er zu den Füßen (2).

Kanal 8

Reinigung

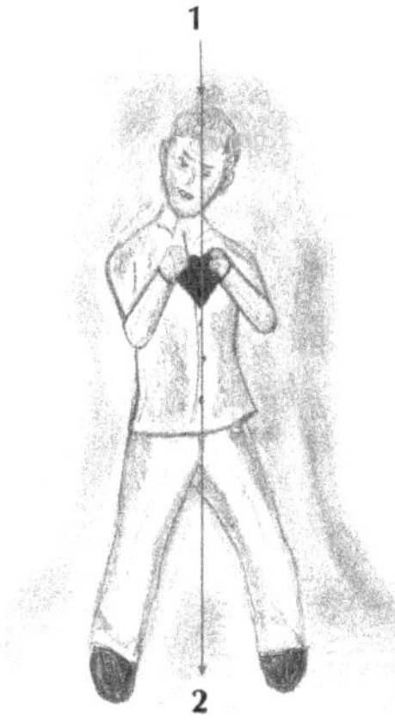

Dieser Kanal wird Reinigungskanal genannt, er steht in Verbindung mit dem Universum. Der Kanal ist weiß und wird bei vielen verschiedenen Beschwerden wie Gedankenkarussell, Verwirrung, Denkblockaden und mangelnder Selbstliebe genutzt. Er reinigt bei

Fremdbesetzungen. Körperlich wirkt er gegen Übelkeit, Kopfschmerzen und Angst. Man lässt einen Strahl aus dem Universum (1) durch den Körper in die Erde fließen (2).

Kanal 9

Selbstliebe

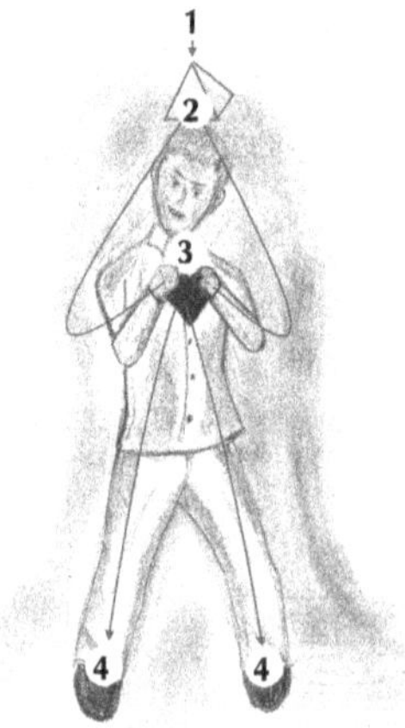

Diesen Kanal nennt man den Selbstliebekanal, er hat mit dem höheren Selbst zu tun. Der Kanal ist violett. Er fokussiert im Hier und Jetzt, lässt mit dem Herz entscheiden und aktiviert die Selbstliebe. So erkennt man die eigenen Werte. Man kann diesen Kanal bei allen Beschwerden im oberen Bereich des Körpers und bei Verdauungsproblemen nutzen. Stellen Sie sich eine Pyramide oberhalb des Kopfes vor (1). Die Energie fließt durch diese Pyramide (2) in die Hände und danach ins Herzchakra (3). Das Herz sendet die Energie in die Füße (4).

Kanal 10

Kummer und Trauer

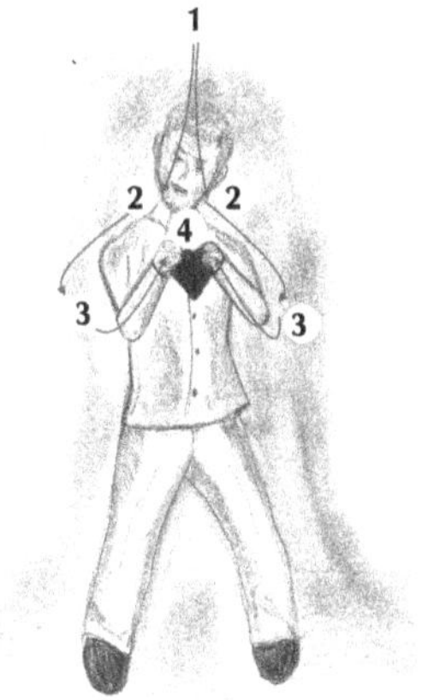

Dieser Kanal wird Trauerkanal genannt, er hat mit dem inneren Kind zu tun. Der Kanal ist gelb. Wenn es an Entscheidungsfähigkeit mangelt, Kummer erlebt wird oder man neidisch ist, kann dieser Kanal helfen. Er ist auch bei Gallenproblemen und Beschwerden der Verdauung, psychischen Störungen sowie Ängsten nützlich. Die Energie fließt in zwei Strahlen durch das oberste Chakra (1) über die Schultern (2) und Ellbogen (3) in die Hände und zum Herzchakra (4). Diesen Kreis hält man fest.

Kanal 11

Antrieb und mehr Kraft

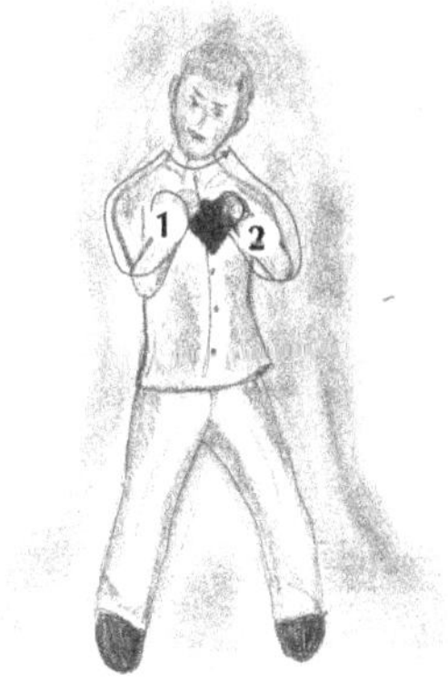

Dieser Kanal wird Kraftkanal genannt, er hat mit der Seele zu tun. Der Kanal ist von hellblauer Farbe. Er gibt Kraft, zu handeln und zu entscheiden. Man kann diesen Kanal bei körperlichen Leiden wie Verspannungen, Muskelbeschwerden sowie Lungenerkrankungen nutzen. Die Energie fließt von der rechten Hand (1) in einer Spiralform in Richtung Halschakra, danach um die Schulter in die linke Hand (2) und bildet auch hier eine Spirale.

Kanal 12

Allgemeiner Schutz

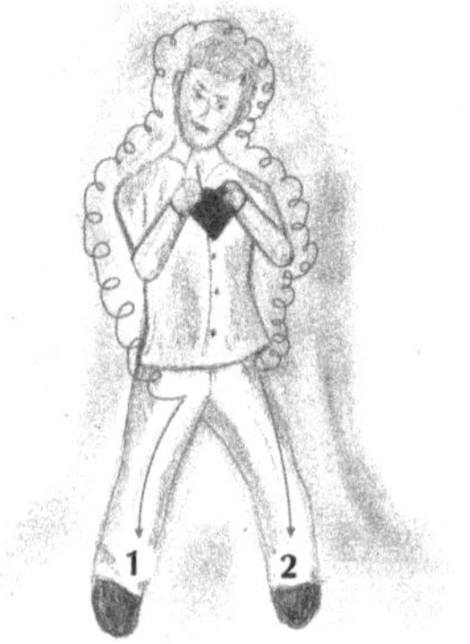

Dieser Kanal wird Schutzkanal des Universums genannt.

Er steht in Verbindung mit dem Universum (Makrokosmos) und ist weiß. Wenn man sich nicht genug geschützt fühlt, Neider hat oder immer wieder angegriffen wird, hilft dieser Kanal, sich zu schützen. Man kann den Kanal bei einigen körperlichen Leiden nutzen: Venenleiden, Verdauungsbeschwerden und bei Knochenschwund. Die Energie fließt vom Kopf ausgehend spiralförmig um den Körper zum rechten (1) und linken (2) Fuß.

Kanal 13

Kommunikation stärken

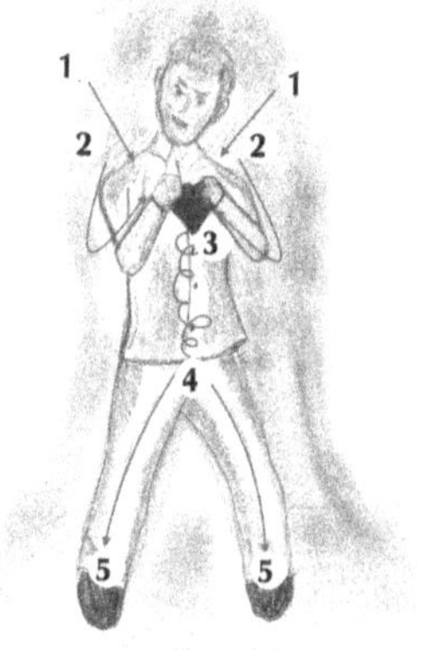

Dieser Kanal wird Kommunikationskanal genannt und hat mit dem höheren Ich zu tun. Der Kanal ist violett. Er stärkt die Kommunikation, zieht neue Menschen ins Leben und lässt uns sprechen. Man kann den Kanal bei Halsproblemen, Angst und Depressionen nutzen. Zwei Strahlen strömen in die Schultern (1) und bewegen sich in die Handflächen (2). Sie fließen zunächst ins Herz (3), bewegen sich dann spiralförmig zum Wurzelchakra (4) und anschließend in die Beine (5).

Kanal 14

Leichtigkeit

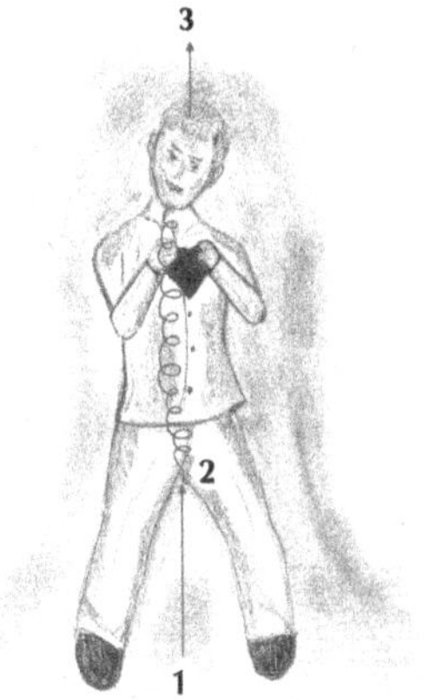

Dieser Kanal wird Leichtigkeitskanal genannt. Er hat mit dem Solarplexus und dem Planeten Venus zu tun. Der Kanal enthält alle Farben. Verwendet wird er bei vielen verschiedenen Leiden und Vorhaben, vor allem bei Schwermut, dem Gefühl, in der Luft zu hängen, und bei mangelnder Lebensfreude. Man kann ihn auch bei einigen körperlichen Leiden nutzen: Nervenschmerzen, Trigeminusproblemen, Depressionen und Schmerzen im Gewebe (Muskel, Bänder etc.). Der Strahl kommt aus der Erde (1) und fließt spiralförmig durch den Unterleib (2) in Richtung Halschakra, bevor er aus dem Kopf (3) austritt.

Kanal 15

Erdung und Seelenschmerz

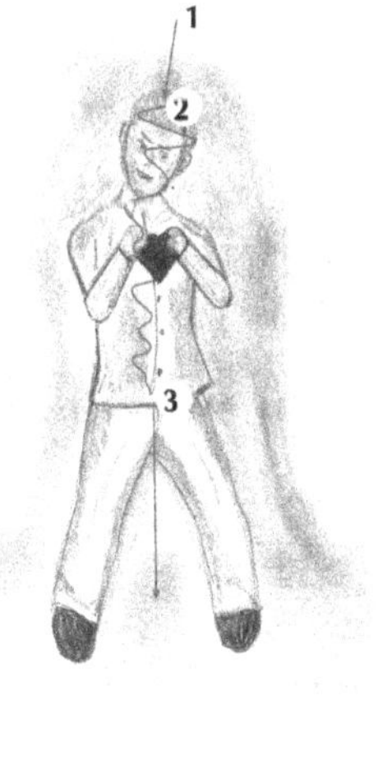

Dieser Kanal wird Seelenschmerz-Linderer genannt. Er hat mit allen Chakren und dem Planeten Saturn zu tun. Der Kanal ist braun. Verwendet wird er bei vielen verschiedenen Leiden und Vorhaben, vor allem aber, wenn man Seelenkummer hat. Er erdet. Man kann diesen Kanal auch bei Gleichgewichtsstörungen, Kopfbeschwerden und Trauer nutzen. Der Strahl tritt durch das oberste Chakra in den Kopf (1) und bewegt sich in einer Spiralform (2) durch das Herzchakra zum Unterleib (3). Er verlässt den Körper und fließt in die Erde ab.

Kanal 16

Seelenstern

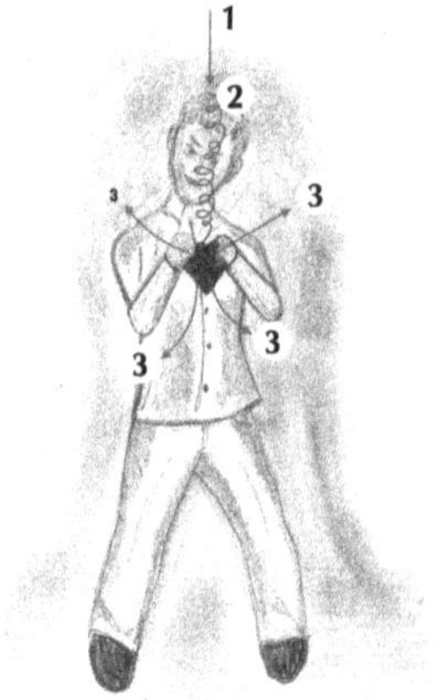

Dieser Kanal wird Seelensternkanal genannt. Er hat mit der Seele zu tun und ist weiß. Wenn man mehrere Ziele erreichen will und sich verzettelt hat, empfiehlt sich die Arbeit mit diesem Kanal. Man nutzt ihn auch bei körperlichen Leiden wie Bandscheibenproblemen, Ischiasschmerzen sowie bei Verdauungsbeschwerden. Der Strahl tritt aus dem Universum durch das oberste Chakra (1) ein, fließt als Spirale in das Herzchakra und verlässt den Körper sternförmig (3) in alle Richtungen.

Kanal 17

In Flow kommen

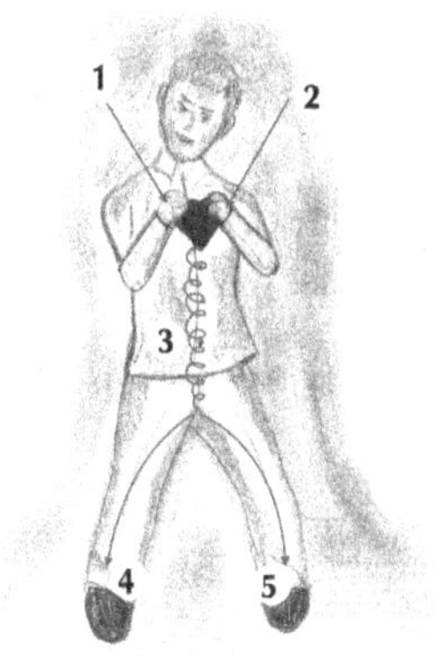

Dieser Kanal wird Flow-Kanal genannt. Er hat mit dem Kosmos und dem Geist zu tun. Der Kanal ist weiß. Wenn es an Entscheidungsfähigkeit, Kraft oder Bestätigung mangelt, kann mit diesem Kanal gearbeitet werden. Er wirkt aber auch bei Muskelschwäche, Lähmungen und Depressionen. Zwei Strahlen (1, 2) fließen direkt ins Herz und anschließend spiralförmig zum Wurzelchakra (3), um durch die Füße (4, 5) wieder aus dem Körper zu strömen.

Kanal 18

Meditation

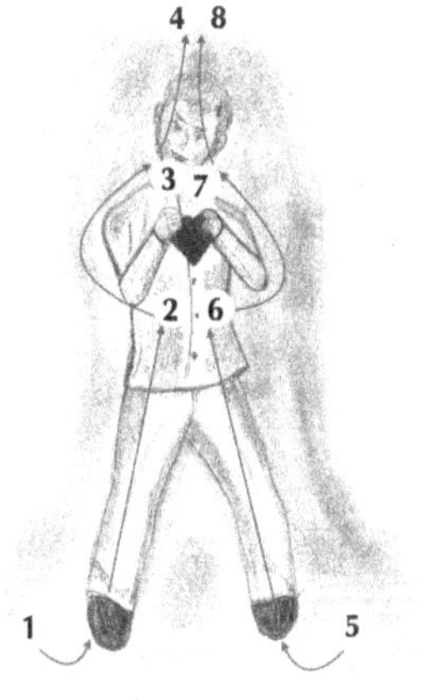

Dieser Kanal wird Meditationskanal genannt und hat mit dem Geist zu tun. Der Kanal ist von violetter und roter Farbe. Verwendet wird er etwa bei Meditationen zur Einstimmung, zum Loslassen und um sich abzugrenzen. Zudem hilft er bei Burnout. Man kann diesen Kanal auch bei Drüsenleiden, Verspannungen, Muskelschmerzen und seltenen Erkrankungen der Neuzeit nutzen. Der Strahl tritt durch den rechten Fuß (1) ein, bewegt sich durch den Bauch (2) zum Hals (3) und verlässt den Kopf (4). Das Gleiche geschieht beim linken Fuß (5, 6, 7, 8).

Kanal 19

Ausgleich der Chakren

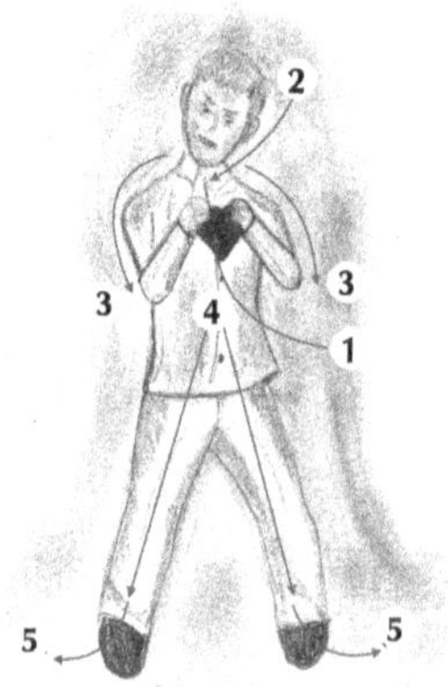

Dieser Kanal wird Kanal des Chakrenausgleichs genannt. Er hat mit allen sieben Chakren zu tun und vereint alle Farben in sich. Man kann ihn bei diversen körperlichen Leiden nutzen: Schwäche des Bewegungsapparats, Magenbeschwerden und Leberleiden. Der erste Strahl fließt ins Herz (1), der zweite ins Halschakra (2). Die Energie strömt weiter in die Ellbogen (3), danach in den Nabel (4) und verlässt durch die Füße den Körper (5).

Kanal 20

Fokus und Rundum-Paket

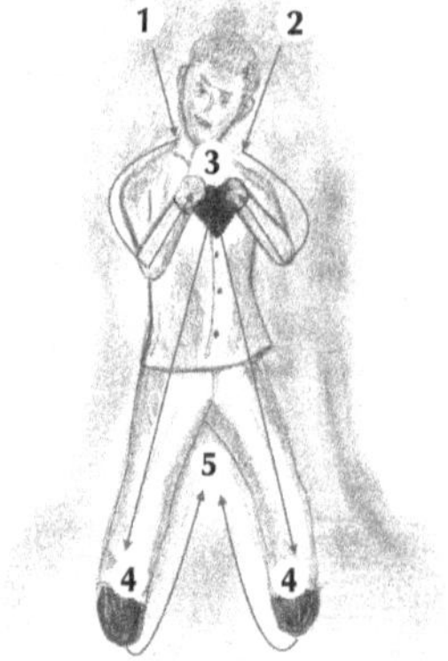

Dieser Kanal wird Rundum-Paket genannt, er hat mit Ihnen selbst zu tun. Der Kanal ist orange. Man kann ihn bei ungeklärten Erkrankungen, Schmerzen ohne ersichtlichen Grund oder auch bei Phantomschmerzen nutzen. Zwei Energiestrahlen (1, 2) strömen durch die Schultern ins Herzchakra (3). Von hier aus fließen sie in die Füße (4) und danach zum Unterleib (5).

Kanal 21

Kontakt zur geistigen Welt

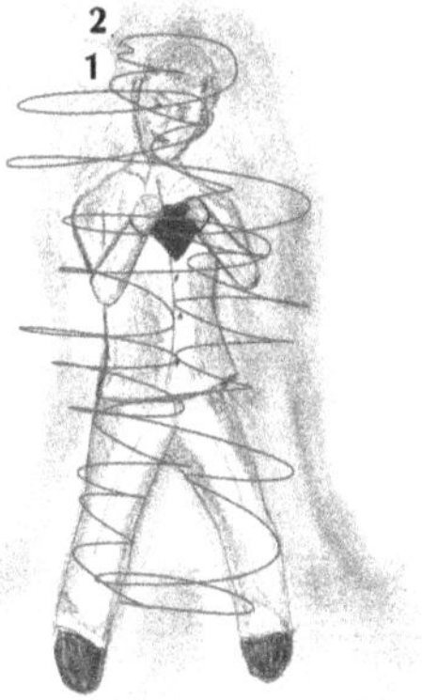

Dieser Kanal wird Kontaktkanal genannt. Er hat mit der geistigen Welt und den Ahnen zu tun. Der Kanal ist weiß. Verwendet wird er beim Channeling, dem Kontakt zu Verstorbenen und zur Klärung von Ursachen. Man kann ihn bei verschiedenen körperlichen Leiden nutzen, vor allem bei karmischen und schleichenden Erkrankungen. Der Strahl tritt durch das Scheitelchakra (1) ein und umringt den Körper (2) dann in einer spiralförmigen Bewegung.

Kanal 22

Energie tanken

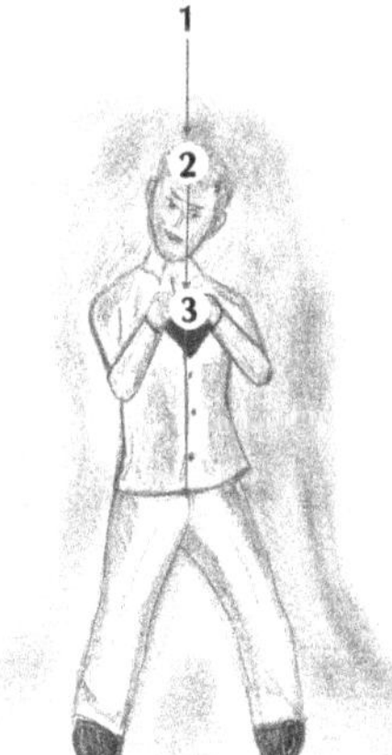

Dieser Kanal wird Energiekanal genannt, er hat mit dem Universum zu tun und ist von goldener Farbe. Wenn man etwas Neues beginnt oder ein Projekt entwickelt und keine Kraft mehr hat, sollte man mit diesem Kanal arbeiten. Er hilft auch bei Kopf-, Herz- oder Unterleibbeschwerden. Der Strahl strömt aus der geistigen Welt (1) in den Kopf (2), fließt durch das Herzchakra (3) und endet im Unterleib.

Kanal 23

Loslassen und Zulassen

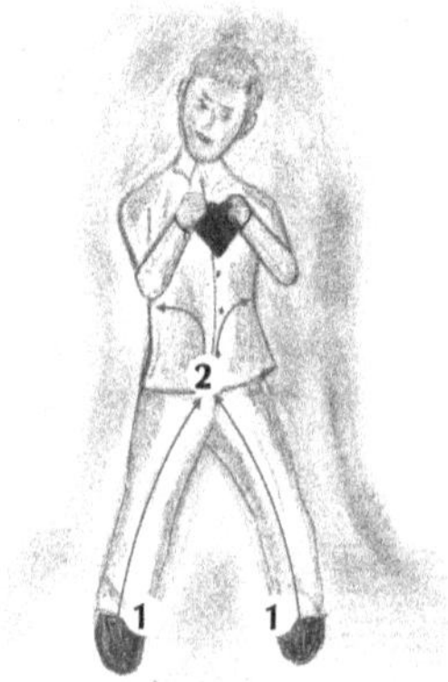

Dieser Kanal wird Verteilerkanal genannt. Er steht in Verbindung mit dem Mond und ist gelb. Wenn etwas nicht los- oder zugelassen werden kann oder man sich nicht in der goldenen Mitte fühlt, hilft er dabei, sich zu zentrieren. Man kann diesen Kanal ebenso bei Bauchbeschwerden, Übergewicht und Potenzproblemen nutzen. Der Strahl strömt von beiden Füßen (1) ins Wurzelchakra (2) und verlässt den Körper an den Seiten.

Kanal 24

Aurareinigung

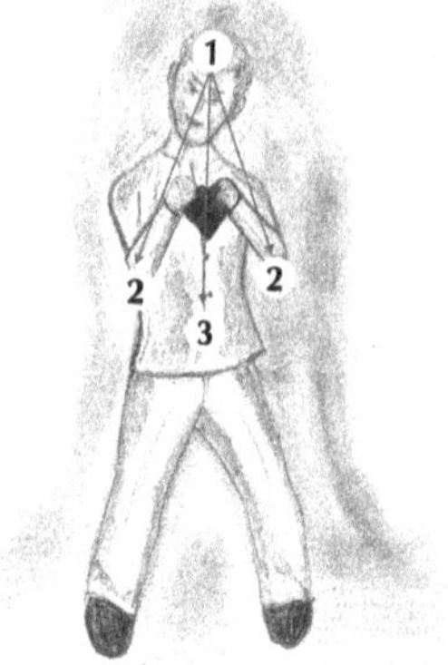

Dieser Kanal wird Kanal der Aurareinigung genannt und hat mit dem 3. Auge zu tun. Er ist weiß und wird bei vielen verschiedenen Leiden und Vorhaben verwendet. Wenn man sich verloren fühlt, sich nicht konzentrieren kann oder etwas nicht versteht, kann man mit diesem Kanal arbeiten. Er wird auch bei Kopfschmerzen, Rückenbeschwerden und bei Depressionen genutzt. Drei Strahlen fließen aus dem 3. Auge (1) zu den Ellbogen (2) und in den Nabel (3).

Kanal 25
Kraft des Herzens

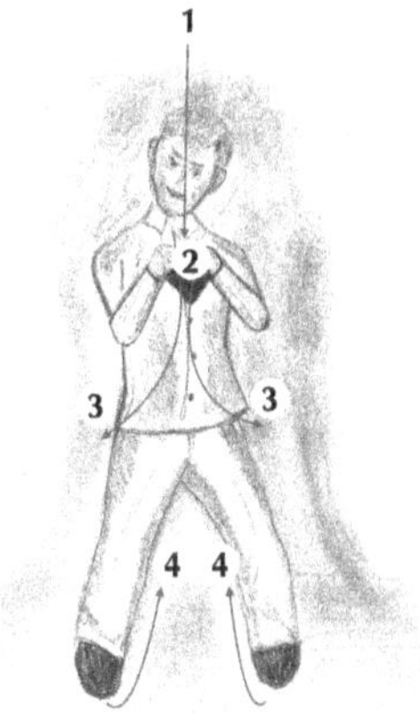

Dieser Kanal wird Herzkanal genannt. Er hat mit dem Herzchakra und dem Universum zu tun. Der Kanal ist weiß. Er lässt uns mit dem Herzen denken und entscheiden, aktiviert die Selbstheilung und den Fokus. Man kann diesen Kanal zudem bei folgenden körperlichen Leiden nutzen: Herz- und Nierenleiden, Verdauungsschwierigkeiten und Muskelproblemen. Der Strahl fließt durch den Kopf (1) in das Herzchakra (2) und teilt sich dort in zwei Strahlen, die an den Hüften den Körper wieder verlassen (3). Gleichzeitig strömen zwei Strahlen aus der Erde (4) durch die Füße in den Körper.

Kanal 26
Schutz vor Neid

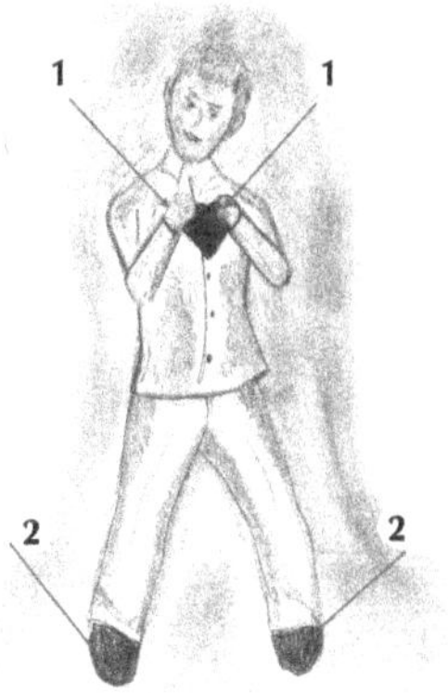

Dieser Kanal wird Anti-Neid-Kanal genannt. Er hat mit dem inneren Kind zu tun und eine orange Farbe. Verwendet wird er vor allem, wenn man immer wieder Neider anzieht und von anderen gekränkt wird. Dieser Kanal hilft auch bei Venenleiden, Depressionen und psychischer Instabilität. Zwei Strahlen fließen aus dem Universum ins Herz (1). Gleichzeitig strömen zwei Strahlen in die Füße (2).

Kanal 27

Segen

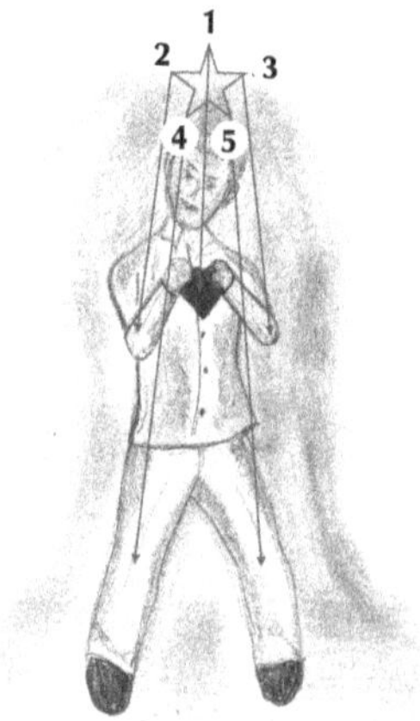

Dieser Kanal wird Segenskanal genannt, er hat mit dem höheren Ich zu tun und eine orange Farbe. Wenn man etwas plant, bei dem man viel Glück braucht, oder vor einer Operation steht, sollte man diesen Kanal nutzen. Er ist auch bei Durchblutungsproblemen, Knochenleiden sowie bei schleichenden Erkrankungen von Nutzen. Stellen Sie sich einen Stern oberhalb des Kopfes vor. Fünf Strahlen fließen aus den Zacken des Sterns (1–5) über den Kopf in den Körper. Strahl 1 geht ins Herz, die Strahlen 2 und 3 in die Ellbogen, und der 4. und der 5. Strahl strömen in die Kniescheiben.

Kanal 28

Ideen fokussieren

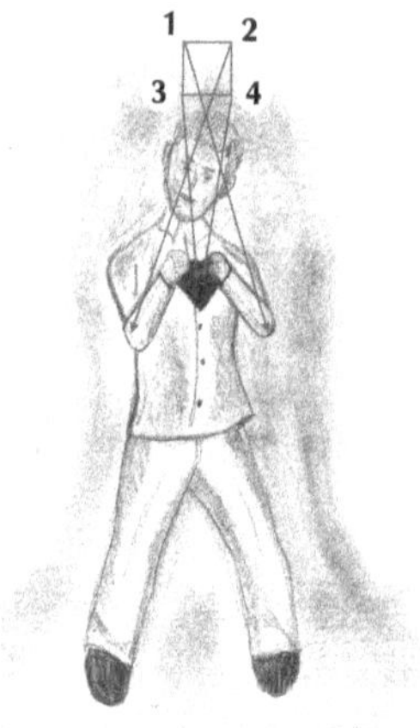

Dieser Kanal wird Ideenkanal genannt. Er hat mit dem Kosmos zu tun und ist weiß. Verwendet wird er insbesondere bei Verwirrtheit, Kummer und Stress, aber auch bei Problemen mit dem Blutdruck, Rückenbeschwerden und psychischen Leiden. Über dem Kopf entsteht ein Quadrat, aus dessen

Ecken die Strahlen in den Körper fließen. Strahl 1 fließt in den linken Ellbogen, Strahl 2 in den rechten Ellbogen. Die Strahlen 3 und 4 strömen ins Herzchakra.

Kanal 29

Channeling

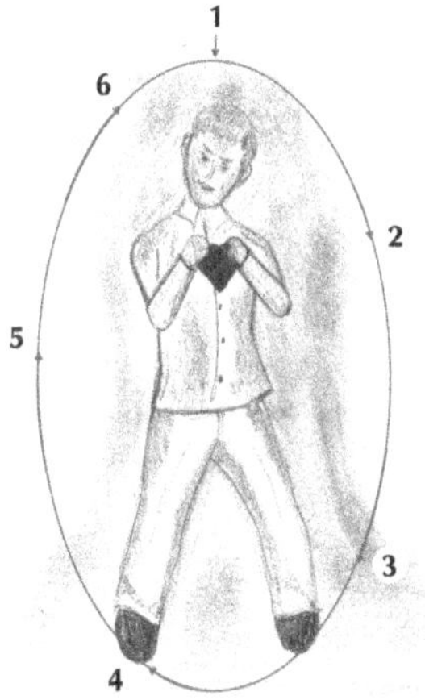

Dieser Kanal wird Channel-Kanal genannt. Er hat mit dem Universum zu tun und vereint alle Farben in sich. Man kann durch ihn seine Ahnen treffen, Engel kontaktieren oder in der Akasha-Chronik lesen. Man kann den Kanal bei Unruhe, psychischen Leiden und verschiedenen Schmerzen nutzen. Der Strahl tritt durch das Kronenchakra (1), macht dann zuerst einen Kreis um die linke Körperseite (2, 3), danach um die rechte Körperseite (4, 5). Schließlich bildet er einen neuen Kreis (6).

Kanal 30

Herzchakra und Geist verbinden

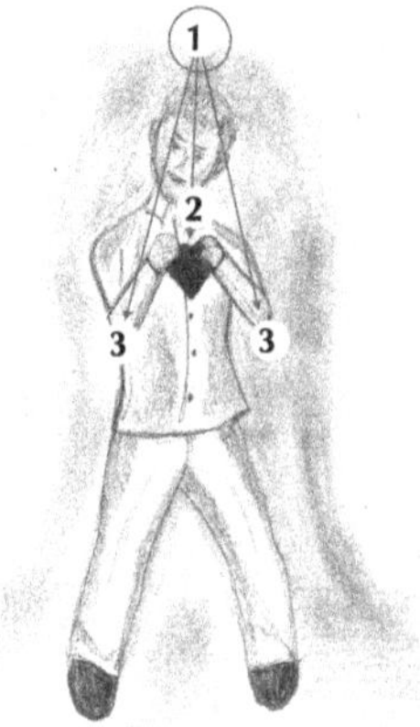

Dieser Kanal wird Verbindungskanal genannt. Er hat mit dem Herzchakra und dem Universum zu tun. Der Kanal ist weiß. Verwendet wird er bei Kummer, Groll, Beleidigtsein und Denkblockaden. Man kann diesen Kanal auch bei Kopfschmerzen, Verspannungen im Muskelbereich sowie bei Antriebsschwierigkeiten nutzen. Zudem ist er empfehlenswert nach einem Schlaganfall. Stellen Sie sich eine Kugel oberhalb des Kopfes (1) vor. Von ihr aus fließen drei Strahlen in den Körper (2, 3). Zwei Strahlen strömen in die Ellbogen und einer ins Herz.

Kanal 31

Magische Arbeit

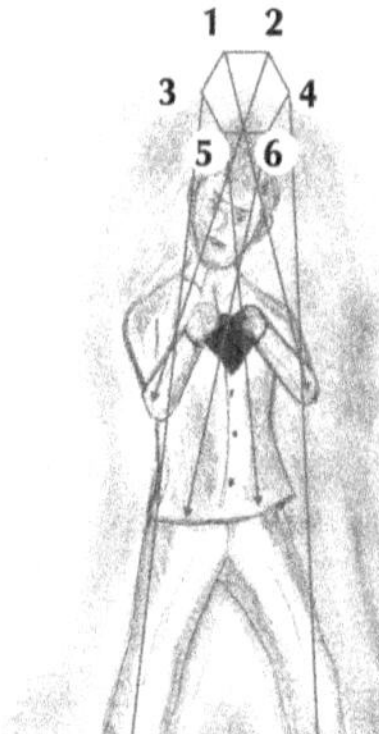

Dieser Kanal wird Magiekanal genannt. Er hat mit dem Schamanismus zu tun und ist grün. Verwendet wird er bei vielen verschiedenen Leiden und Vorhaben. Vor allem ist er hilfreich, wenn man Magie betreibt oder magisch beeinflusst wird. Man kann den Kanal ebenso bei Schmerzen aller Art nutzen. Stellen Sie sich ein Sechseck oberhalb des Kopfes vor. Aus ihm fließen die Strahlen in den Körper (1–6), und zwar zwei davon in die Ellbogen (1 und 2), zwei in die Füße (3 und 4) und zwei weitere (5 und 6) über Kreuz durch das Herzchakra in den Unterleib.

Kanal 32

Umgebung schützen

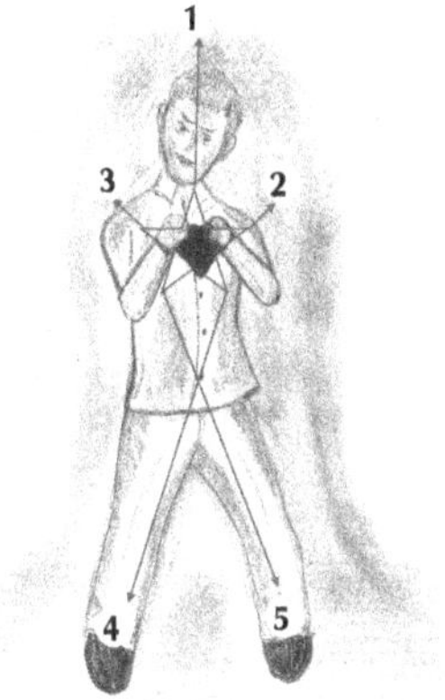

Dieser Kanal wird allumfassender Kanal genannt. Er hat mit dem Universum zu tun und eine violette Farbe. Verwendet wird er bei Liebesproblemen oder Kommunikationsschwierigkeiten. Man kann den Kanal auch bei Schmerzen aller Art und seelischen Leiden nutzen. Stellen Sie sich einen Stern in der Herzgegend vor. Aus jedem seiner Zacken strahlt die Energie in verschiedene Richtungen. Strahl 1 geht zum Universum. Die Strahlen 2 und 3 fließen in die Schultern. Zwei weitere Strahlen fließen über Kreuz aus den beiden letzten Zacken des Sterns in die Füße.

Kanal 33
Handchakren und Berührung

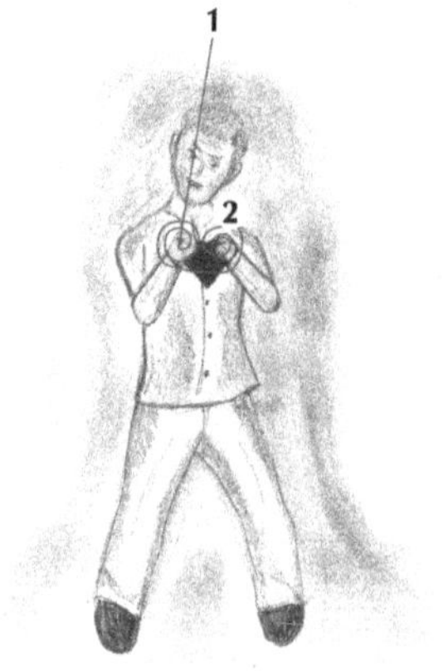

Dieser Kanal wird Handaufleger-Kanal genannt. Er hat mit den Handchakren zu tun und ist weiß. Der Kanal wird für das Handauflegen verwendet und unterstützt bei der geistigen Fernheilung. Man kann ihn bei Gelenkbeschwerden, Hautproblemen und bei Depressionen nutzen. Der Strahl kommt aus dem Universum über das Kronenchakra (1) in die rechte Hand (2). Dann fließt er in einer Doppelspirale in die linke Hand (3).

Kanal 34
Weibliche Energie

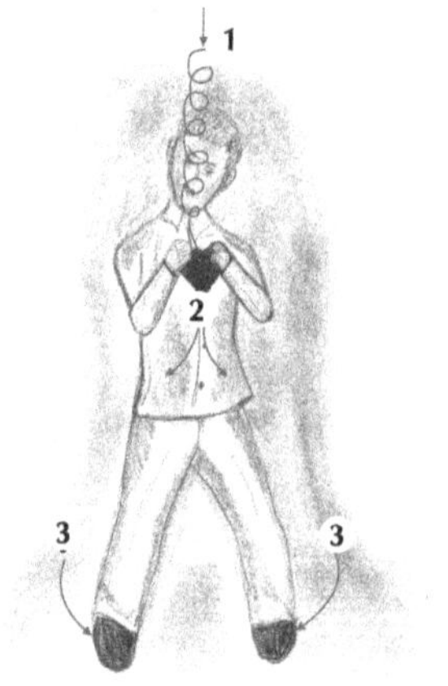

Dieser Kanal wird Frauenkanal genannt, er hat mit dem weiblichen Anteil der Psyche zu tun und ist rosafarben. Wenn man mehr Gefühl oder Ruhe braucht, kann man den Kanal nutzen. Er bringt die weibliche Seite zur Geltung und ist bei Frauenleiden allgemein sowie psychischer Ermüdung und bei Depressionen hilfreich. Der Strahl tritt aus dem Universum in den Kopf (1) ein, macht eine spiralförmige Bewegung und fließt ins Herz (2). Hier spaltet er sich und strömt in den Bauch. Zusätzlich strömen zwei Strahlen in die Füße (3).

Kanal 35

Männliche Energie

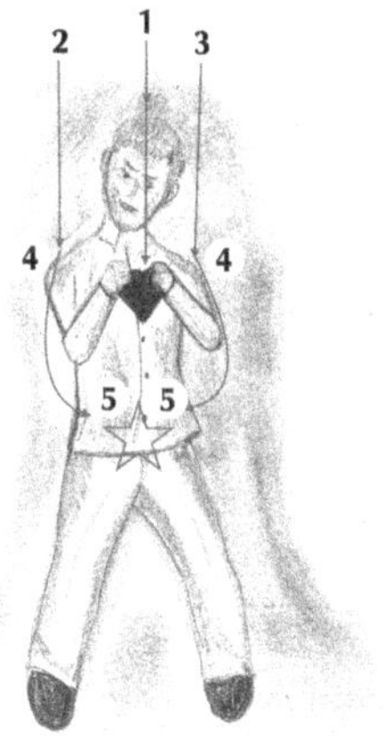

Dieser Kanal wird Männerkanal genannt. Er hat mit dem männlichen Anteil Ihrer Psyche zu tun und ist rot. Wenn es an Kraft, Mut oder Umsetzungsvermögen fehlt, kann er genutzt werden, außerdem bei Schmerzen, psychischer Schwäche, Kummer und bei Depressionen. Drei Strahlen fließen aus dem Universum in den Körper: durch den Kopf und die Schultern (1, 2, 3). Strahl 1 bleibt im Herzen, die anderen zwei strömen in den Bauch (4). Sie bilden im Bauch einen Stern (5), der immer heller wird.

Kanal 36

Durchboxen

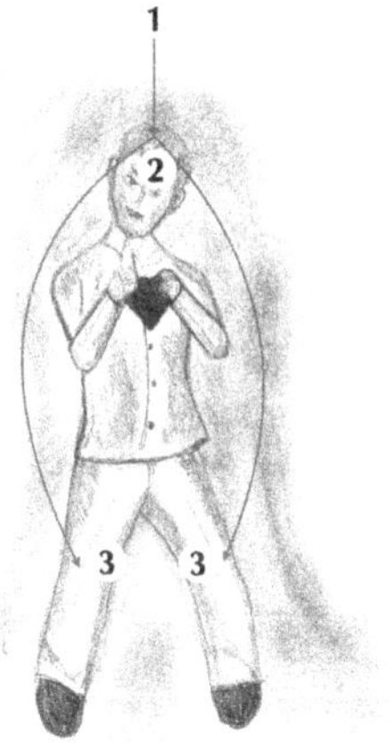

Dieser Kanal wird Boxkanal genannt. Er hat mit Mut zu tun und ist rot. Verwendet wird er zum Beispiel bei Mobbing, Unzufriedenheit oder zu wenig Mut. Man kann den Kanal auch bei Schmerzen, psychischen Erkrankungen und bei Besetzungen nutzen. Der Strahl geht durch den Kopf (1) und teilt sich in zwei Strahlen (2), die in die Kniescheiben (3) fließen.

Kanal 37

Power und sexuelle Kraft

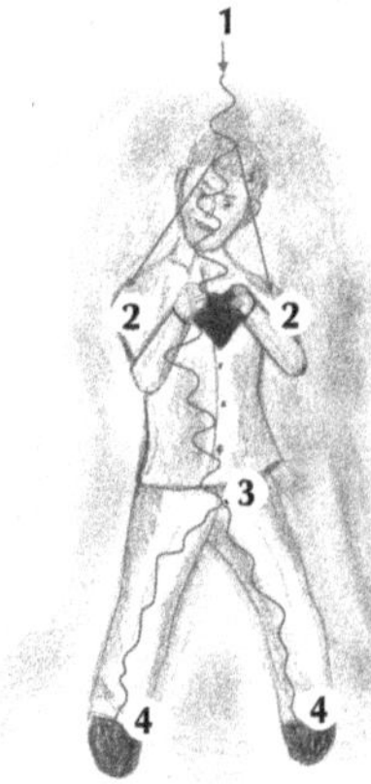

Dieser Kanal wird Sex-Power-Kanal genannt. Er hat mit dem Sexualchakra zu tun und ist orange. Verwendet wird er bei zu wenig Power, Potenzproblemen und Kummer. Man kann ihn bei sexuellen Schwierigkeiten, allgemeiner Kraftlosigkeit, Unlust und Antriebsschwierigkeiten nutzen. Der Strahl fließt durch das Kronenchakra (1) und teilt sich auf in drei Strahlen. Zwei davon strömen in die Schultern (2). Der dritte Strahl geht spiralförmig durch das Herz in den Unterleib (3). Hier teilt er sich wieder, um die Füße zu erreichen (4).

Kanal 38

Sicherheit

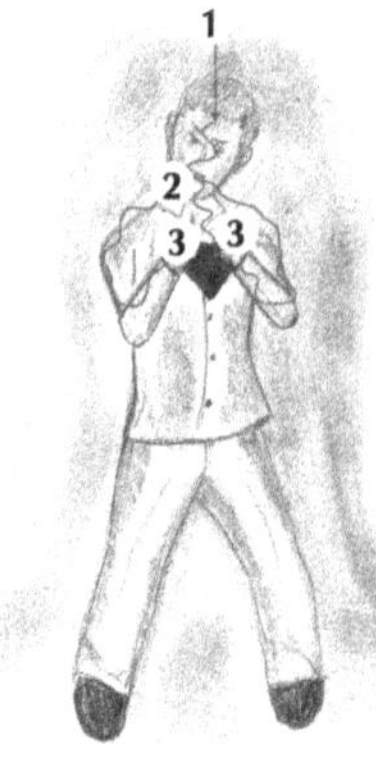

Dieser Kanal wird Sicherheitskanal genannt. Er hat mit dem 3. Auge zu tun und ist hellblau. Wenn man sich unsicher fühlt, nicht entscheiden kann und keine Leichtigkeit zulässt, ist dieser Kanal zu empfehlen. Er hilft auch bei Gleichgewichtsstörungen, Vergesslichkeit, Konzentrationsstörungen und Nervenschmerzen. Der Strahl geht durch das Kronenchakra (1) und teilt sich in zwei Strahlen (2) auf. Diese strömen wellenförmig ins Herz (3).

Kanal 39
Inneres Kind und die Seele

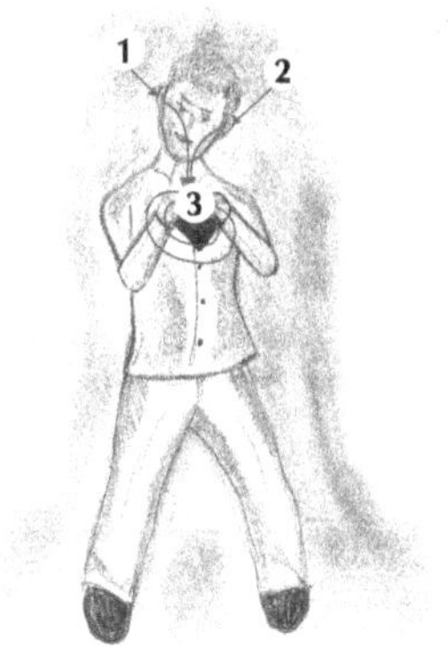

Dieser Kanal wird Inneres-Kind-Kanal genannt. Er hat mit dem Unterbewussten zu tun und ist gelb. Verwendet wird er bei vielen verschiedenen Themen, besonders bei unerklärlichen Ängsten oder Panikerlebnissen. Man kann den Kanal auch bei folgenden körperlichen Leiden nutzen: Herzschwäche, Bauchbeschwerden und Verspannungen. Zwei Strahlen fließen durch die Ohren (1, 2) in den Körper und gelangen ins Herzchakra (3). Dort vereinigen sie sich und bilden eine Spirale.

Kanal 40
Verzeihen

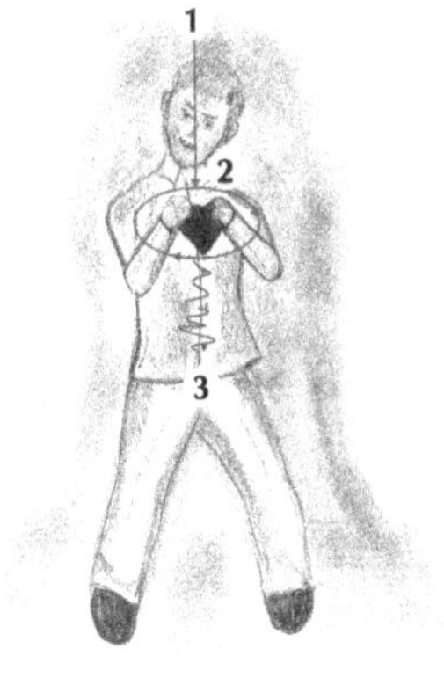

Dieser Kanal wird Verzeihungskanal genannt. Er hat mit dem Herzchakra zu tun und ist grün. Verwendet wird er, wenn man nicht loslassen oder verzeihen kann, aber auch, wenn man Neues nicht zulässt. Der Kanal ist auch bei folgenden körperlichen Leiden von Nutzen: Lungen- und Herzleiden, Rückenbeschwerden und Unterleibsproblemen. Der Strahl fließt durch das Kronenchakra (1) zum Herzen und bildet dort einen Kreis (2). Danach verlässt er das Herz und strömt ins Wurzelchakra (3).

Kanal 41

Lebenssinn erkennen

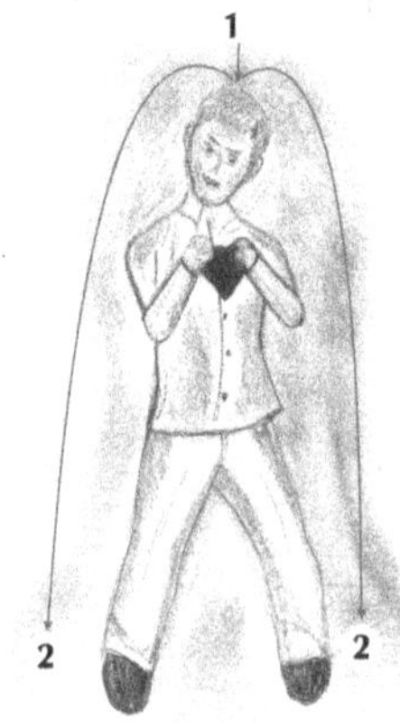

Dieser Kanal wird Sinnkanal genannt. Er hat mit dem Universum zu tun und ist weiß. Verwendet wird er bei vielen verschiedenen Leiden und Zuständen, wie mangelnde Konzentrationsfähigkeit oder Zweifeln am Sinn des Lebens. Man kann diesen Kanal zudem bei allen Erkrankungen nutzen. Der Strahl tritt durch das Kronenchakra (1) ein und teilt sich in zwei Strahlen, die um den Körper in die Erde abfließen (2).

Kanal 42

Ruhm und neue Energie tanken

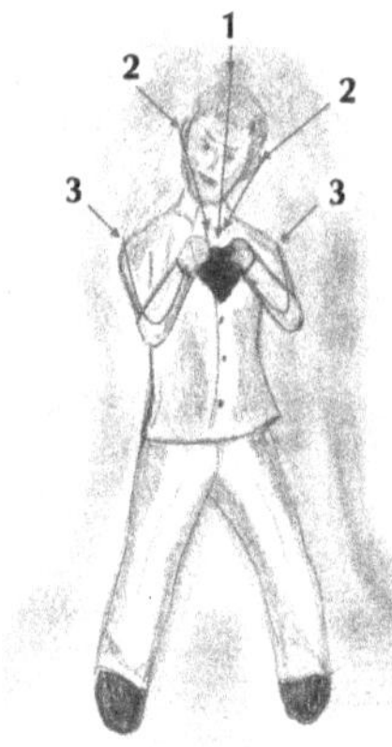

Dieser Kanal wird Ruhmkanal genannt. Er hat mit dem höheren Ich zu tun und ist weiß. Verwendet wird er bei verschiedenen Vorhaben, um mehr Anerkennung zu bekommen oder auch mehr Energie zu tanken. Man kann ihn zudem bei einigen körperlichen Leiden nutzen, wie allgemeiner Schwäche und Rückenbeschwerden, aber auch ungeklärten Leiden und bei Besetzungen. Fünf Strahlen fließen durch den Scheitel (1), die Ohren (2) und Schultern (3) ins Herzchakra.

Kanal 43

Reife

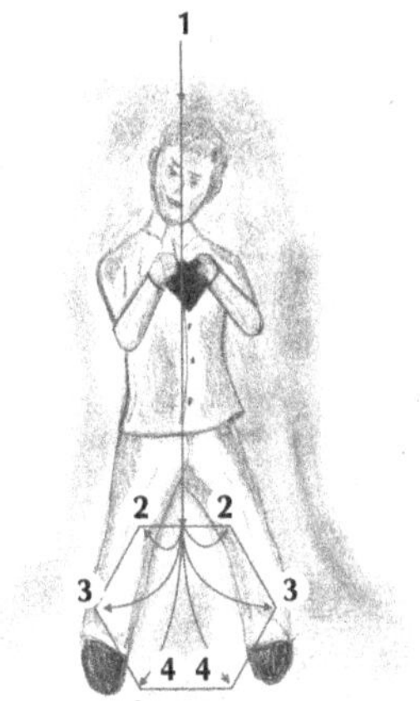

Dieser Kanal wird Reifekanal genannt, er hat mit dem Kosmos zu tun und ist von goldener Farbe. Verwendet wird er für neue Ideen, Selbstbestätigung, Anerkennung und mehr Sicherheit. Man kann diesen Kanal zudem bei Schmerzen aller Art nutzen. Der Strahl fließt durch das Kronenchakra (1) in den Unterleibsbereich (2). Von hier aus bildet er ein Sechseck (2, 3, 4).

Kanal 44

Energieübertragung und Geistheilen

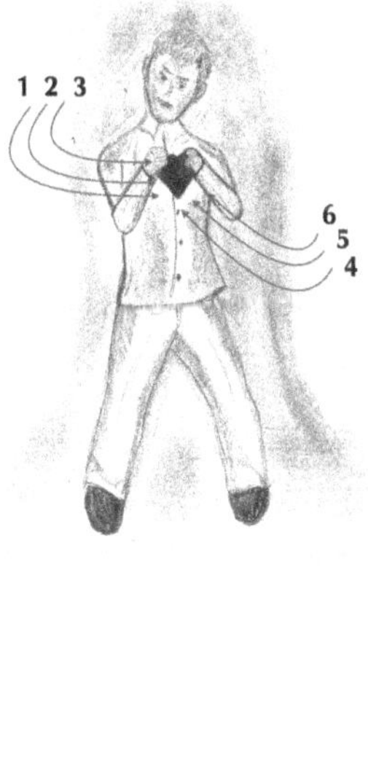

Dieser Kanal wird Geistheiler-Kanal genannt. Er hat mit dem höheren Ich zu tun und ist weiß. Verwendet wird er bei psychischen Störungen oder Besetzungen. Man kann diesen Kanal auch gegen alle Schmerzen und bei Herzproblemen nutzen. Drei Strahlen (1, 2, 3) fließen nacheinander paarweise vom Universum ins Herzchakra.

Kanal 45

Stärke und Mut, Hörner zeigen

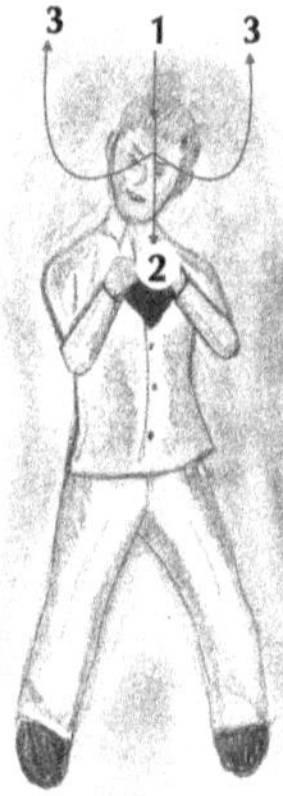

Dieser Kanal wird Mutkanal genannt. Er steht mit dem Planeten Mars in Verbindung und ist rot. Verwendet wird er bei Unruhe, Antriebslosigkeit, Kummer und Mutlosigkeit, aber auch bei körperlichen Leiden wie Schmerzen, Sportunfällen und bei Kraftlosigkeit. Der Strahl fließt durch das Kronenchakra (1) ins Herz (2), um sich später zu teilen und zwei weitere Strahlen (3) ins Universum zu schicken.

Kanal 46

Potenz wecken und Potenziale erkennen

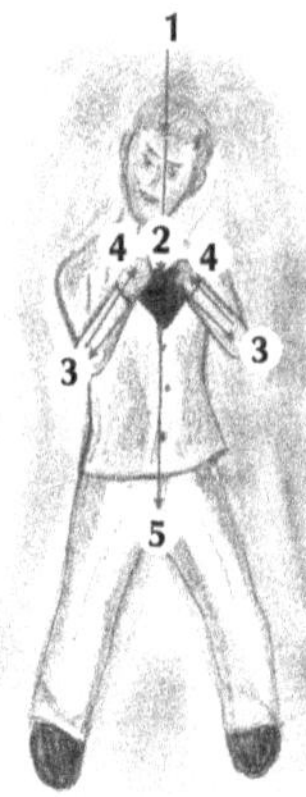

Dieser Kanal wird Potenzialkanal genannt. Er steht mit dem Planeten Jupiter in Verbindung und ist silberfarben. Verwendet wird er, um mehr Glauben zu finden, sich selbst zu finden und um die eigenen Talente zu erkennen. Man kann diesen Kanal auch bei Demenz, Herzleiden und Schmerzen aller Art einsetzen. Der Strahl fließt durch das Kronenchakra (1) direkt ins Herz (2). Von hier aus strömt er in beide Ellbogen (3) und anschließend in die Hände (4), um schließlich in den Unterleib zu fließen (5).

Kanal 47

Energie tanken

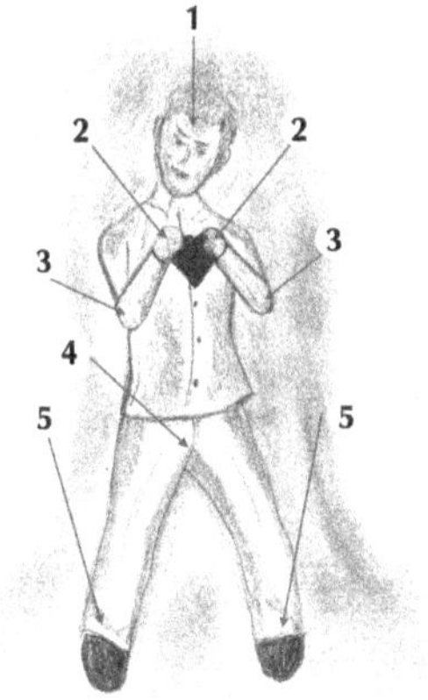

Dieser Kanal wird Tankstellenkanal genannt. Er hat mit dem Universum zu tun und besitzt eine goldene Farbe. Verwendet wird er bei verschiedenen Themen, vor allem bei Kraftlosigkeit oder allgemeiner Schwäche und Unlustgefühlen sowie bei allen Schmerzen und Knochenleiden. Mehrere Strahlen (1–5) strömen von außen in den Körper. Sie fließen in den Kopf, ins Herz, in die Ellbogen, den Unterleib und die Füße.

Kanal 48

Herzheilung

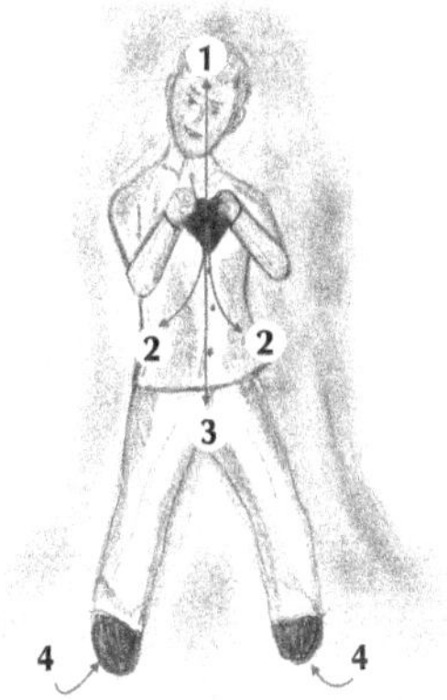

Dieser Kanal wird Herzheilungskanal genannt. Er hat mit dem Herzen zu tun und ist grün. Verwendet wird er bei Liebes- und Geldproblemen, Kummer und anderen psychischen Leiden sowie Herzerkrankungen und Fußschmerzen. Der erste Strahl strömt aus dem Herzen in den Kopf (1), zwei weitere Strahlen fließen in den Bauch (2), der nächste in den Unterleib (3). Gleichzeitig strömen weitere zwei Strahlen (4) aus der Erde in die Füße.

Kanal 49

Karmaheilung und Herz-Balance

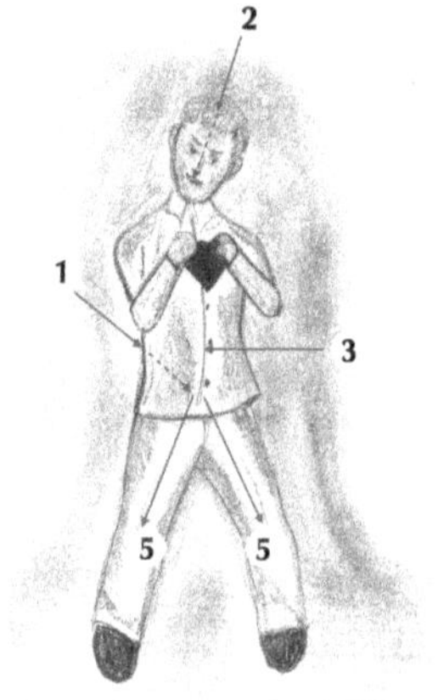

Dieser Kanal wird Herz-Balance-Kanal genannt. Er hat mit dem inneren Kind zu tun und ist gelb. Er wirkt allgemein stärkend, macht klüger und hilft dabei, das Karma zu verarbeiten. Man kann diesen Kanal bei allen schleichenden Erkrankungen wie Parkinson, Gicht oder Rheuma sowie bei Krebs nutzen. Der erste Strahl fließt in den Unterleib (1) und teilt sich in zwei Strahlen, die in die Kniescheiben strömen (5). Der nächste Strahl tritt in das Kronenchakra und bleibt im Kopf. Ein weiterer Strahl kommt von außen in den Nabel (5). Auf dem Bild findet sich keine Zahl 4. Sie ist nicht vorhanden, denn sie symbolisiert den Geist. Man muss nämlich fest daran glauben, dass der Strahl heilt.

Sie haben nun alle 49 Kanäle kennengelernt und wissen, dass Sie sich bei der Fernheilung lediglich das Phantom des zu Heilenden vorstellen müssen, um die Energie der Kanäle direkt in seinen Körper zu schicken.

Die Arbeit mit Zahlen und geometrischen Formen

Man sollte sich seelisch und geistig immer wieder erweitern. Dazu gibt es im schamanischen Bereich einige Werkzeuge. Vor allem arbeiten Schamanen mit geometrischen Formen, die mit der kosmischen Geometrie zu tun haben. Schamanen sagen auch, dass jeder Mensch mit drei Flügeln geboren wird. Zwei davon sind unsere Eltern, die uns tragen. Diese Flügel fallen irgendwann ab und wir behalten unseren dritten Flügel, den Geist, der uns weiterhin durch das Leben trägt. Um diesen Flügel zu stärken, nutzen Schamanen das folgende Symbol. Es ist ein Symbol des allgemeinen Schutzes.

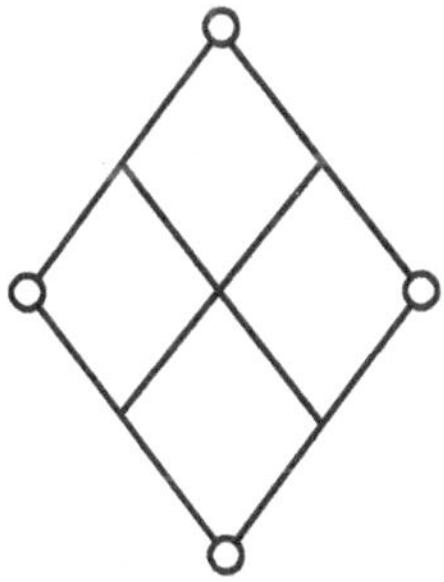

Solche geometrischen Formen nutzen Schamanen heutzutage am besten in den sogenannten goldenen Minuten des Lebens. Dieses Thema gehört zur Numerologie. Hier ein Beispiel: Sagen wir, Sie sind am 08.08. geboren, Ihre goldene Minute ist demzufolge täglich um 08:08 Uhr. Sollte Ihr Geburtstag eine höhere Zahl als die 24 haben, Sie also etwa am 28.08. geboren sein, addieren Sie die beiden Tageszahlen (also 2 + 8 = 10). Ihre goldene Minute ist somit täglich um 10:08 Uhr.

Schamanen lieben es, mit Zahlen und geometrischen Formen zu arbeiten, da sie bei der Fernheilung schnell wirken. Jede Zahl und jede geometrische Form haben ihre Bedeutung. Durch das Verbinden beider Bedeutungen erzeugen Schamanen eine Wirkung in der physikalischen Welt.

Welche Störfelder kennen wir?

- Radaranlagen
- menschliche Seelenanteile
- erdgebundene Seelen
- Erze
- Wasseradern
- Lampen
- Handys
- Radiowellen
- Röntgenstrahlen
- von Menschen künstlich hergestellte Störfelder
- negative Emotionen von anderen oder uns selbst etc.

Solche negativen Energien nisten sich in der menschlichen Aura ein und müssen entfernt werden. Dabei kann man mit Geheimzeichen arbeiten, die mit einem Kugelschreiber direkt auf die Haut geschrieben werden. Wenn man diese Methode für jemanden verwenden möchte, der nicht vor Ort ist, schreibt man seinen Vornamen auf einen Zettel und darunter die jeweilige Verbindung aus Zahl und geometrischer Form.

Zunächst erkläre ich Ihnen jedoch die Zuordnung der Zahlen zu den Planeten.

- **1** ist die Zahl der Sonne und steht für Gesundheit und Heilung.
- **2** ist die Zahl des Mondes und steht für das Loslassen und die Intuition.
- **3** ist die Zahl von Mars und steht für Bewegung und Dynamik im Leben.
- **4** ist die Zahl des Merkurs und steht für Stabilität.
- **5** ist die Zahl des Jupiters und symbolisiert das Glück.
- **6** ist die Zahl der Venus und steht für die Liebe.
- **7** ist die Zahl des Saturns und steht für Sicherheit und Finanzen.
- **8** ist die Zahl des Uranus und steht für die Familie.
- **9** ist die Zahl des Neptuns und steht für eine gute Kommunikation.
- **0** ist die Zahl des Pluto und steht für das eigene Karma und den Lebensplan.

Jede dieser Zahlen hat, wie Sie gesehen haben, ihr zugeordnete Themen und Qualitäten.

Diese können durch eine Verbindung zu den geometrischen Formen verstärkt werden. Wollen Sie etwa Ihre Gesundheit stärken, beginnen Sie mit der Zahl 1, die die Sonne symbolisiert (Heilung).

Zum Verbinden der Zahlen wird eine gewöhnliche gerade vertikale Linie verwendet. Diese Linie symbolisiert den Kanal zum Planetenimpuls, der korrigiert bzw. aufgewertet werden soll.

Da die Linie als Kanal fungiert, ist sie neutral. Ans Ende wird eines der folgenden geometrischen Zeichen platziert, das den Planetenimpuls auf bestimmte Themen programmiert:

- Ein Kreis ○ zieht neue Energie an.
- Ein Stern * transformiert vorhandene Energie in eine positive Energie.
- Eine Raute ◊ fixiert vorhandene Energie, wenn man sie beibehalten will.
- Ein Quadrat ▫ schützt vor negativen Energien.
- Ein Dreieck Δ stärkt die Kommunikation zur Seele und lässt Situationen verstehen.

Sie können zusätzlich direkt auf die Linie Z, + oder 0 notieren und so dem Kanal eine Geschwindigkeit verleihen. Dabei symbolisiert ein Z auf der Linie schnelle Veränderung und Wirkung. Ein + auf der Linie steht für lange Wirkung und karmische Führung, die Veränderung geschieht langsam. Eine 0 auf der Linie fixiert den Strahl. Das bedeutet in anderen Worten, dass das Thema, das Sie behandeln, unverändert bleibt.

Schreiben Sie nun alle Zahlen nebeneinander auf ein Blatt Papier:

1 2 3 4 5 6 7 8 9 0

Definieren Sie die Themen, die Sie korrigieren wollen, und ziehen Sie von jeder Zahl einen Strich (eine gerade Linie) nach unten. Je nachdem, ob die beabsichtigte Veränderung schnell oder langsam geschehen soll, versehen Sie die Linien mit einem Z oder +. Wenn Sie keine Veränderung wünschen, schreiben Sie eine 0 auf die Linie. Schließlich platzieren Sie das Symbol des zu programmierenden Themas an das Ende der Linie.

Beispiel:
1 ist die Zahl der Sonne, sie steht für Heilung. So können Sie die Heilenergie vermehren (anziehen).

An das Ende der Linie setzen Sie eines der geometrischen Zeichen Kreis O, Stern *, Raute ◊, Quadrat ▫ oder Dreieck Δ. Oben steht also die Zahl des Planeten für ein Thema (Energie), und das untere Zeichen symbolisiert das Ziel.

O zieht neue Energie an. Wenn Sie also die 1 durch die Linie mit dem O verbinden, wird die Heilung durch neue Energie angekurbelt.

* transformiert die Energie in eine positive. Wenn Sie dieses Zeichen an das Ende der Linie malen, wird die Heilung durch Energieumwandlung und Transformation aktiviert.

◊ fixiert vorhandene Energie, wenn man sie beibehalten will. Wenn Sie die 1 nun mit dem Strich verbunden haben und unten eine Raute platzieren, wird Ihre jetzige Kraft für die Heilung beibehalten.

▫ schützt vor negativen Energien. Sie können das Quadrat am Ende der Linie platzieren, wenn Sie z.B. den Verdacht haben, dass Ihnen andere Menschen Energie rauben oder eine Besetzung vorliegt.

Δ stärkt die Kommunikation. Wenn es um die Gesundheit (Zahl 1) geht, wird ein Dreieck am Ende der Linie besseres Verständnis für die Heilung bringen.

In die Mitte der Linie wird der Zeitaspekt eingebracht, also ob die Heilung schnell (Z) oder langsam (+) geschehen soll oder ob nur fixiert (0) werden bzw. alles unverändert bleiben soll.

Beispiel für schnelle Heilung durch neue Energie:
1 Z ○

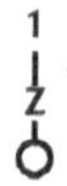

Beispiel für langsame Heilung durch Energieumwandlung:
1 + *

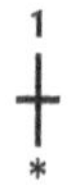

Im Folgenden habe ich alle möglichen Kombinationen der Zeichen systematisch zusammengefasst:

1 Z ○ – eine die Heilung durch neue Energie sofort ankurbeln
1 Z * – die Heilung durch Energieumwandlung und Transformation rasch in Gang setzen
1 Z ◊ – eine schnelle Heilung durch Fixierung der vorhandenen Energie bewirken
1 Z □ – eine schnelle Heilung durch Abgrenzen von anderen Menschen und Stress sichern
1 Z Δ – eine schnelle Heilung durch besseres Verstehen der Erkrankung

1 + ○ – eine langsame Heilung durch neue Energie auslösen
1 + * – eine langsame Heilung durch eine Transformation (Erkennung der Ursache) aktivieren
1 + ◊ – eine langsame Heilung durch Stabilität und Fixieren der vorhandenen Energie bewirken

1 + □ – langsame Heilung durch Abgrenzen von Mitmenschen erzielen und mehr Schutz sichern
1 + Δ – langsame Heilung durch besseres Verstehen der Erkrankung herbeiführen

1 0 ○ – Heilung beibehalten durch vorhandene Energie
1 0 * – Heilung beibehalten durch Energieumwandlung und Transformation
1 0 ◊ – Heilung beibehalten durch Fixierung der vorhandenen Energie
1 0 □ – Heilung beibehalten und Schutz aufbauen
1 0 Δ – Heilung beibehalten durch Verstehen der Erkrankung

2 ist die Zahl des Mondes, sie symbolisiert das Loslassen und die Intuition:

2 Z ○ – schnelles Loslassen und die Intuition durch neue Energie sofort ankurbeln
2 Z * – schnelles Loslassen und die Intuition durch Energieumwandlung und Transformation rasch aktivieren
2 Z ◊ – schnelles Loslassen und die Intuition durch Fixierung der vorhandenen Energie bewirken
2 Z □ – schnelles Loslassen und die Intuition durch Abgrenzen von Mitmenschen und Situationen sichern
2 Z Δ – schnelles Loslassen und die Intuition durch besseres Verstehen der Situation herbeiführen
2 + ○ – langsames Loslassen und die Intuition durch neue Energie auslösen

2 + * – langsames Loslassen und die Intuition durch eine Transformation (Erkennung der Ursache) aktivieren
2 + ◊ – langsames Loslassen und die Intuition durch Stabilität und Fixieren der vorhandenen Energie bewirken
2 + ▫ – langsames Loslassen und die Intuition durch Abgrenzen und mehr Schutz sichern
2 + Δ – langsames Loslassen und die Intuition durch besseres Verstehen der Situation herbeiführen

2 0 ○ – das Loslassen und die Intuition durch vorhandene Energie verstetigen
2 0 * – das Loslassen und die Intuition durch Energieumwandlung und Transformation der Situation beibehalten
2 0 ◊ – das Loslassen und die Intuition durch Fixierung der vorhandenen Energie bewahren
2 0 ▫ – das Loslassen und die Intuition beibehalten und Schutz aufbauen
2 0 Δ – das Loslassen und die Intuition durch Verstehen der Situation verstetigen

3 ist die Zahl von Mars, sie symbolisiert Bewegung und Dynamik im Leben:

3 Z ○ – hohe Dynamik durch neue Energie sofort ankurbeln
3 Z * – Dynamik durch Energieumwandlung und Transformation schnell aktivieren
3 Z ◊ – hohe Dynamik durch Fixierung der vorhandenen Energie ermöglichen

3 Z □ – hohe Dynamik durch Abgrenzen von anderen sichern

3 Z Δ – hohe Dynamik durch besseres Verstehen der Situation herbeiführen

3 + O – geringe Dynamik durch neue Energie auslösen

3 + * – geringe Dynamik durch eine Transformation (Erkennung der Ursache) aktivieren

3 + ◊ – geringe Dynamik durch Stabilität und Fixieren der Situation herbeiführen

3 + □ – geringe Dynamik durch Abgrenzen von anderen erzielen und mehr Schutz sichern

3 + Δ – geringe Dynamik durch besseres Verstehen der Situation erreichen

3 0 O – Dynamik durch vorhandene Energie beibehalten

3 0 * – Dynamik durch Energieumwandlung und Transformation der Seele stabilisieren

3 0 ◊ – Dynamik durch Fixierung der vorhandenen Energie bewahren

3 0 □ – Dynamik beibehalten und den Schutz stärken

3 0 Δ – Dynamik durch Verstehen der Situation sichern

4 ist die Zahl des Merkurs, sie symbolisiert Stabilität:

4 Z O – Stabilität durch neue Energie sofort herbeiführen

4 Z * – Stabilität durch Energieumwandlung und Transformation rasch realisieren

4 Z ◊ – Stabilität durch Fixierung der vorhandenen Energie schnell erzielen

4 Z □ – Stabilität durch Abgrenzen schnell sichern
4 Z Δ – Stabilität durch besseres Verstehen der Situation rasch erzeugen

4 + ○ – Stabilität durch neue Energie langsam herbeiführen
4 + * – Stabilität durch eine Transformation (Erkennung der Ursache) langsam realisieren
4 + ◊ – Stabilität durch das Fixieren der vorhandenen Energie langsam erzielen
4 + □ – Stabilität durch Abgrenzen langsam erreichen und mehr Schutz sichern
4 + Δ – Stabilität durch besseres Verstehen der Situation langsam erleben

4 0 ○ – Stabilität durch vorhandene Energie beibehalten
4 0 * – Stabilität durch Energieumwandlung und Transformation der Situation verteidigen
4 0 ◊ – Stabilität durch Fixierung der vorhandenen Energie bewahren
4 0 □ – Stabilität beibehalten und den Schutz ausbauen
4 0 Δ – Stabilität durch Verstehen der Situation sichern

5 ist die Zahl des Jupiters, sie symbolisiert das Glück:

5 Z ○ – Glück durch neue Energie sofort finden
5 Z * – Glück durch Energieumwandlung und Transformation schnell aktivieren
5 Z ◊ – Glück durch Fixierung der vorhandenen Energie rasch auslösen
5 Z □ – Glück durch Abgrenzen sofort sichern

5 Z Δ – Glück durch besseres Verstehen der Situation schnell bringen

5 + ○ – Glück durch neue Energie langsam hervorrufen
5 + * – Glück durch eine Transformation (Erkennung der Ursache) langsam aktivieren
5 + ◊ – Glück durch Stabilität und Fixieren der vorhandenen Energie langsam auslösen
5 + □ – Glück durch Abgrenzen von anderen mehren und mehr Schutz langsam sichern
5 + Δ – Glück durch besseres Verstehen der Situation langsam herbeiführen

5 0 ○ – Glück durch vorhandene Energie bewahren
5 0 * – Glück durch Energieumwandlung und eigene Transformation der Seele behalten
5 0 ◊ – Glück durch Fixierung der vorhandenen Energie sichern
5 0 □ – Glück beibehalten und den Schutz ausbauen
5 0 Δ – Glück durch Verstehen der Situation wahrnehmen und konservieren

6 ist die Zahl der Venus, sie symbolisiert die Liebe:

6 Z ○ – Liebe durch neue Energie sofort entfachen
6 Z * – Liebe durch Energieumwandlung und Transformation schnell vermehren
6 Z ◊ – Liebe durch Fixierung der vorhandenen Energie rasch auslösen
6 Z □ – Liebe durch Abgrenzen von anderen sofort sichern

6 Z Δ – Liebe durch besseres Verstehen der Situation schnell hervorrufen

6 + ○ – Liebe durch neue Energie langsam erwecken
6 + * – Liebe durch eine Transformation (Erkennen der Ursache) langsam aktivieren
6 + ◊ – Liebe durch Stabilität und Fixieren der vorhandenen Energie langsam auslösen
6 + ◽ – Liebe durch Abgrenzen von anderen langsam wachsen lassen und mehr Schutz sichern
6 + Δ – Liebe durch besseres Verstehen der Situation langsam hervorrufen

6 0 ○ – Liebe durch vorhandene Energie behalten und hüten
6 0 * – Liebe durch Energieumwandlung und Transformation der Seele beibehalten
6 0 ◊ – Liebe durch Fixierung der eigenen Energie behalten
6 0 ◽ – vorhandene Liebe und Schutz sichern
6 0 Δ – Liebe durch Verstehen der Situation bewahren

7 ist die Zahl des Saturns, sie symbolisiert Sicherheit und Finanzen:

7 Z ○ – Sicherheit und Finanzen durch neue Energie sofort stärken
7 Z * – Sicherheit und Finanzen durch Energieumwandlung und Transformation der eigenen Seele schnell aktivieren
7 Z ◊ – Sicherheit und Finanzen durch Fixierung der vorhandenen Energie rasch steigern

7 Z □ – Sicherheit und Finanzen durch Abgrenzen von anderen sofort sichern

7 Z Δ – Sicherheit und Finanzen durch besseres Verstehen der Situation schnell bringen

7 + ○ – Sicherheit und Finanzen durch neue Energie langsam konsolidieren

7 + * – Sicherheit und Finanzen durch eine Transformation (Erkennen der Ursache) langsam kräftigen

7 + ◊ – Sicherheit und Finanzen durch Stabilität und Fixieren der vorhandenen Energie langsam wachsen lassen

7 + □ – Sicherheit und Finanzen durch Abgrenzen von anderen langsam schützen

7 + Δ – Sicherheit und Finanzen durch besseres Verstehen der Situation langsam forcieren

7 0 ○ – Sicherheit und Finanzen durch vorhandene Energie behalten

7 0 * – Sicherheit und Finanzen durch Energieumwandlung und Transformation der Seele bewahren

7 0 ◊ – Sicherheit und Finanzen durch Fixierung der vorhandenen Energie beibehalten

7 0 □ – Sicherheit und Finanzen unverändert behalten und den Schutz ausbauen

7 0 Δ – Sicherheit und Finanzen durch Verstehen der Situation absichern

8 ist die Zahl des Uranus, sie symbolisiert die Familie:

8 Z ○ – Familienleben durch neue Energie sofort fördern
8 Z * – Familienleben durch Energieumwandlung und Transformation der eigenen Seele schnell verbessern
8 Z ◊ – Familie durch Fixierung der vorhandenen Energie schnell absichern
8 Z ▫ – Familie durch Abgrenzen von Stress sofort stärken
8 Z Δ – Familie durch besseres Verstehen der Situation schnell verstehen lernen

8 + ○ – Familie durch neue Energie allmählich verstehen lernen
8 + * – Familie durch eine Transformation (Erkennen der Ursache) langsam zu mehr Dynamik animieren
8 + ◊ – Familie durch Stabilität und Fixieren der vorhandenen Energie langsam absichern
8 + ▫ – Familie durch Abgrenzen von Stress nach und nach schützen
8 + Δ – Familie durch besseres Verstehen der Situation langsam stärken

8 0 ○ – Familie durch vorhandene Energie festhalten
8 0 * – Familienleben durch Energieumwandlung und Transformation stabilisieren
8 0 ◊ – Familie durch Fixierung der vorhandenen Energie absichern
8 0 ▫ – Familie schützen und absichern
8 0 Δ – Familie durch Verstehen der Situation aufklären

9 ist die Zahl des Neptuns, sie symbolisiert eine gute Kommunikation:

9 Z ○ – gute Kommunikation durch neue Energie sofort ankurbeln
9 Z * – gute Kommunikation durch Energieumwandlung und Transformation der eigenen Seele schnell aktivieren
9 Z ◊ – gute Kommunikation durch Fixierung der vorhandenen Energie rasch bewirken
9 Z □ – gute Kommunikation durch Abgrenzen zu anderen sofort sicherstellen
9 Z Δ – schnell für eine gute Kommunikation durch besseres Verstehen der Situation sorgen

9 + ○ – gute Kommunikation durch neue Energie allmählich bewirken
9 + * – gute Kommunikation durch eine Transformation (Erkennen der Ursache) langsam aktivieren
9 + ◊ – gute Kommunikation durch Stabilität und Fixieren der vorhandenen Energie allmählich erzeugen
9 + □ – gute Kommunikation durch Abgrenzen und mehr Schutz nach und nach sicherstellen
9 + Δ – gute Kommunikation durch besseres Verstehen der Situation langsam realisieren

9 0 ○ – gute Kommunikation durch vorhandene Energie beibehalten
9 0 * – gute Kommunikation durch Energieumwandlung und Transformation der Seele erschaffen und stabilisieren

9 0 ◊ – gute Kommunikation durch Fixierung der vorhandenen Energie stabilisieren
9 0 ▫ – gute Kommunikation schützen
9 0 Δ – gute Kommunikation durch Verstehen der Situation absichern

0 ist die Plutozahl, sie symbolisiert das eigene Karma und den Lebensplan:

0 Z ○ – das eigene Karma durch neue Energie sofort verstehen lernen
0 Z * – das eigene Karma durch Energieumwandlung und Transformation der Seele schnell verbessern
0 Z ◊ – das eigene Karma durch Fixierung der vorhandenen Energie rasch absichern
0 Z ▫ – das eigene Karma durch Abgrenzen zu den anderen sofort sichern
0 Z Δ – das eigene Karma durch besseres Verstehen der Situation schnell verbessern

0 + ○ – das eigene Karma durch neue Energie langsam verstehen lernen
0 + * – das eigene Karma durch eine Transformation (Erkennung der Ursache) nach und nach verstehen lernen
0 + ◊ – das eigene Karma durch Stabilität und Fixieren der eigenen Seele allmählich verbessern
0 + ▫ – das eigene Karma durch Abgrenzen Schritt für Schritt sichern und verbessern
0 + Δ – das eigene Karma durch besseres Verstehen der Situation sukzessive entfalten und nutzen

0 0 ○ – das eigene Karma durch vorhandene Energie verankern und unverändert lassen
0 0 * – das eigene Karma durch Energieumwandlung und Transformation der Seele verstehen lernen
0 0 ◊ – das eigene Karma durch Fixierung der vorhandenen Energie unverändert beibehalten
0 0 □ – das eigene Karma verstehen lernen und den Schutz bewahren
0 0 Δ – das eigene Karma durch Verstehen der Situation verbessern

Und nun habe ich noch eine Frage an Sie: Was ist das Gemeinsame von Schuh und Bleistift? Beide hinterlassen Spuren. Wenn Sie die Antwort nicht kannten, sind Sie psychisch stabil. Sollten Sie an die Spuren gedacht haben, brauchen Sie mehr Schutz für Ihre Psyche. Den schnellsten Schutz verleiht kosmische Geometrie, die mit geometrischen Formen arbeitet. Malen Sie ein Dreieck auf einen Zettel. In die Mitte des Dreiecks zeichnen Sie ein Pluszeichen. Das Kreuz sitzt sozusagen im Dreieck. Tragen Sie den Zettel immer mit sich, z.B. in einer Tasche. Das schützt Ihre Psyche vor Unstimmigkeiten.

Heilen mit den Zahlen des Planetencodes®

Ich habe sehr viel Wissen von meiner Familie vermittelt bekommen und arbeite seit fast 30 Jahren im Bereich Geistheilen und Magie mit dem Planetencode® und der Numerologie. Dafür bin ich sehr dankbar, denn hier kann ich viele Menschen erreichen und ihnen helfen, das eigene Leben und das Leben ihrer Angehörigen positiv zu verändern. Die Welt schön zu gestalten ist mein Lebensthema. Die Erde zu einem besseren Ort zu machen und seinen Beitrag dazu leisten kann jeder für sich allein oder in einer Gemeinschaft. Wichtig ist, dass wir nicht passiv sind, sondern handeln. Ich möchte Sie einige schamanische praktische Vorgänge lehren, die Sie sofort in Ihr Leben integrieren können. Manche basieren auf dem alten Wissen, andere können quantenphysisch erklärt werden.

Wir leben in einer Welt, die oft unerklärbar erscheint. Sehen Sie sich nur um. Jeder von uns hat seinen eigenen Lebensplan und sein eigenes Zeitgefühl. Doch funktioniert diese Welt, weil sie eine Matrix besitzt. Alles ist miteinander verbunden. Erst wenn wir etwas älter werden, begreifen wir die Tatsachen und schreiben unsere Geschichte neu – wir fokussieren uns ins Hier und Jetzt. Jede Veränderung beginnt nämlich in Ihrem Ich, dem inneren Kind.

Das ist bei uns allen so. Wenn wir die neue Welt in uns erkennen, gehen einige Dogmen und alte Muster verloren. Die alte Realität bricht zusammen, wir fangen an zu begreifen, was die wichtigsten Dinge auf Erden sind und was wirklich etwas wert ist. So entsteht die neue schöne Realität im Dasein.

Dabei ist der Planetencode® ein wichtiges Thema, dem ich mich seit Langem widme. Seine Berechnung beruht auf dem alten geheimen numerologischen System. Anhand des korrekten Geburtsdatums eines Menschen werden die Planeten errechnet. So sieht man seine Lebensziele und Themen. Bei der Fernheilung nutzt man den Planetencode®, um mit den zugeordneten Zahlen neue Impulse zu tanken, die heilen können. Wie das genau funktioniert, erkläre ich nun.

Die wichtigsten Planeten unseres Sonnensystems im schamanischen Sinn sind:

- 1 Sonne
- 2 Mond
- 3 Mars
- 4 Merkur
- 5 Jupiter
- 6 Venus
- 7 Saturn
- 8 Uranus
- 9 Neptun
- 0 Pluto

Diesen werden die Zahlen unseres Geburtsdatums zugeordnet. Das heißt, jede Zahl, die im Geburtsdatum vorkommt, stellt einen Planetenimpuls dar und gleichzeitig ein Thema. Die Planeten stehen jedoch auch mit unseren Organen in Verbindung. Dadurch kann man Zahlenkombinationen zusammenstellen, die diese als sogenannte Codes der Organe unterstützen. Jedem Planeten sind eine Zahl und eine Periodenzahl zugeordnet, wobei zu beachten ist, dass die karmische Periode aus dem schamanischen Bereich überliefert ist und von der astrologischen Periode abweicht. Sehen Sie hier die tabellarische Zusammenstellung für die Errechnung der Codes:

Zahl	Planet	Periodenzahl	Organ/Körperteil
1	Sonne	11	Blase
2	Mond	19	Dickdarm
3	Mars	15	Magen, Bauchspeicheldrüse, Nerven, Immunsystem
4	Merkur	17	Dünndarm
5	Jupiter	12	Milz

Zahl	Planet	Periodenzahl	Organ/Körperteil
6	Venus	8	Nieren, Haut
7	Saturn	29	Herz, Knochen, Bänder, Muskeln, Arterien, Venen, Lymphe, Hormone, Gelenke
8	Uranus	84	Leber
9	Neptun	13	Lunge, Kopf, Hals, Nase, Ohren, Psyche
0	Pluto	32	Galle

Zahl 1 SONNE

Die Sonne symbolisiert Tatkraft, ihr Einfluss macht vital. Die Sonne hat eine direkte Verbindung zur Blase.

Zahl 2 MOND

Der Mond bringt rhythmische Entwicklung in unser Dasein. Er ist für den Dickdarm verantwortlich.

Zahl 3 MARS

Der Mars sorgt für Kraft. Er kann das Immunsystem, den Magen, die Bauchspeicheldrüse sowie die Nerven beeinflussen.

Zahl 4 MERKUR

Der Merkur ist ein Gefühlsplanet. Er hat männliche und weibliche Prinzipien gleichzeitig in sich und steht für den Dünndarm.

Zahl 5 JUPITER

Der Jupiter ist ein männlicher Planet und verleiht Umsetzungskraft. Er steht für die Milz.

Zahl 6 VENUS

Die Venus regiert die weibliche Seite unserer Psyche und steht für Nieren und Haut.

Zahl 7 SATURN

Der Saturn ist ein karmischer Planet. Er steht in Verbindung zu mehreren Organen: Herz, Knochen, Bänder, Muskeln, Arterien, Venen, Lymphe, Hormone und Gelenke. Er bringt neue Struktur und Stabilität.

Zahl 8 URANUS

Der Uranus ist ein karmischer Planet der Ordnung. Er ist mit der Leber verbunden.

Zahl 9 NEPTUN

Der Neptun ist ein mystischer Planet. Er ist mit der Lunge, dem Kopf, dem Hals-Nasen-Ohren-Bereich sowie der Psyche verbunden.

Zahl 0 PLUTO

Der Pluto ist ein karmischer Planet und regiert die Galle. Er bringt Wandel und Transformation ins Leben.

Zur Stärkung schwacher Organe erstellen Sie mithilfe der Tabelle eine Zahlkombination nach folgendem Muster:

Die erste Zahl ist die Organzahl (Organ selbst).

Die zweite Zahl ist die Zahl des zugeordneten Planeten. Die ersten beiden Zahlen des Codes sind immer dieselben, da beiden dieselbe Zahl zugeordnet wird.

Die dritte Zahl ist die Summe aus beiden Zahlen. Notieren Sie sie.

Die vierte Zahl ist die Periodenzahl des Planeten, die Sie der Tabelle entnehmen. Schreiben Sie diese Zahl auf.

Die beiden letzten Zahlen sind das Geburtsjahr ohne Jahrhundert. Für 1980 ist das also 80, und für 1970 schreiben Sie 70 dazu.

Auf diese Weise erhält man eine komplette Zahlenkombination.

Ein Beispiel:

Sie haben häufig Magenschmerzen. Die erste Zahl ist demnach die 3.

Der Planet, der zugeordnet ist, ist der Mars. Er hat ebenfalls die Zahl 3.

Es ergibt sich also 3 3.

Nun errechnen wir die dritte Zahl: 3 + 3 = 6

Also: 3 3 6

Die vorletzte Zahl ist die Periodenzahl von Mars, also 15.

Somit lautet die Kombination:

3 3 6 15

Schließlich kommt das Jahr dazu.

Ich bin im Jahr 1973 geboren, mein Code lautet demnach 3361573

Ein anderes Beispiel:

Sie wollen einen Code gegen Kopfschmerzen erstellen. Der Kopf ist dem Neptun zugeordnet und diesem die Zahl 9.

Die erste Zahl – die Organzahl – ist also die 9.

Die zweite Zahl ist ebenfalls die dem Neptun zugeordnete Zahl 9.

Die dritte Zahl ist die Summe dieser beiden Zahlen, also 9 + 9 = 18.

Es ergibt sich 9 9 18

Die vierte Zahl ist die Periode des Planeten. Diese lautet beim Neptun 13.

Nun haben wir 9 9 18 13.

Zuletzt schreiben wir das Geburtsjahr ohne Jahrhundert dazu. Für das Geburtsjahr 1982 wird 82 notiert. Somit erhalten wir den Code 99181382.

Diese Methode ist sehr einfach, wie Sie sehen. Sie stellen sich nun jedoch bestimmt die Frage: »Was mache ich mit dieser Zahl?« Die Antwort lautet: Manche schreiben diese Zahl auf einen Zettel und tragen sie so mit sich. Andere schreiben sich die Zahlen auf die Haut. Beides funktioniert. Wenn Sie jedoch mehrere Codes erstellen, würde ich Ihnen empfehlen, diese auf einen Zettel zu schreiben und auf ein eigenes Foto zu legen, so werden Energien der Planetenzahlen auf Ihre Aura übertragen. Für die Fernheilung benötigen Sie das Geburtsdatum der Person, die Sie heilen möchten, und gehen dann entsprechend vor.

Sie sehen: Zahlen sind wichtig im Leben. Die Zahl 137 halten sogar Physiker für ein Mysterium – sie regiert die Galaxien. Wenn man andere Lebensformen channeln will, sollte man sich diese Zahl vorstellen. Bei einer Fernheilung kann man die Zahl vor der Behandlung visualisieren.

WAS DIE FERNHEILUNG UNTERSTÜTZT

Stärkung der Aura

Wer energetisch arbeitet, muss sich selbst schützen und sollte deshalb ab und zu auch eine energetische Reinigung der Aura vornehmen. Nehmen Sie dazu eine Zwiebel, und teilen Sie sie quer in der Mitte, sodass Sie ihre Ringe sehen. Die Zwiebel muss nicht geschält werden. Legen Sie beide Hälften auf einen Teller, und stellen Sie diesen für drei Nächte in die Nähe Ihres Bettes, wenn Sie Ihre eigene Aura säubern möchten, oder an das Bett einer anderen Person, deren Aura gereinigt werden soll. Die Zwiebel ist wie eine Spirale aufgebaut und gilt bei Schamanen als eine Art Wirbel, der bioenergetische Energie unterstützt. Nach diesem Reinigungsritual sollten Sie die Zwiebel vergraben. Einige Schamanen gehen aber anders vor. Sie rollen mit der kompletten Zwiebel 15 Minuten lang am Körper des Patienten, lassen die Zwiebel dann eine Nacht lang liegen und graben sie danach ein. Bei der Fernheilung kann die Prozedur auch am Foto des oder der Kranken ausgeführt werden.

Man kann auch die Aura am Kopf schließen, damit man nicht angegriffen wird, wenn man sich draußen aufhält. Das bedeutet konkret, sich vor neidischen Energien und Menschen zu schützen und zu verhindern, dass über das Steißbein und über den Scheitel (oberhalb des Hinterkopfes) Energie entzogen wird. Diese zwei Punkte sind wie der 7. Halswirbel und der Nabel sogenannte »karmische Punkte«, an denen karmisch angedockt werden kann. Sie können allerdings verschlossen werden, und zwar so: Man führt oberhalb des Kopfes schnelle Bewegungen mit den Händen aus. Das kann man sowohl bei sich selbst machen, aber auch bei einer anderen Person, indem man ihr Foto nutzt. Man reibt die Hände (Handinnenfläche an Handinnenfläche) aneinander und hebt dann beide Hände über den Kopf, ohne ihn mit den Händen zu berühren. Eine Hand befindet sich unter der anderen. Dann bewegt man eine Hand schnell nach vorne, während die andere nach hinten geführt wird. Das wiederholt man auf umgekehrte Weise und führt die Bewegungen mehrere Male aus. Die Aura ist nun geschlossen.

Die Aura sorgt für den Schutz unserer Lebensenergie vor anderen. Sie ist sozusagen ein spiritueller energetischer Schutzschild (Kokon). Anders ausgedrückt, bezeichnet das Wort »Aura« ein magisches Energiefeld, das unseren Körper umgibt. Dieses unsichtbare Energiefeld haben jedoch nicht nur Menschen, sondern auch Tiere, Pflanzen und sogar Steine sowie nicht lebende Dinge. Die Aura zeigt sich in den Farben des Regenbogens: Es sind alle Farben in ihr vorhanden. Manche Menschen erkennen bis zu 70 Schichten der Aura. Ich persönlich arbeite mit den vier Schichten, die als Hauptschichten gelten. Diese umhüllen uns wie eine zweite Haut. Wenn wir gereizt werden oder energetische Eingriffe erleben, wird die Aura angegriffen. Sie ist jedoch in der Lage, den Körper und die Seele zu schützen.

Durch Eingriffe von außen, aber auch durch unsere eigenen Emotionen, können im Aurafeld Energielöcher entstehen. Oft entstehen sie durch die sogenannten »Energiesauger«, die Energie aus unserer Aura abziehen und damit ihre eigene vermehren. Je stärker also Ihre Aura ist, desto besser ist das, weil sie Sie von solchen Saugern abschirmt. Aus diesem Grund ist es so wichtig, die Aura zu stärken. Dafür gibt es mehrere Übungen, die ich später noch beschreiben werde.

Worunter kann die Aura noch leiden? Da gibt es viele Möglichkeiten. Wer beispielsweise in der Lebensberatung tägig ist oder viel mit Kranken zu tun hat, muss besonders auf seine eigene Aura achten. Jeder kranke oder unglückliche Mensch schickt unbewusst saugende Ströme in unser Aurafeld. So bekommt er die für ihn dringend benötigte Energie. Durch diesen Energieaustausch kann ein Kranker schneller genesen. Pflegende Personen oder Therapeuten sollten daher ihre eigene Aura immer wieder ausbauen und stärken.

Wenn wir energetisch arbeiten, geben wir unsere eigene oder die universelle Energie an unser Gegenüber weiter. Dies ist experimentell nachweisbar: Messen Sie vor und nach der Behandlung die Körpertemperatur des Behandelten. Sie verändert sich. Die menschliche Haut reagiert mit rätselhaften Wärmezuwächsen auf Heilbehandlungen, sogar aus der Entfernung, durch Wände hindurch! Die Aura dehnt sich nach der Behandlung aus. Ich habe im Laufe meiner Heilstudien verschiedene Möglichkeiten genutzt, um diese Kräfte zu messen. So sieht man beispielweise durch die Bioresonanzmessung, dass sich die Energiewerte der behandelten Personen nach einem Heilvorgang in Richtung Norm bewegen. Dies bestätigt erneut, dass die Energie wirkt, ohne dass wir sie verstehen müssen.

Wenn Sie Ihrer Aura etwas Gutes tun wollen, empfehle ich Ihnen einige Vorgänge. Mit einer Reinigungsvisualisierung können Sie Erfolge anziehen. Der Vorgang ist sehr einfach. Schließen Sie die Augen, und stellen Sie sich vor, wie das Aurafeld Sie umhüllt. Atmen Sie tief ein und aus. Bei jedem Einatmen stellen Sie sich vor, dass Lebensenergie einfließt und Ihre Aura füllt. Beim Ausatmen sehen Sie, dass alles Negative ausgeatmet wird. Machen Sie diese Übung fünf Minuten lang täglich.

Wenn Sie die Aura einer anderen Person reinigen wollen, gehen Sie wie folgt vor: Ihr Gegenüber sollte sich bequem auf einen Stuhl setzen und die Wirbelsäule gerade halten. Fordern Sie die Person auf, ruhig ein- und auszuatmen. Sie soll versuchen, sich zu entspannen. Sagen Sie ihr, sie solle sich eine Wiese vorstellen und diesen Anblick genießen. Nun kommen Sie als Heiler ins Spiel. Visualisieren Sie das Kronenchakra Ihres Gegenübers oder Ihr höheres Selbst als leuchtende weiße Lichtkugel, direkt über Ihrem Kopf. Diese Kugel ist leicht und schwebt regelrecht in der Luft. Oberhalb Ihres eigenen Kopfes stellen Sie sich eine zweite Kugel vor. Lassen Sie nun Ihre Kugel platzen und sich von dem Lichtregen reinigen, der aus der Kugel (dem höheren Selbst) herausströmt und nach und nach Ihre gesamte Aura erfüllt. Dieser Regen löst alles auf, was Sie nicht brauchen. Der Lichtregen endet von selbst. Ihr höheres Selbst weiß genau, wie lange Sie es brauchen. Danach sehen Sie sich in einer strahlenden weißen Aura. Nun können Sie visuell Ihre Hände auf den Kopf Ihres Gegenübers legen und diese Energie übertragen. Lassen Sie den »Regen« in die Person fließen. Anschließend bringen Sie deren Kugel gedanklich zum Platzen und »Abregnen«. Nach drei weiteren Minuten ist die Übertragung der Energie beendet.

Die nächste Möglichkeit, die Aura zu reinigen, ist das sogenannte »magnetische Abstreichen«. Auch dieses können wir für uns selbst oder andere durchführen. Stellen Sie sich dazu aufrecht hin und reiben Sie die Handflächen aneinander, bis sie kribbeln. So wird die Energie der Hände freigesetzt und die Hände werden magnetisch. Kämmen Sie mit den Händen nun Ihre eigene Aura oder visuell die Aura des oder der anderen durch. Dies zieht die unerwünschten Energien aus der Aura. Man fährt einfach in einer Entfernung von zehn Zentimetern über den eigenen Körper oder über das Foto des anderen. Schütteln Sie bitte nach jedem Strich Ihre Hände mit einer ruckartigen Bewegung von sich weg. Machen Sie die Übung vor einem gefüllten Wasserglas oder einer mit Wasser gefüllten Schale, sodass die Verschmutzungen ins Wasser fallen. Anschließend schütten Sie das Wasser weg.

Auch eine Räucherreinigung ist gut einzusetzen. Stellen Sie eine einfache Räucherung, bestehend aus Weihrauch, Salbei, Rosmarin und Lavendel im Verhältnis 1:1 her. Zerstoßen Sie alle Zutaten in einem Mörser, und füllen Sie das Ergebnis in ein Einweckglas. Geben Sie dazu noch etwas Salz (eine Prise ist ausreichend), und verschließen Sie das Glas. Eine Messerspitze dieser Räucherung reicht pro Reinigung völlig aus. Wenn Sie mit der Reinigung beginnen, geben Sie eine Messerspitze der Mischung auf die heiße Kohle, die Sie in ein feuerfestes Gefäß gefüllt haben. Stellen Sie dieses zwischen Ihre Füße, und lassen Sie den Rauch aufsteigen. Fächeln Sie ihn mit der Hand in Ihre eigene Aura. Auch verschiedene Gegenstände wie Schmuck, Bekleidung oder Bücher können so gereinigt werden. Beim Fernheilen visualisiert man den oder die zu Heilende und fächelt den Rauch in seine oder ihre Aura.

Da die Aura mit Sicherheit zu tun hat, ist die Erdung (Erdung bringt Sicherheit) eine beliebte Methode der Aurareinigung. Diese Übung kann jederzeit bei Stress, Nervosität oder mangelnder Bodenständigkeit durchgeführt werden. Wer an einem Tag mehrmals unter Stress geraten ist, macht sie an diesem Tag also mehrere Male. Achten Sie darauf, stets gut geerdet zu sein. Dazu stellen Sie sich aufrecht und gerade hin. Beugen Sie Ihre Knie leicht. Versuchen Sie, auch die Arme in Schulterhöhe anzuwinkeln, sodass sich Ihre Fingerspitzen vor der Brust treffen. Nun atmen Sie tief ein. Stellen Sie sich vor, Sie würden einen Berg, der vor Ihnen steht, mit der flachen Hand nach unten pressen. Atmen Sie dabei aus, und lassen Sie gedanklich Ihre Energieüberschüsse durch die Hände und Füße in die Erde strömen. Wiederholen Sie die Übung zehn Mal.

Wie bereits oben erwähnt, kann es passieren, dass Energielöcher im Aurafeld entstehen. Ein wichtiger Grund für die Entstehung dieser Energielöcher ist, dass man sich nicht genug liebt oder gar abwertet. Negative Gedanken und das Gefühl minderwertig zu sein, ziehen Mobbing an. All dies sind mögliche Ursachen für eine undichte Aura. Der beste Heiler in solchen Situationen sind wir selbst. Versuchen Sie deshalb, sich von Herzen zu lieben, dann schließen sich solche Löcher von allein.

Immer wieder wird auch darüber berichtet, dass sich in einer defekten Aura fremde Seelenanteile (Verstorbene oder Anteile lebender Menschen) befinden. Man spricht dann von Besetzung. Da uns dies schadet, sollten wir die Auralöcher schließen. Gut geeignet dafür sind Meditationen oder kreative Tätigkeiten.

Hier ist eine Übung, mit der Sie Energielöcher schnell heilen können: Suchen Sie sich einen ruhigen Platz in einem verdunkelten Zimmer. Lassen Sie eine Kerze brennen, und legen Sie sich auf den Rücken. Schließen Sie zunächst die Augen. Arme und Beine überkreuzen Sie bitte nicht. Visualisieren Sie nun, wie Sie mit dem dritten Auge von oben auf Ihren Körper blicken. Versuchen Sie, den Körper so genau wie möglich zu sehen. Anschließend richten Sie den Blick auf Ihre Aura, die Sie umgibt. Fixieren Sie das Bild. Nun stellen Sie sich vor, wie ein weißer Strahl aus purem Licht, der aus dem Universum kommt, auf die schwache Aura und all die schwachen Stellen der Aura trifft und sie langsam stärkt. Die Aura wird immer heller und heller. So können Löcher mit der Energie des Universums geschlossen werden. Ebenso verfahren Sie mit der Aura einer anderen Person im Falle der Fernheilung.

Da der Aura auch durch Meditationen geholfen werden kann, wieder ganz zu werden, möchte ich Ihnen hier einige vorstellen:

Stärkung der Aura durch eine Säule aus Licht

Begeben Sie sich an einen ruhigen Ort, an dem Sie ungestört sind. Am besten meditieren Sie allein im Zimmer. Setzen oder legen Sie sich bequem hin, schließen Sie Ihre Augen. Atmen Sie nun langsam und regelmäßig eine Minute lang ein und aus. Zählen Sie von 20 auf null herunter. Stellen Sie sich dann vor, dass Sie mit Ihrem dritten Auge – dem geistigen Sehorgan in der Stirn zwischen den physischen Augen – einen schönen Ort sehen, der Ihnen Wärme und Glück vermittelt. Das kann Ihr Lieblingsort sein. Machen Sie nun ein paar Schritte nach vorne, bewegen Sie sich auf diesen Ort zu. Gehen Sie hin. Spüren Sie, wie wohl Sie sich dort fühlen. Atmen Sie die Luft ein. Empfinden Sie die Frische. Fühlen Sie den Boden unter sich, riechen Sie, was Sie umgibt. Lassen Sie sich komplett fallen.

Stellen Sie sich nun vor, dass sich in der Mitte dieses Ortes eine Säule aus Licht befindet. Sie kommt vom Himmel herunter und berührt den Boden. Diese Säule gilt als das Zentrum des Selbst. Betrachten Sie diese Säule ganz genau. Sie sieht wie ein Zylinder aus. Sie ist hell. Treten Sie nun in die Lichtsäule ein. Öffnen Sie den Mund, breiten Sie die Arme aus, und lassen Sie das Licht in sich hinein. Fühlen Sie, wie Ihre Aura sich dadurch ausdehnt. Kämmen Sie nun die Aura mit gespreizten Fingern. Stellen Sie sich vor, dass sie aus Energiefäden besteht, aus Haaren reinen Lichts. Fahren Sie drei Minuten lang so fort. Danach stellen Sie sich vor, dass Sie nun endlich frei sind, alles Negative ist ausgekämmt. Auch diese Übung können Sie zur Fernheilung nutzen.

Stärkung der Aura durch das Programmieren des Bewusstseins

Diese Meditation lege ich jedem ans Herz, der Probleme mit Mitmenschen hat. Sie bringt mehr Schutz, Geborgenheit und aktiviert die Selbstheilung. Begeben Sie sich an einen ruhigen Ort. Legen oder setzen Sie sich hin und schließen Sie die Augen. Stellen Sie sich vor, dass Ihre Aura Sie als farbige Energie umgibt. Atmen Sie nun tief ein und aus, und fühlen Sie, wie die Aura sich mit jedem Ausatmen zusammenzieht. Konzentrieren Sie sich ganz auf das Ausatmen. Die Aura liegt nun fast direkt am Körper, sie ist wie eine zweite Haut, die eng anliegt. Konzentrieren Sie sich nun auf das Einatmen. Beim Einatmen zieht sie sich jetzt nicht mehr zusammen, sondern bläht sich weiter auf. Atmen Sie so lange Luft in Ihre Aura, bis sie die Form eines großen Ballons aus Licht angenommen hat. Versuchen Sie zu spüren, wie hart sie ist. Sie ist wie ein Schutzschild. Sagen Sie nun mehrfach laut »Ich bin durch positive

Energie geschützt. Meine Aura ist ein Schutzschild. Nur positive Energien dringen durch meinen Schutzschild ein«. Auch diesen Vorgang kann man beim Fernheilen nutzen, indem man sich die Aura eines anderen Menschen vorstellt.

Säuberung der Aura durch eine Reinigungsmeditation
Begeben Sie sich an einen ruhigen Ort. Legen oder setzen Sie sich hin und schließen Sie Ihre Augen. Stellen Sie sich vor, wie stark Ihre Aura Sie schützt. Sie ist wie ein Kokon um Sie herum und schützt den Körper und die Seele vor negativen Einflüssen. Visualisieren Sie, dass Sie unter einer Dusche stehen. Das Wasser ist ein leuchtendes Licht, das Ihre Aura reinigt. Das Licht dringt tief ein und macht die Aura heller. Durch Ihre Füße tritt verunreinigtes Wasser aus und Sie werden immer weiter mit hellem Licht gefüllt. Öffnen Sie schließlich die Augen und genießen Sie den Tag. Auch diese Meditation kann zum Fernheilen genutzt werden. Dabei stellen Sie sich vor, wie der oder die andere unter der Lichtdusche steht.

Den Körper behandeln

Geistheilen und Fernheilen funktionieren aus der Entfernung wunderbar. Doch sollte man lernen, Fernbehandlungen und körperliche Behandlungen miteinander zu kombinieren. Wenn der Körper sich klar und deutlich meldet, wurde die Seele übersehen. Sie wird durch die Fernheilung behandelt. Der aus der Balance geratene Körper selbst sollte jedoch parallel behandelt werden. Deshalb gebe ich Ihnen nun gerne einige Tipps aus meiner Praxis, die ich meinen Patienten anrate. Wenn im Leben energetisch etwas schiefgelaufen ist, reagiert der Körper mit bestimmten Zeichen wie Übersäuerung, Schmerzen oder Gewichtszunahme. Man kann diese Leiden direkt über den Körper behandeln und parallel dazu eine energetische Behandlung fortsetzen. Im Folgenden liste ich mögliche körperliche Beschwerden von A bis Z auf und gebe Ihnen Tipps dazu.

Augenschule

Es gibt im schamanischen Bereich eine Augenübung, die als »mobile Augen« bezeichnet wird. Bewegen Sie Ihre Augen nach links, und drehen Sie währenddessen den Kopf nach rechts. Danach bewegen Sie Ihre Augen nach rechts und Ihren Kopf nach links. Machen Sie das fünf Minuten lang. Die Übung korrigiert den Hals, die obere Wirbelsäule, entspannt die Schulterpartie und stärkt das Augenlicht.

Blutdruck und grüner Tee

In Asien wird der aus der Teepflanze Camellia sinensis gewonnene Aufguss seit Jahrtausenden als Genuss- und Heilmittel getrunken. Das grüne Kraut wird nicht oxidiert (fälschlich spricht man oft von Fermentation), sondern bleibt nahezu naturbelassen. Je nach Qualität und Herstellungsland werden die Teeblätter nach dem Ernten luftgetrocknet oder vor dem Trocknen für kurze Zeit mit Dampf behandelt. Einige Sorten werden auch angeröstet. Bei diesem Verfahren behalten die Blätter nicht nur ihre grüne Farbe, sondern auch die wertvollen Inhaltsstoffe, die grünen Tee zu einem beliebten aromatischen Getränk mit vielerlei Heileigenschaften machen. Seine Inhaltsstoffe empfehlen ihn als vorbeugendes Mittel gegen Karies und Bakterien, hohen Blutdruck, Arteriosklerose und Krebs. Zudem wirkt der Tee belebend und steigert die Konzentrationsfähigkeit. Zur Steigerung des Wohlbefindens und zur Stabilisierung des Blutdrucks empfehle ich, zwei Minuten pro Tag Kniebeugen zu machen, je schneller desto besser, besonders vor dem Frühstück.

Bursitis (Schleimbeutelentzündung)

Auch gegen dieses Leiden ist ein Kraut gewachsen: die Lorbeere. Übergießen Sie 1 EL zerkleinerte getrocknete Lorbeerblätter mit 300 ml kaltem Wasser. Kochen Sie die Mischung auf und lassen Sie sie fünf Minuten lang kochen, bevor Sie sie in eine Thermoskanne geben. Lassen Sie die Flüssigkeit zwölf Stunden ziehen, am besten über Nacht. Seihen Sie den Tee dann ab und trinken Sie die Menge über den Tag verteilt. Das machen Sie eine Woche lang. Danach legen Sie eine Woche Pause ein und wiederholen die Kur anschließend. Fahren Sie mit der Prozedur so lange fort, bis das Leiden verschwunden ist, jeweils mit der Pause von einer Woche. Meistens dauert die komplette Kur zwei Monate. Schon nach dem zweiten Durchgang werden Sie jedoch merken, dass die Bursitis langsam vergeht. Zudem verbessert sich das Wohlbefinden, denn aus dem Körper werden alle Ablagerungen, Toxine und Salze herausgeschwemmt. Gelenkschmerzen lassen ebenfalls nach.

Depression

Rosenöl hat eine starke Heilwirkung. Es ist in seiner chemischen Struktur sehr komplex. Man hat bereits über 400 Inhaltsstoffe gefunden, die unter anderem entzündungshemmende Eigenschaften aufweisen. Auf der seelischen Ebene harmonisiert das Öl, beruhigt die Nerven und hilft bei Depressionen. Wegen seiner beruhigenden Eigenschaften stellt Rosenöl zudem die ideale Grundlage für die Hautpflege dar. Als Nebenprodukt der Destillation entsteht Rosenwasser. Es reinigt die Haut, wirkt straffend und entfaltet bei Pickeln eine antiseptische Wirkung. Für ein entspannendes Bad träufeln Sie drei Tropfen Rosenöl in 50 ml Sahne und geben die Mischung ins Badewasser. Bei nervösen Herzbeschwerden können Sie täglich einen Tropfen Rosenöl in die Herzgegend einmassieren. Der Extrakt der Rose hat einen besänftigenden Einfluss auf das gesamte Nervensystem. Er harmonisiert und hilft bei nervösen Unruhezuständen. Rosenöl gilt zudem als wirkungsvolles Aphrodisiakum. Es unterstreicht die Weiblichkeit und übt eine erotisierende Wirkung auf die Seele aus. In der Schwangerschaft sollte man auf Anwendungen mit Rosenöl allerdings verzichten.

Erkältung

Bei jeder Erkältung sollten Sie ein Glas Granatapfelsaft täglich trinken. Dieser Saft enthält Fermente, die die Produktion von Elektrolyten verstärken. Auch nach einer Grippe sollte man zwei Wochen lang den Granatapfelsaft zu sich nehmen.

Wenn Sie all Ihre Meridiane (Energiebahnen) aktivieren wollen, machen Sie eine Scheibenwischerbewegung mit den Armen und mit den Beinen.

Gesichtshaut

Um die Gesichtshaut zu verbessern, empfehle ich Natron und Rasierschaum. In eine Handvoll Rasierschaum gibt man ½ TL Natronpulver, mischt alles zusammen und trägt die Maske für eine Minute auf die Haut auf. Danach wäscht man das Gesicht mit lauwarmem Wasser.

Pigmentflecken kommen sehr häufig vor. Auch hiergegen kann man etwas tun. Hacken Sie einen Bund frische Petersilie klein. Geben Sie 250 ml heißes Wasser dazu und lassen

Sie den Sud eine Stunde lang stehen. Fügen Sie danach 1 EL Vollmilch zu und waschen Sie Ihr Gesicht vor dem Schlafengehen mit dieser Flüssigkeit.

Sie können Ihr Gesicht auch straffen. Nehmen Sie dazu einen Teelöffel in den Mund. Den Griff haben Sie zwischen den Lippen. Bewegen Sie den Löffel zehn Minuten täglich nach oben und nach unten.

Haare

Manche Menschen leiden, wenn sie ergrauen. Gegen graue Haare hilft folgendes Rezept: Sie brauchen 250 ml heißes Wasser, 1 EL Gewürznelkenpulver, die Schalen von zwei Zwiebeln, 2 TL Schwarztee. Kochen Sie die Mischung zehn Minuten lang und lassen Sie sie dann 15 Minuten abkühlen. Tragen Sie diese Flüssigkeit täglich auf die Haarwurzeln auf und lassen Sie Ihre Haare danach einfach trocknen.

Gegen graue Haare können Sie auch Folgendes tun: Kochen Sie 200 ml heißes Wasser mit 1 EL Nelkengewürz, 3 Lorbeerblättern und 1 EL löslichem Kaffee fünf Minuten lang. Lassen Sie die Flüssigkeit danach abkühlen und tragen Sie sie auf Ihre Haare für zwei Stunden auf. Sollten sie dann noch nicht trocken sein, trocknen Sie sie mit einem Tuch. Wiederholen Sie den Vorgang einmal wöchentlich.

Hämorrhoiden

Es gibt auch einige Tabuthemen, die oft gar nicht gerne angesprochen werden, wie z.B. Potenzprobleme oder Hämorrhoiden. Viele schämen sich, diese Leiden zu benennen, doch es leidet ein Drittel der Menschheit darunter. Daher muss man sich nicht schämen, solche Themen mit dem Arzt zu besprechen. Sie können aber auch folgendes Rezept ausprobieren:

Nehmen Sie zwölf kleine Kartoffeln (in der Größe eines Eis) und waschen sie. Reiben Sie eine Kartoffel klein und geben Sie sie auf eine Binde oder Mull. Setzen Sie sich mit nacktem Po für 15 Minuten darauf. Danach nehmen Sie die zweite Kartoffel, reiben sie und wiederholen die Prozedur, bis alle Kartoffeln aufgebraucht sind. Dies dauert drei Stunden. Die gesamte Therapie umfasst die folgenden elf Tage. Sollten die Probleme andauern, wiederholen Sie den Vorgang.

Alternativ können Sie Geranienblätter nutzen. Sie werden zu einem Röllchen gedreht und vor dem Schlafengehen in den After eingeführt. Wiederholen Sie die Prozedur sieben Tage lang.

Herpes

Hier hilft der Saft des Geld- oder Pfennigbaumes, den man im deutschen Raum kennt. Man trägt einige Tropfen des Safts der Pflanze auf die betroffene Stelle auf.

Krämpfe

Haben Sie möglicherweise ab und an Krämpfe in den Beinen? Schamanen sind diesbezüglich der Meinung, dass dahinter nicht nur ein körperliches Leiden steckt, sondern die Verbindung zu Mutter Erde gestört ist. Bei Krämpfen sollte man die Wade entweder direkt massieren und die Zehen hochziehen oder aber geistig Energie in die Wade senden. Dabei muss man sich bei der Fernheilung vorstellen, dass der Fuß des oder der Betroffenen hochgezogen wird.

Krebs

Der Nobelpreisträger Otto Warburg vertrat in den 1920er Jahren die These, dass die Ursache für Krebs ein Mangel an

Sauerstoff ist, was den Körper sauer macht. Er fand heraus, dass Krebszellen anaerob sind und daher bei viel Sauerstoff im Blut nicht überleben können. Alle normalen Zellen brauchen dagegen Sauerstoff. Wenn man eine normale Zelle vom Sauerstoff abklemmt, und zwar nur für 35% weniger Sauerstoff, kann sie innerhalb 48 Stunden zu einer Krebszelle mutieren. Achten Sie daher auf die pH-Werte Ihres Blutes.

Mit diesem Mittel kann man den pH-Wert steuern. Sie brauchen:

⅓ TL Natron, 2 EL frischen Zitronensaft zum Ablöschen oder 2 EL Apfelessig sowie 250 ml Wasser.

Mischen Sie das Natron und die Säure zusammen und lassen sie beides eine Minute lang reagieren. Geben Sie Wasser dazu. Nehmen Sie das Getränk dann zu sich.

Achten Sie zudem auf Ihre Speisen. Merken Sie sich: Alles Grüne wie Gemüse macht basisch. Fleisch, Kohlensäure und Reis sowie Nudeln machen dagegen sauer.

Leber

Unsere Leber meldet sich häufig, wenn wir etwas im Leben nicht verdauen. Für diesen Fall empfehle ich Ihnen von Herzen Kürbis. Kürbisgerichte reinigen die Leber schnell und zuverlässig. Essen Sie einen Monat lang täglich ein aus diesem Gemüse zubereitetes Gericht.

Auch das Trinken von Artischockensaft kann helfen.

Chinesen empfehlen, mit den Füßen zu arbeiten. Das aktiviert mindestens vier Meridiane. Setzen Sie sich und legen Sie einen Fuß auf das Knie des anderen Beines. Strecken Sie den Fuß wie im Ballett für fünf bis 15 Minuten. Machen Sie dasselbe mit dem anderen Fuß. Die große Zehe aktiviert Leber und Galle. Andere Zehen stehen für Magen und Bauchspeicheldrüse. Wenn beim Strecken Schmerzen auftreten, ist das ein Zeichen für Probleme.

Eingelegte Gurken helfen Leber und Verdauung ebenfalls. Wenn Sie diese selbst zubereiten wollen, brauchen Sie zwei Salatgurken (ungeschält), die Sie in drei Teile schneiden und in einen Topf legen. Geben Sie 2 l Wasser, 2 EL Salz, Gewürze sowie 1 Bündel Dill dazu. Lassen Sie die Gurken 12 Stunden ziehen und essen Sie sie als Beilage. Wenn Sie sie zum Bestandteil jeder Mahlzeit machen, wird Ihr Körper basisch.

Unsere Lymphe ist übrigens von Natur aus basisch. Wasser, das wir aus der Leitung trinken, macht den Körper jedoch sauer, daher empfiehlt es sich, basisches Wasser zu sich zu nehmen. Langsames Ausatmen macht ebenso basisch.

PMS

Gegen das Prämenstruelle Syndrom sowie bei Schwindel, Schnupfen, Husten und Magenschmerzen hilft Wodka mit Watte. Nehmen Sie ein Wattestück und geben Sie etwas Wodka darauf. Platzieren Sie die Watte in den Nabel und fixieren Sie sie mit einem Pflaster für 30 Minuten. Das wird zwei Mal am Tag gemacht.

Schilddrüsenfunktion überprüfen

Das können Sie mit einem Fieberthermometer machen. In der Früh nach dem Aufwachen messen Sie die Körpertemperatur in der Achsel (Basaltemperatur). Wenn sie zwischen 36,5° C und 36,8° C beträgt, dann arbeitet die Schilddrüse normal. Während des weiblichen Zyklus' schwankt die Körpertemperatur allerdings, bei einer Schwangerschaft ist sie höher. Sollte Ihre Temperatur konstant unter 36,5° C liegen, haben Sie womöglich eine Schilddrüsenunterfunktion. Wenn die Temperatur in der Regel höher als 36,8° C ist, liegt meistens eine Schilddrüsenüberfunktion oder eine Entzündung vor. Machen Sie den Test drei Tage hintereinander und konsultieren Sie gegebenenfalls Ihren Arzt.

Schmerzen

Sie haben Schmerzen im unteren Rückenbereich? Dann legen Sie sich auf den Rücken, stellen einen Fuß so auf den Boden, dass das Knie nach oben zeigt, und legen das andere Bein darüber. Sie überkreuzen somit die Beine. Heben Sie in dieser Position Ihre Pobacken für fünf Minuten nach oben, machen fünf Minuten Pause und wiederholen die Hebeübung.

Schuppen

Haben Sie Schuppen? Ich nutze seit Jahren kein Shampoo mehr, weil ich Schuppen hatte. Nun wasche ich meine Haare mit Senfpulver. Ich nehme 1 EL Senfpulver aus dem Reformhaus, gebe 3 l Wasser dazu und wasche meine Haare damit. Wichtig ist, das Senfwasser eine Minute lang gut einzumassieren. Schon nach kurzer Zeit werden Sie nicht nur saubere Haare haben, sondern sich auch über ihren Glanz wundern.

Stress

Gegen Stress kann man mit einer Jod-Tinktur ein Netz auf die Haut malen. Das hilft auch bei Schmerzen und Husten, es entspannt die Muskeln und verbessert die Durchblutung. Außerdem funktioniert die Tinktur bei Schilddrüsenproblemen und Knochenschmerzen, sie wärmt und verbessert die Kapillare, hilft bei Erkältungen und zaubert Ödeme weg. Wenn Sie müde Beine haben, können Sie dieses Rezept ebenfalls nutzen. Manche Heiler geben die Tinktur auf die

Akupunkturpunkte, ansonsten wird sie auf die Fersen aufgetragen. Besonders bei Venenleiden ist die Methode hilfreich. Wichtig ist, dass das Netz in der Größe eines Quadratzentimeters vier Mal pro Woche aufgetragen wird. Dasselbe können Sie auf den Knien machen. Beachten Sie, diese Maßnahme bei Schilddrüsenüberfunktion nicht anzuwenden.

Ich verwende oft Netze, die ich mit einem Ohrstäbchen und 5%iger Jodtinktur über Nacht auf meine Fersen male. So ein Gitter verbessert die Blutzirkulation, hebt die Laune und befreit von Depressionen. Besonders bei Stress und Kraftlosigkeit kann dieses Verfahren schnell helfen. Man kann diese Therapieform auch zur besseren Erdung nutzen, in diesem Fall dauert sie zwei bis drei Wochen. Die Methode erdet energetisch, weil Jod das Element Erde darstellt. Lassen Sie ein solches Netz über Nacht wirken und schauen Sie dann in der Früh Ihre Fersen an. Sollte das Jod noch genauso sichtbar sein wie am Vorabend, ist das nicht Ihr Verfahren, da Sie genug Jod im Körper haben. Sollte das Netz aber kaum mehr erkennbar sein, können Sie die Prozedur zehn Tage lang wiederholen.

Thymus(drüse)

Der Thymus gilt als Tresor für die Lebensenergie. Er ist ein lymphatisches Organ, das angeboren ist, sich später aber zurückentwickelt, bis es irgendwann praktisch verschwindet. Die Thymusdrüse ist wesentlich beim Aufbau des Immunsystems im Kindesalter und kann immer aktiviert werden. Die hier entwickelten T-Lymphozyten machen uns resistent gegen Infektionen. Man kann behaupten, dass diese Drüse die Verbindung zwischen Körper, Geist und Seele herstellt. Sie können Ihre Thymusdrüse durch Klopfen aktivieren. Klopfen Sie einige Male am Tag an den oberen Bereich des Brustbeins, hinter dem sich der Thymus befindet. Sprechen Sie mit dem Thymus Klartext: »Arbeite und diene mir.«

Übergewicht
Das ist die nächste Baustelle, die uns zeigt, dass energetische Boykottprogramme am Laufen sind. Um Gewicht zu reduzieren und den Bauch flach zu halten, können Sie folgende Übung ausführen: Legen Sie sich auf den Boden und strecken Sie Ihre Beine an die Wand für 20 Minuten täglich. Nach 30 Tagen werden Sie überrascht sein. Ihr Bauch wird flacher. Was sehr gut beim Abnehmen hilft, sind Eiweiße. Man nimmt direkt vor dem Zubettgehen zwei Eiweiße zu sich (roh oder gekocht bzw. gebraten). Für Vegetarier und Veganer ist diese Methode jedoch ungeeignet.

Ich habe selbst die Veranlagung zu einem höheren Gewicht, als es mir lieb ist, doch halte ich mein Normalgewicht durch solche Tricks. Stress bedeutet Fett auf den Rippen. Es ist jedoch nicht immer möglich, dem Alltagsstress zu entgehen. Stress macht uns sauer. Den Körper kann man jedoch entsäuern. Dass wir zunehmen, liegt meistens nicht am Essen, denn ehrlich gesagt spielt es kaum eine Rolle, was und wie viel Sie essen. Es liegt am sogenannten pH-Wert des Blutes. In China spricht man vom körperlichen Feuer. Haben wir genug Feuer in uns, verdauen wir alles schnell (auch den Stress). Das Blut wird basisch. Erlöscht aber unser inneres Feuer, nehmen wir zu. Unser Stoffwechsel ist dann verlangsamt. Ich selbst nehme schnell zu und ab. Was mir hilft, um die Balance zu halten, ist sehr einfach: Ich esse vor jeder warmen Mahlzeit einen Salat aus ½ Gurke, 4 EL grüne Bohnen, ½ Avocado, etwas scharfem Senf, einer Prise Ingwerpulver, Pfeffer und

Steinsalz (Himalaya). Den Salat kaue ich gut durch, er facht das innere Feuer an. So kann man bis zu sieben Kilo in einem Monat verlieren.

Sollte Ihnen das als zu schwierig erscheinen, gibt es eine Alternative mit einem Tee, den Sie vor dem Schlafengehen trinken. Sie brauchen einen Teebeutel Minztee, ¼ TL Zimtpulver, ¼ TL Ingwerpulver oder eine Scheibe frischen Ingwer und 2 EL frischen Zitronensaft. Übergießen Sie die Zutaten mit 200 ml heißem Wasser und lassen Sie den Tee fünf Minuten ziehen. Trinken Sie ihn schluckweise.

Sie können aber auch Artischockensaft trinken, und zwar zu den normalen Mahlzeiten drei Mal am Tag je 20 cl Saft vor oder nach dem Essen. Eine Kur dauert sechs Wochen und man nimmt einige Kilo ab. Übertreiben Sie es aber nicht. Diese Kur ist für schlanke Menschen nicht geeignet.

Vielen Wissenschaftlern zufolge könnten wir länger leben, wenn wir weniger essen würden. Je mehr man isst, desto größer ist die metabolische Belastung für den Körper und die Zahl der beschädigten Zellen im Gewebe wächst.

Es gibt noch eine Übung zum Abnehmen: Stellen Sie sich an eine Wand. Heben Sie Ihre beiden Arme hoch und verlagern Sie Ihr Gewicht auf die Fersen. Senken Sie Ihre Arme wieder und stellen Sie sich auf die Zehen. Wiederholen Sie das 100 Mal nacheinander.

Auch Quarktage sind eine Möglichkeit, überflüssige Pfunde loszuwerden. Quark gibt es in drei Fettstufen. Am besten zum Abnehmen eignet sich Magerquark. Er enthält mehr Eiweiß und weitaus weniger Kalorien als die Vollfettstufe. Essen Sie dreimal täglich in variationsreicher Zubereitung je eine Portion von 150 g. Verzichtet man auf sonstige Speisen, beträgt der tägliche Gewichtsverlust ½ bis 1 kg. Quark ist leicht bekömmlich und besitzt aufgrund seiner zahlreichen hochwertigen Eiweiße bei bestimmten Beschwerden wie Leber- und Gallenerkrankungen einen besonderen Stellenwert im Ernährungsplan. Durch seine Milchsäure beeinflusst er den Zellstoffwechsel günstig. Außerdem liefert er viele Vitamine, Mineralstoffe und Spurenelemente wie Kalzium. Als Auflage oder Wickel wirkt er durchblutungsfördernd. Da er der Haut neben den Mineralstoffen auch Fette zuführt, zählt Quark in der Naturkosmetik zu den wichtigsten feuchtigkeitsspendenden Trägern von Masken.

Verdauung stärken

Nehmen Sie ein Pflaster und legen Sie ein Buchweizenkorn darauf. Kleben Sie nun das Pflaster auf das untere Daumenglied und lassen es wirken.

Verspannungen

Noch ein Tipp gegen Verspannungen. Wir verspannen uns permanent. Irgendwann sind die Verspannungen so stark, dass wir Schmerzen oder einen Hexenschuss oder durch die Schonung des Körpers einen Buckel bekommen. Es gibt aber auch hier Abhilfe, die direkt über den Körper funktioniert. Machen Sie folgende Übung: Stellen Sie sich mit dem Rücken an eine Wand und heben Sie seitlich Ihre Arme nach oben, dann senken Sie sie wieder und wiederholen das zehn Mal. Wenn Sie diese Übung mehrmals am Tag machen, wird Ihr Rücken gerade. Wenn Sie laufen, versuchen Sie immer daran zu denken, dass Ihr Kopf gerade ist und Ihre Nase nach oben zeigt. Stellen Sie sich einfach vor, Sie haben ein Blatt Papier im Mund, das parallel zum Boden getragen werden soll.

Kontakt zur Wirbelsäule herstellen

Dieser Kontakt ist wichtig für Ihr Leben, weil die Wirbelsäule, in der sich wichtige Nervenenden befinden, Ihre Organe stützt. Legen Sie sich auf eine harte Unterlage auf den Boden, und entspannen Sie sich. Sprechen Sie Ihre Wirbelsäule direkt an: »Ich spüre dich, und du spürst mich.« Konzentrieren Sie sich auf die Kontaktpunkte der Wirbelsäule zum Boden. Das sind das Steißbein, der 7. Halswirbel und die Lende. Spüren Sie diese Punkte. Fragen Sie die Wirbelsäule nach Schwachpunkten. Wo sitzen Rückenschmerzen? Setzen Sie sich dann auf einen Hocker, und versuchen Sie, die Wirbelsäule gerade zu halten. Sagen Sie: »Bleibe gerade.«

Zähne

Sehr oft reagieren unsere Zähne auf negative Energien. Ich empfehle in solchen Fällen, Ölsaugen mit Kokosöl zu versuchen. Dazu nehmen Sie einen Schluck Öl in den Mund und saugen es fünf Minuten lang hin und her. Danach spucken Sie das Öl aus. Anschließend nehmen Sie eine ganze Gewürznelke in den Mund und kauen sie wiederum fünf Minuten lang. Auch diese spucken Sie danach aus.

Bei Zahnschmerzen können Sie auch eine Meditation machen. Führen Sie Ihre rechte Hand vor den Mund, und stellen Sie sich vor, dass verschiedene Blumen auf sie fallen. Atmen Sie tief ein und aus. Sie werden merken, dass die Schmerzen nachlassen.

Das Fernheilen ist gut und schön, doch in erster Linie sollte die Person, die Sie heilen wollen, ihren Körper ehren. Wenn es um eine Grippe oder einen anderen Virus geht, sollte das Blut gereinigt werden. Eine Grippe oder eine Erkältung können die Ursache für Erkrankungen der Herzarterien sein. Bei hoher Körpertemperatur wird das Blutsystem überlastet. Die schlimmste Nachwirkung ist eine Entzündung des Herzmuskels (Myokarditis). Bedenken Sie auch, dass jedes chemische Medikament Nebenwirkungen hat und schädliche Stoffe im Blut hinterlässt. Diese können Sie durch eine direkte Körperreinigung entfernen. Trotz ihrer unerwünschten Nebenwirkungen haben viele Medikamente jedoch auch zusätzliche Pluspunkte.

Beispiele:

- Betablocker, die gegen Probleme mit dem Herzen und bei Bluthochdruck eingesetzt werden, helfen auch bei Migräne.
- Augentropfen gegen ein Glaukom verstärken auch das Wachstum der Wimpern.
- Statine, die den Cholesterinspiegel senken, verbessern zusätzlich die Potenz bei Mann und Frau.
- Aspirin senkt nicht nur Fieber und verdünnt das Blut, sondern wirkt auch bei Depressionen und wird sogar präventiv gegen Krebs verwendet. Die langjährige Einnahme von Aspirin soll vor Magenkrebs schützen können.

Energetisch können Sie bei all diesen Leiden natürlich mittels Fernheilung unterstützend tätig werden.

Zur Förderung der Genesung können Sie auch dieses heilende Zeichen auf das Foto des oder der Kranken legen, das Sie weiter oben bereits kennengelernt haben:

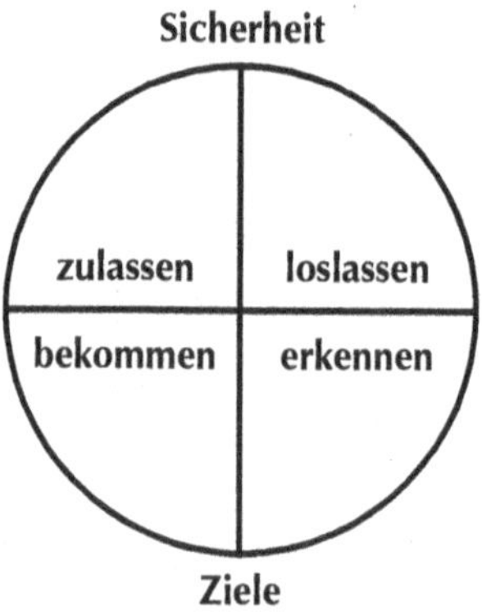

Am Ende dieses Abschnitts möchte ich Sie nun auffordern, diese Sätze zu vervollständigen:

Ich liebe (Namen) ____________, weil __________________

Ich liebe mich für ______________________________

Hilfe durch Krafttiere

Jeder Mensch hat seine eigenen Filter für Informationen von außen. Eine Fliege etwa sieht Schmutz und eine Biene Blumen und Pollen. Entscheiden Sie sich daher dafür, die schönen Dinge im Leben zu sehen. Ein Optimist sieht Pferdeäpfel und freut sich über das Pferd. Ein Pessimist sieht ein Zimmer voller Geschenke und stöhnt über den schrecklichen Tag, weil alles sortiert werden muss. Unsere Einstellung zur Außenwelt spielt eine große Rolle in unserem Leben. Genau sie entscheidet darüber, ob wir gesund oder krank sind. Wir müssen zudem nicht alles, was um uns herum geschieht, verstehen.

Wichtig ist, unsere Seele zu verstehen und ihr dabei zu helfen, den Körper gesund zu erhalten. Darauf basiert auch die Fernheilung, selbst wenn man sie nicht wissenschaftlich erklären kann.

Bevor wir zu den eigentlichen Krafttieren kommen, möchte ich an dieser Stelle mit Ihnen einen Test machen:

- Stellen Sie sich vor, Sie sind irgendein Tier.
- Stellen Sie sich als ein anderes Tier vor.
- Stellen Sie sich nun ein drittes Tier vor.

Erläuterung:

Das erste Tier steht für Ihren Wunsch, wie andere Sie sehen sollen.

Das zweite Tier steht für das, wie die anderen Sie tatsächlich sehen.

Das dritte Tier ist das, was Sie tatsächlich sind.

Haben Sie etwa einen Löwen, eine Antilope und einen Bär in dieser Reihenfolge gewählt? Sie wollen graziös, stark und mächtig aussehen (wie ein Löwe). Doch die anderen sehen Sie als schnell und schüchtern (wie eine Antilope). Was aber Ihr Wesen ausmacht, sind Stärke und Ausdauer (wie bei einem Bären).

Die Krafttiere aus dem Schamanismus dienen bei der Fernheilung als hervorragende Symbole, mit denen wir arbeiten können. Als Krafttiere bezeichnen Schamanen gute Geister, die uns begleiten. Jeder Mensch hat ein oder mehrere Krafttiere an seiner Seite. Sie geben uns Energie und Unterstützung im Alltag. Beim Fernheilen führt man dem oder der zu

Heilenden in der Vision ein Krafttier zu. Stellen Sie sich eine Woche lang vor, dass das entsprechende Tier zu Besuch kommt und die Kraft gibt, die zur Bewältigung des Problems nötig ist.

Hier sind einige Beispiele dafür, wofür die Krafttiere im Schamanismus stehen:

Der Adler steht für die intuitive Gabe.

Der Affe steht für Spaß und Veränderungen.

Die Amsel steht für Verzauberung und weiße Magie.

Die Antilope ist ein Tier, das ständig von Raubtieren gejagt wird und symbolisiert dadurch Vorsicht und Ungewissheit.

Der Bär ist ein starkes Tier. Er steht für die Urkraft, für Sensibilität, Gleichgewicht, Spiritualität und Intuition.

Der Biber ist ein Baukünstler. Deshalb symbolisiert er Erneuerung.

Die Biene steht für Gemeinschaft, Organisation, für Teamarbeit und das Feiern.

Der Büffel steht für Beständigkeit und Erdung.

Der Bulle steht für Reichtum und Wohltätigkeit.

Der Dachs hilft beim Harmonisieren.

Der Delfin ist eines der intelligentesten Tiere der Welt. Manche halten ihn für klüger als den Menschen. Er symbolisiert die Lebenskraft und unsere Seele.

Der Drache ist ein mystisches, märchenhaftes Tier. Das Wort »Drache« leitet sich vom griechischen Wort für »Schlange« ab. Dieses Krafttier wird verehrt. Ihm wird starke spirituelle Macht zugeschrieben.

Das Eichhörnchen symbolisiert Veränderung.

Eidechsen lieben die Wärme. Sie sind ein Symbol für die schattige Seite der Wirklichkeit.

Das Einhorn ist ein mystisches Tier mit einem einzigen Horn, dessen Körper dem eines Pferdes ähnelt. Es verkörpert die Magie.

Der Elch symbolisiert Freundschaft und Kooperation.

Der Erddrache steht für Kraft und Reichtümer.

Die Eule symbolisiert Weisheit, Weitsicht, Scharfblick und Lautlosigkeit.

Der Falke steht als Krafttier für das Erinnerungsvermögen.

Der Feuerdrache symbolisiert Energie. Er schenkt uns Vitalität.

Die Fledermaus lebt in Höhlen und symbolisiert Dunkelheit und Geheimnisse.

Der Frosch lehrt uns, zur Spiritualität zu finden.

Der Fuchs sagt uns, dass wir klug sein sollten.

Die Gans steht für Wachsamkeit und symbolisiert die Eltern. Die Gans hilft, unsere Partnerschaft, die Familie und den Freundeskreis zu verstehen.

Das geflügelte Pferd ist ein märchenhaftes Tier. Es steht symbolisch für die Inspiration.

Der Greif symbolisiert Vereinigung, Herrschaft und Kontrolle.

Der Hase ist Symbol für die Wahrnehmung, er lehrt uns, intuitive Botschaften zu verstehen.

Der Hirsch steht für große Kraft und Anteilnahme.

Die Hirschkuh lehrt uns, das Materielle als unwichtig zu empfinden.

Der Hund steht für Führung und Loyalität und symbolisiert den Schutz.

Das Kaninchen ist ein Krafttier, das für Ängste steht. Es lehrt uns zu fühlen, wann etwas nicht stimmt.

Die Katze steht für Wachsamkeit und Loslösung.

Der Kolibri wird mit Liebe und Freude assoziiert.
Der Kojote ist als Krafttier das Symbol des Egos.
Die Krähe lehrt uns, aus der Vergangenheit zu lernen.
Der Kranich symbolisiert Geheimnisse. Er steht für Geduld und Langlebigkeit.
Die Kuh steht für Mutterschaft und symbolisiert die Weiblichkeit.
Der Lachs steht für Inspiration und Verjüngung.
Der Luftdrache symbolisiert Inspiration und Vitalität.
Der Löwe ist ein Symbol der Macht. Er besitzt Weisheit und ein warmes Herz.
Der Luchs steht für das Lachen. Als Krafttier lehrt er uns, Freude zu finden.
Die Maus bringt uns bei, Details zu entdecken.
Die Natter steht für Heilung und Lebensenergie.
Der Marder symbolisiert Familie und Schutz.
Das Pferd lehrt uns zu kommunizieren und zu diskutieren.
Der Puma bringt uns Schnelligkeit bei.
Der Rabe steht für Heilung und Schutz.
Das Rentier symbolisiert Entlastung.
Die Schildkröte lehrt uns, uns selbst zu schützen.
Die Schlange ist die Künstlerin der Verwandlung.
Der Schmetterling steht für die Leichtigkeit der Verwandlung. Schamanen betrachten ihn als Beschützer von Mutter Natur.
Der Schwan ist ein eleganter Vogel und Symbol für unsere Träume.
Das Schwein steht für Großzügigkeit und Neuentdeckung.
Der Seehund symbolisiert Liebe und Sehnsucht.
Das Stachelschwein lehrt uns, das Leben locker zu nehmen.

Der Wal hilft uns, die Tiefen der Seele zu erkennen.
Der Wasserdrache steht für die Leidenschaft und bringt das Verborgene ans Licht.
Der Widder ist Symbol für Opfern und Durchbruch.
Das Wiesel symbolisiert das Zuhören.
Der Wolf steht für das Lernen und die Treue.
Der Zaunkönig zeigt uns den Weg zur Bescheidenheit.

Menschen leiden sehr oft an verschiedenen Dingen. Man kann sogar behaupten, wir leiden an allem. Hat man keinen Partner, dann leidet man an Einsamkeit. Haben wir aber einen, dann fehlt es uns an Freiheit. Haben wir keinen Job, leiden wir darunter. Haben wir allerdings einen Job, dann leiden wir an Überarbeitung. Haben wir kein Geld, leiden wir an Mangel. Haben wir viel Geld, leiden wir unter den Steuern und so weiter und so fort.

Viele Menschen geraten durch Stress unter Druck, und irgendwann droht der Schlaganfall. Dieser ist eine moderne Erkrankung. Man kann aus der Ferne Menschen, die gefährdet sind oder bereits einen Insult hatten, unterstützen. Ich bevorzuge dabei die Foto-Methode mit dem 3. Auge. Übrigens gibt es die Theorie, dass eine Falte auf dem Ohrläppchen auf ein Insult-Risiko hindeuten kann. Verstopfte Gehirnarterien könnten zu diesem Anzeichen führen.

Kraftorte aufsuchen

Nun möchte ich ein weiteres wichtiges Thema ansprechen – das Thema Kraftorte. Ein Kraftort ist ein spiritueller Ort oder »Ort der Kraft«. An einem solchen Ort strahlt die Erde eine besondere Kraft aus und stellt einen Durchgang zur spirituellen Welt dar. Sie können an einem Kraftort ein bestimmtes Problem analysieren oder den Kontakt zu Ihren Ahnen suchen. Überall auf der Welt gibt es Kraftorte. Diese Orte begünstigen den Kontakt zur Natur, weshalb Schamanen hier neue Kräfte schöpfen und in Kontakt mit den Wesen der Natur treten. Jeder Mensch kann diese Orte spüren, zum Beispiel durch Gänsehaut, Schüttelfrost oder Wärme. Wie schon der Name sagt, handelt es sich um Orte, die Kraft bringen. Aber welche Kraft steckt dahinter? Was macht Kraftorte so beliebt? Was ist ihre Besonderheit, die uns so anzieht? Derlei Fragen sind schwer zu beantworten, aber trotzdem versuche ich es. Kraftorte sind oft Plätze in der wilden Natur, es können aber auch Plätze in einer Stadt sein. Es sind besondere Orte, die Kraft ausstrahlen, Orte, in denen noch der Geist der Ahnen lebt. Diese Orte kann man zu bestimmten spirituellen Zwecken wie Heilungen (auch zum Fernheilen) nutzen. Schamanen bezeichnen diese Orte als »Mesto Boga«, was aus dem Sibirischen übersetzt so viel wie »Ort der Götter« heißt. Schamanen tanken dort Kraft und lassen sich inspirieren. Ein Kraftort ist also ein Ort, wo man Spiritualität spürt. Es ist ein Ort, den wir lieben.

Folgende Orte können Kraftorte sein:

- ein Wald
- ein Platz unter einem bestimmten Baum
- ein Weg
- ein Platz am Fluss
- ein Platz in den Bergen
- ein Platz zwischen zwei Flüssen
- ein Friedhof (eher selten)

- ein besonderes Zimmer oder Haus
- das Meer

Wie finden Sie Ihren persönlichen Kraftort? Es gibt Plätze, an denen wir uns von Anfang an sehr wohlfühlen. Man kann nach solch einem Ort in einer Meditation suchen. Auch ein Spaziergang durch einen Wald kann sehr hilfreich sein. Jeder Kraftort eignet sich natürlich zum Meditieren und zum Auftanken der Energien. Es ist ein Ort, der uns zu unserer goldenen Mitte bringt. Je öfter wir solche Orte besuchen, umso mehr Kraft und Informationen erhalten wir. Alles an diesem Ort spricht zu uns: Steine, Bäume, Tiere, das Gras oder auch der Wind. Sie erzählen Geschichten und offenbaren Geheimnisse. Seien Sie dankbar, und beschenken Sie Ihren Kraftort. Pflanzen Sie zum Beispiel ein Bäumchen oder eine Blume, oder legen Sie einen Edelstein ab. Halten Sie den Ort frei von Abfall. Hier können Sie die besten Fernheilungen Ihres Lebens machen!

Emotionen behandeln

Es gibt eigentlich keine guten oder schlechten Energien. Energie ist eine neutrale Materie. Negative und positive Energien entstehen durch Menschen und unsere Emotionen. Sie werden programmiert. Ihre Emotionen wirken auf Ihren Körper ein. Wut kann die Leber zerstören und die Galle beeinflussen. Stress macht das Herz krank. Enttäuschungen gefährden die Bauchspeicheldrüse. Kummer kann den Dickdarm schwächen und Angst die Nieren. Schreck geht auf die Blase … Bedenken Sie das. Ich möchte Ihnen nun ein paar energetische Tipps geben, die Ihnen helfen werden, Ihre Emotionen zu stabilisieren.

Als Erstes gibt es an unserem Handgelenk einen Punkt, der aktiviert werden kann. Legen Sie folgende drei Finger der rechten Hand auf Ihr linkes Handgelenk: Zeigefinger, Mittelfinger und Ringfinger. Die Finger sind untereinander platziert, angefangen von der Handfläche und zeigen in die Richtung des Ellbogens. Da, wo der untere Finger liegt, befindet sich der Energiepunkt der Psyche und des Darms. Drücken Sie beim Einatmen auf den Punkt und lassen Sie beim Ausatmen los, und wiederholen Sie das eine Minute lang. Sie drücken also bei jedem Einatmen und lassen beim Ausatmen los. Dieser Punkt aktiviert zudem die Verdauung und hilft unter anderem bei Blähungen. Nicht umsonst wird er auch »Punkt des Pupses« genannt.

Eine energetische Balance der Emotionen erreicht man auch durch die sogenannten Mudras. Das sind Fingerübungen, auch Fingeryoga genannt. Falten Sie dazu zunächst Ihre Hände wie bei einem Gebet, legen Sie die Finger einer Hand dann zwischen die Finger der anderen Hand und drücken nun Daumen an Daumen. Verharren Sie zehn Minuten lang so.

Unsere Emotionen entstehen durch den sogenannten karmischen Korridor. Man kann ihn sich als eine Art Kanal vorstellen. Um diesen Korridor sauber zu halten, empfehle ich, mit Salz zu arbeiten. Nehmen Sie eine Handvoll Salz in eine Faust und gehen Sie an einen Wasserhahn. Halten Sie die geschlossene Faust nun eine Minute lang unter fließendes Wasser und sagen Sie laut: »Das Negative vergeht, anstelle dessen kommen das Glück, Gesundheit und gute Emotionen in mein Leben.«

Emotionen sind das A und O in unserem Leben. Meine Großmutter sagte oft: »Wenn du essen willst – iss, wenn du trinken willst – trinke, du wirst ja nicht zwei Mal sterben können.« Sie hatte recht, denn wenn man Emotionen nicht auslebt, bleiben sie im Körper stecken und zerstören ihn nach und nach. Sie empfahl jedem, sich auch Zeit für sich selbst zu nehmen. Denn das beruhigt die Emotionen und sorgt für positive Energie. Jeder sollte sich Zeit für sich einräumen und sich etwas gönnen, um den eigenen Körper und die eigene Seele lieben zu lernen. An dieser Stelle möchte ich die geheimen Tipps meiner Großmutter an Sie weitergeben. Sie sind zeitlos, und ich habe sie längst in meinen Alltag integriert.

Um Zähne zeigen zu können, sollte man erst schöne Zähne haben. Deshalb empfahl sie bei Zahnproblemen und Zahnstein sowie bei Parodontose Folgendes: Nehmen Sie 40 g Walnussschalen, zerkleinern sie, und geben Sie sie mit einem Glas Wasser in einen Topf. Kochen Sie das Ganze 20 Minuten lang. Es entsteht eine braune Flüssigkeit. Putzen Sie Ihre Zähne mit diesem Wasser. Legen Sie Ihre Bürste einfach für einige Minuten in das Wasser, und putzen damit Ihre Zähne zwei Mal am Tag. Nach zwei Wochen werden Sie saubere Zähne haben und sie zeigen können. Das Wasser bewahren Sie im Kühlschrank auf. Zum Zähneputzen füllen Sie am Abend etwas davon für den kommenden Tag in ein kleines Glas.

Meine Oma liebte auch die sogenannte Klopftherapie, die heutzutage so populär geworden ist. Wer richtig durchatmen will, Bronchitis hat oder an anderen Lungenproblemen leidet, sollte diese Methode unbedingt ausprobieren. Der Vorgang wird drei Mal täglich über längere Zeit (bis zu vier Wochen) wiederholt. Sie brauchen nur ein paar Minuten pro Tag. Klopfen Sie sich sanft mit der Faust jeweils vier Mal pro Partie sehr schnell auf den Hals, danach auf die Brüste, dann zwischen die Brüste, schließlich auf die Lungengegend.

Wie bereits erwähnt, haben negative Emotionen Auswirkungen auf unseren Körper. Besonders betroffen sind Leber, Nieren und Arterien. Auch hier hatte meine Oma einen Tipp. Sie arbeitete gerne mit Kürbis. Dieser ist kalorienarm und kann auf den Körper und die Psyche heilend wirken. Dazu presst man einen oder mehrere Kürbisse zu Saft. Insgesamt braucht man drei Liter Kürbissaft, der mit einem Kilo Honig gemischt und für sechs Tage zum Gären in der Küche stehen gelassen wird. Danach kommt die Mischung in den Kühlschrank. Man nimmt dreimal täglich je 100 ml davon vor dem Essen zu sich.

Alternativ kann man auch Kürbis- oder Walnussöl verwenden. Hierfür mischt man 5 EL Öl mit 5 EL Zitronensaft und nimmt die Mischung ein. Sie beruhigt die Seele, verbessert die Haut und gibt Energie. Auch die Verdauung verbessert sich. Bei dieser Kur sollte man allerdings die erste Mahlzeit erst nach 12 Uhr zu sich nehmen.

Wie Sie wissen, kommuniziert unsere Seele mit der Verdauung, beide hängen eng miteinander zusammen. Man sagt nicht umsonst, dass uns etwas im Magen liegt, wenn wir etwas psychisch und emotionell nicht verarbeitet haben.

Emotionen können energetisch auch mithilfe dieser Methode behandelt werden: Nehmen Sie ein Blatt weißes Papier und bemalen es mit grüner Farbe. Grün steht für Belastung und Fremdenergie. Übermalen Sie das Papier nun blau. Diese Farbe steht für das Löschen der alten Muster. Lassen Sie die Farben austrocknen. Zum Schluss übermalen Sie das Papier mit weißer Farbe. Diese steht für die neue Heilenergie. Genauso können Sie natürlich auch in der Fernheilung vorgehen.

Es gibt zudem eine rituelle Abhilfe, die Sie ebenfalls sowohl für sich selbst als auch für ein Gegenüber beim Fernheilen nutzen können. Nehmen Sie eine Knoblauchzehe, die Sie nicht schälen, und stecken Sie eine neue Näh- oder Stecknadel hinein. Sagen Sie währenddessen diesen Satz: »Alles, was nicht zu mir gehört, vergeht, alles, was mir zusteht, kommt in mein Leben.«

Als Alternative können Sie auch ein Ritual mit einer Kerze machen. Zünden Sie eine beliebige Kerze an. Nehmen Sie nun ein Messer und »durchschneiden« Sie mit der Messerspitze mehrmals die Flamme. Sagen Sie wieder den oben stehenden Satz. Lassen Sie die Kerze vollständig abbrennen, werfen Sie die Kerzenreste weg und stecken Sie die Messerspitze in etwas Salz. Werfen Sie das Salz anschließend weg.

Einsamkeit verarbeiten

Viele Menschen sind krank. Ich halte keinen Menschen für komplett gesund. In unserer Matrix ist es für mich eher die Normalität, dass wir durch verschiedene Energien beeinträchtigt werden. Doch liegen Erkrankungen meistens in der Seele der Person. Und der Körper reagiert nach der Seele. Viele Menschen fühlen sich allein und einsam. Durch die energetische Beeinflussung bekommt der Betroffene eine stark negative Ausstrahlung, die andere Menschen buchstäblich von ihm wegschiebt. Entstehen kann solch ein böser Zauber durch einen Fluch, negative Gedanken oder Neid uns nicht wohlgesinnter Menschen. Die Auswirkungen solcher Energien sind variabel: Man kann über einen längeren Zeitraum niemanden kennenlernen, fühlt sich allein gelassen oder wird von anderen nicht verstanden und nicht beachtet. Dazu kommen noch Probleme mit Gleichgesinnten und Verwandten. Statistisch gesehen kennt man diese Erscheinung seit Hunderten von Jahren – und zwar weltweit. Doch bis vor noch gar nicht so langer Zeit beschäftigten sich ausschließlich Psychologen mit dem Einsamkeitssyndrom. Heute befassen sich auch Parapsychologen, Lebensberater und Esoteriker mit diesem immer aktueller werdenden Thema.

Das Problem besteht aus mehreren Komponenten, die nacheinander wie folgt zu lösen sind:

1. Selbstwertgefühl steigern und sich neue Ziele stecken
2. negativ verankerte Energie beseitigen
3. alte Muster verändern
4. Lebensfreude im Alltag finden und genießen

Wer ist am häufigsten betroffen? Es kann jeden von uns treffen. Sowohl Frauen als auch Männer kennen die Einsamkeit. Oft liegen folgende Sachverhalte vor (alte Muster):

- Man hat sich bis zum 16. Lebensjahr selten verliebt.
- Man wurde zu stark bemuttert.
- Die Ehen der Eltern oder Großeltern wurden geschieden.
- Zwischen dem 18. und 22. Lebensjahr zog man eher chaotische Partner an, mit denen man keine Ehe hätte eingehen können.
- Man erlebte Partner, die plötzlich aus der Beziehung verschwanden.
- Bis zum 30. Lebensjahr blieb man unverheiratet.

Aus psychologischer Sicht gibt es folgende Formen der Einsamkeit:

Eingebildete Einsamkeit

In das Leben eines solchen Menschen treten immer wieder viele neue Personen. Er hat einen sehr großen Bekanntenkreis, fühlt sich jedoch nicht immer verstanden. Er möchte allein bleiben, auch wenn er das Gegenteil behauptet. Solche Personen sagen häufig: »Ich bin noch nicht bereit«, »Mir geht es allein gut«, »Ich habe auch allein viel zu tun«, »Ich will mein Leben zuerst genießen« oder »Ich kann nicht«.

Psychische Einsamkeit

Aus der eingebildeten Einsamkeit kann die sogenannte psychische Einsamkeit entstehen. Dies ist das zweite Stadium der Einsamkeit. Der oder die Betroffene hat eine bestimmte Erwartung und sehnt sich nach einem Partner, den es real nicht geben kann. Er oder sie weiß genau, wie der Partner aussehen und sich verhalten soll, welche Qualitäten er haben muss und welche nicht. Er oder sie erwartet vom zukünftigen Begleiter komplette Opferbereitschaft. Typische Aussagen solcher Personen sind: »Er (oder sie) muss mich lieben«, »Er (oder sie) sollte meine Wünsche von meinen Lippen ablesen«, »Ich verdiene einen Prinzen (oder eine Prinzessin)«. Dabei sagt er (oder sie) über sich selbst: »Ich muss nichts.«

In einer Beratung musste ich einmal schmunzeln, als mir eine Patientin, die jahrelang allein gewesen war, die Frage stellte: »Wann kommt endlich mein Prinz auf dem weißen Pferd?« Sie meinte das ernst und wartete auf einen Menschen, der sie in erster Linie finanziell unterstützt. Meine Antwort darauf lautete: »Bist du eine Prinzessin? Wenn nicht, dann kommt kein Prinz auf dem weißen Pferd. Aber das Pferd kannst du haben.«

Aggressive Einsamkeit

Mit der Zeit wird man immer unglücklicher und einsamer. Man ist nicht mehr in der Lage, sich mit anderen Personen auszutauschen. Man wird aggressiv und sagt immer wieder: »Ich bin so arm und unglücklich, weil mich andere unglücklich machen«, »Mich will niemand verstehen« oder auch »Ich bin eine einsame Seele«. Wer ist daran schuld? Wir gestalten unser Leben selbst, und wir haben es in der Hand! Fangen Sie an zu leben, gehen Sie raus und warten Sie bloß nicht auf jemanden, der an Ihrer Tür anklopft. In solchen Fällen sage ich nur: »Wenn Sie erwarten, dass der Partner zu Ihnen nach Hause kommt, wird es höchstens der Postbote sein.« Eine Dame erwiderte einmal auf diesen Satz: »Ich habe eine Postbotin, ich bin verloren.« Manche Menschen sagen auch: »Alle Frauen (Männer) sind ...« oder »Alle Menschen sind ...« Diese Menschen wissen sich nicht mehr zu benehmen und verhalten sich trotzig wie ein Kind.

Energetische, informative Einsamkeit

Diese Form entsteht durch Flüche, negative Energien und negative Gedankenmuster sowie durch negatives Karma. Meist liegen Ursachen wie Magie, Schicksalsschläge sowie Verrat oder Erziehungsfehler der Eltern vor. Solche Menschen können den Prinzen nicht finden, da es ihn nicht gibt. Diese Art der Einsamkeit ist meistens schon ab dem 15. Lebensjahr zu erkennen, sie kann jedoch auch erst nach dem 40. Lebensjahr auftreten. Häufige Aussagen von Betroffenen sind: »Es gibt ihn/sie nicht«, »Ich bin ein armes Schwein«, »Ich verdiene doch mehr als ...« Aber womit hat der oder die Betroffene etwas verdient? Hat er (sie) selbst etwas dafür getan, um glücklich zu werden? Meistens lautet die Antwort »Nein«.

Karmische Einsamkeit

Karmische Einsamkeit ist schicksalhaft. Etwas kommt aus dem Vorleben. Man schleppt die alten Muster mit und lebt diese auch heute aus.

Typische Aussagen Betroffener sind: »Warum ich?«, »Ich schulde doch niemanden etwas«, »Ich will nur …« Bedenken Sie, wir haben unser Leben selbst zu bestimmen und sollten ab und zu die rosa Brille abnehmen, um die Welt so zu sehen, wie sie tatsächlich ist. Wenn wir weinen, weinen wir meistens nur deshalb, weil uns etwas wehtut. Wir weinen um uns selbst. Dabei merken wir oft nicht, dass wir dabei keinen einzigen Zentimeter in unserem Leben vorankommen.

Familienbedingte Einsamkeit

Diese Form der Einsamkeit kann verschiedene Ursachen haben. Meistens ist sie eine Mischung der oben genannten Arten. Auch in diesen Fällen sollte man Hilfe suchen.

Was kann noch helfen? Psychologische Hilfe und Magie sind gefragt. Man sollte sich nicht schämen, sondern sich helfen lassen. Lernen Sie durch einen Psychologen oder durch einen Coach, sich in den Mittelpunkt des Lebens zu stellen, schulen Sie Ihren gesunden Egoismus.

Auch die Arbeit mit dem inneren Kind kann helfen: Sprechen Sie Ihr inneres Kind, also Ihr Unterbewusstes, in einer Meditation an. Klären Sie das, was Sie erlebt haben, vor allem in der Kindheit.

Rituelle und esoterische Hilfe bieten Geistheilung und schamanisches Heilen. Rituale und eine energetische Reinigung stehen hier im Vordergrund. Auch die Arbeit mit einem Phantom oder mit dem blauen Strahl der Engel hilft schnell.

Fazit: Für jeden Menschen existiert eine persönliche Methode. Wie bei der Psychotherapie, so gibt es auch bei der esoterischen Hilfe Momente, in denen man nichts machen kann, weil das Gegenüber nicht bereit ist, diese Hilfe anzunehmen. Wer die Hilfe zulässt, dem wird geholfen. Wenn Sie sich der Magie und Fernheilung zuwenden, werden Sie feststellen, dass manche Menschen Hilfe zulassen und andere in der Opferrolle bleiben wollen. Dies ist jedoch die Entscheidung der anderen selbst. Lassen Sie sie daher entscheiden.

Kummer und Ängste überwinden

Wie arbeitet unser Gehirn? Das Gehirn und der Körper sollten miteinander funktionieren, um ein Gleichgewicht im Leben zu schaffen. Sie gehören zusammen. Somit sind sowohl die Hormone (Körper) als auch die Nerven (Gehirn) miteinander verbunden. Unsere Gedanken lassen chemische Reaktionen im Körper ablaufen, und so entstehen Stoffe, die in unser Blut gelangen. Haben Sie etwa Kummer, schüttet das Gehirn negative Toxine ins Blut aus und Sie bekommen Schmerzen. Erleben Sie Freude, schüttet Ihr Gehirn Glückshormone aus, die Ihnen Kraft geben. Das Gehirn besteht aus zwei Hälften. Die rechte Gehirnhälfte hat mit Ihren Emotionen und Ihrer Vorstellungskraft zu tun. Sie ist offen für Experimente und Ihre Kreativität. Die linke Gehirnhälfte ist eher rational, logisch und kritisch.

Wenn beide Gehirnhälften gleich stark sind, haben Sie Ihre goldene Mitte und leben leicht und frei. Sollte eine der Hälften stärker sein, gibt es Probleme mit der Umwelt. Was mit eine Rolle spielt, ist unser Unterbewusstsein, denn auch dieses ist beteiligt. Wir verarbeiten durch das Gehirn und das Unterbewusste sehr viele Informationen. Sogar im Schlaf sehen wir viele Dinge, die uns mitgeteilt werden.

Haben Sie den Begriff »Hypertraum« schon einmal gehört? Das sind Träume, die sehr real wirken. Sie kommen aus dem Unterbewusstsein. Nach so einem Traum haben Sie das Gefühl, alles zu wissen und zu begreifen. Sie berühren Ihre unterbewusste Ebene, sind allerdings sehr selten. Träume sind Gespräche der unterbewussten Ebene mit dem Gehirn. Sie zeigen uns unsere Potenziale und lassen uns uns selbst erkennen. Sie können Ihre Träume vorprogrammieren, um Ihre unterbewusste Ebene besser kennenzulernen. Dazu denken Sie vor dem Einschlafen eine gute halbe Stunde lang nur an ein für Sie interessantes Thema. Wenn Sie einschlafen, sehen Sie die Fortsetzung Ihrer Gedanken im Traum. Man nennt diese Träume luzide Träume.

Wenn Sie Energiearbeit machen, können Sie diese durch Ihre Emotionen verstärken. Wichtig ist, dass Sie Ihre Emotionen intensiv durchleben, wie eben in den Träumen. Beste Ergebnisse für eine Heilung erzielen Sie durch die Arbeit mit negativen Emotionen, die in Ihrem Herz leben. Das können Wut, Angst, Neid oder etwas anderes sein. Wenn Sie vollkommen in eine solche Emotion eintauchen, sie erleben und bewusst wahrnehmen, transformieren Sie die negative Energie in Lebensenergie. Alle Emotionen und Ängste leben in Ihrem Unterbewusstsein. Nehmen wir an, Sie hatten einen Unfall und haben dieses Ereignis verdrängt. Es liegt wie ein Stein in Ihrem Magen. Wenn Sie diese Emotion wahrhaftig und bewusst erleben, wird sie gelöst.

Viele negative Gefühle hängen mit unseren Ängsten zusammen. Die größte Angst ist die Angst vor dem Tod. Doch auch der Tod gehört zu unserem Leben, und er transformiert unser Denken schneller als alles andere auf der Welt. Menschen haben Angst zu versagen oder Angst, nicht angenommen zu werden. Doch nach dem Tod vergehen diese Ängste, da sich die Seele transformiert hat. Eigentlich hat jeder von uns das Gefühl des Todes schon bei der Geburt erlebt. Davor gab es Sie nicht, und dann kamen Sie zur Welt.

Nun möchte ich Ihnen eine Frage stellen: Haben Sie Angst, nach Ihrem Tod in der Hölle zu landen? Haben Sie sich schon einmal gefragt, was ist ein Paradies und was ist die Hölle? Für mich als Schamanen gibt es keine Hölle. Wir vermuten die Hölle eher auf der Erde, denn hier durchleben wir die schwierigsten Transformationen. Wir arbeiten viel, machen uns Sorgen, verlieren liebe Menschen durch Tod, Unfälle oder Untreue, haben verschiedene Ängste, Schmerzen, Sorgen und sind nicht perfekt. Keiner von uns kann perfekt werden. Denken Sie an Beethoven. Er zählt zu den berühmtesten Komponisten der Welt. War er perfekt? Nein. Bereits vor seinem 30. Lebensjahr zeigten sich Anzeichen seiner späteren Taubheit, und dann schrieb er als Gehörloser seine berühmte 9. Symphonie.

Wir leben sehr oft in Illusionen. Auch das kränkt die Seele. Es heißt ja, dass es für jeden Topf einen passenden Deckel gibt. Doch haben wir unsere Erwartungen und suchen nach einem vergoldeten Deckel, der auf unseren völlig verbeulten Topf passen soll. Wir denken auch: »Ich bin ein Topf mit Beulen, aber immer noch top.«

Alles ist im Leben relativ zu verstehen. Fällt Ihnen bei einer Fahrt auf der Autobahn auch auf, dass die Spur neben Ihnen immer schneller ist als die, auf der Sie fahren? Aber das ist eine Illusion. Die Fahrzeuge auf der anderen Spur fahren genauso langsam, doch können Sie dies nicht wirklich wahrnehmen. Bleiben Sie also auf Ihrer Spur, ohne die andere zu beachten, und bleiben Sie einzigartig.

Ergänzen Sie nun diese Sätze:

Mein größter Fehler ist ______________________________

Mein Talent ist ____________________________________

Arbeiten Sie immer an Ihrer Einstellung zum Leben. Was hat einen größeren Wert: Bares oder ein Scheck? Stellen Sie sich vor, jemand macht Ihnen dieses Angebot: Er gibt Ihnen 100 Euro als Schein oder 100 Euro als Scheck in die Hand. Wofür werden Sie sich entscheiden? Beides ist nur bedrucktes Papier. Meistens bevorzugen wir jedoch den Geldschein. Warum? Das ist eine philosophische Frage … Ihre Antwort zeigt Ihre Einstellung zum Leben. Wir nehmen das wahr, was wir anfassen können, und zweifeln oft an dem, was unsichtbar ist. Was nehmen Sie nun? Den Scheck oder doch lieber den Geldschein?

Kommunikation der Zellen fördern

Der menschliche Körper besteht aus bis zu 100 Billionen Zellen, die jede Sekunde miteinander kommunizieren und viele verschiedene Botschaften austauschen. Sie kommunizieren schneller als das Licht, und keine dieser Zellen kommt durcheinander. Das heißt, Zellen des Gehirns kommunizieren mit den Zellen der Leber, und die Leberzellen kommunizieren mit den Fingern und umgekehrt. All das sind Frequenzen. Wenn wir erkranken, ist diese Kommunikation gestört. Schamanen sprechen in diesen Fällen von Fremdenergien, dem Verlust von Seelenanteilen oder auch von Besetzungen.

Was kann die Kommunikation der Zellen stören?

- unser Lebensstil
- unsere Gedanken
- Ängste
- Fremdenergien (wie Strahlung und Neid von anderen)
- das Ignorieren des eigenen Körpers, der Seele und des eigenen Geistes

Da alles aus Quanten besteht, sind wir mit Mutter Natur und allem hier auf Erden eng verbunden. Darüber habe ich bereits geschrieben. So atmen wir etwa die Luft ein, die schon von anderen Menschen und Tieren ein- und ausgeatmet wurde. Auf diese Weise tauschen wir mit anderen Menschen Quanten aus. Wir trinken auch Wasser, das wir später ausscheiden. Es zirkuliert in der ganzen Welt und enthält ein Informationssystem. Das Wasser wird im schamanischen Bereich sehr verehrt. Das Trinken von Weihwasser oder Wasser aus Lourdes etwa bewirkt eine positive energetische Veränderung im Aurakostüm, weil wir die Quanten der Weihung und von Lourdes aufnehmen können. Wie oben so unten, sagen Schamanen. Alles hängt zusammen. Eine andere Bezeichnung dafür ist das Wort »Matrix«, das ich bereits weiter oben erwähnt habe. Die Welt ist eins, und alles ist miteinander verbunden. Die komplette Erde ist ein Organismus. Ländergrenzen sieht man nur auf dem Papier in Karten eingezeichnet oder findet sie in den Köpfen der Menschen. Eigentlich gibt es sie nicht wirklich, denn wenn heute ein Vulkan irgendwo ausbricht, steigt der Meeresspiegel an und überflutet womöglich weit entfernt liegende Orte. Die Asche des Vulkans kann auch auf Deutschland fallen und die Luft verpesten.

Ihr Körper sendet Ihnen ständig Zeichen. Unten finden Sie eine Übersicht, die Ihnen diese Zeichen verständlich machen soll. Achten Sie auf solche Zeichen.

Sie verlangen nach	**Der Grund ist**	**Essen/Trinken Sie**
Schokolade	Magnesiummangel	frische Nüsse, Früchte
Brot	Stickstoffmangel	Eiweiße aus Fisch, Fleisch
Eis	Eisenmangel	Fisch, Fleisch, Algen
Süßem	Kohlenstoffmangel	Früchte
Fettem	Kalziummangel	Brokkoli, Käse, Bohnen
Kaffee, Tee	Schwefelmangel	Brokkoli, Kohl
Alkohol, Zigaretten	Eiweißmangel	Fleisch, Meeresfrüchte
Durchgebratenem	Kohlenhydrate-mangel	Früchte
Kohlensäurehaltigen Getränken	Kalziummangel	Bohnen, Brokkoli, Käse
Salzigem	Chlorid-Mangel	Milch, Fisch
Saurem	Magnesiummangel	Nüsse, Früchte
flüssiger Nahrung	Wassermangel	Wasser
fester Nahrung	Wassermangel	Wasser
kalten Getränken	Magnesiummangel	Nüsse, Früchte
großen Portionen	Tyrosin-Mangel	Käse, Rosinen
kleinen Portionen	B1-, B2-Mangel	Nüsse, Fleisch Früchte

FERNHEILUNG MITHILFE VON OBJEKTEN

Die Arbeit mit Fotos und Hologrammen

Sie können Fernheilungen mithilfe von verschiedenen Gegenständen, die dem oder der Kranken gehören, durchführen. Diese fungieren als sogenannte Hologramme, die einen Schlüssel zur Energie des Inhabers darstellen. Besonders schnell funktioniert die Fernheilung durch ein Foto des Patienten. Es spielt dabei keine Rolle, wie alt das Bild ist. Es trägt immer die aktuelle Energie der Person. Nehmen Sie also ein Foto und legen es vor sich. Im Folgenden erkläre ich Ihnen verschiedene Möglichkeiten bzw. Vorgänge, wie mit dem Foto gearbeitet wird.

Sie können Energie übertragen:

- durch Ihre Gedanken
- durch das 3. Auge des Kranken
- durch Edelsteine
- durch aufgeladenes Wasser
- durch aufgeschriebene Information (auf einem Zettel)

Warum funktioniert die Heilung durch ein Foto, Haare oder durch Körperflüssigkeiten wie einen Tropfen Blut oder einen Tropfen Speichel?

Denken Sie an dieser Stelle an die Voodoo-Magie und an das Geistheilen. Das Foto, das Blut oder auch getragene Gegenstände werden als Hologramm (eine Art energetische Weiterleitung) für die Energieübertragung genutzt. Das funktioniert, weil ein energetischer Zusammenhang zwischen den Menschen und den oben genannten Dingen besteht.

Alles ist ein energetisches Abbild des Menschen, ein Teil von ihm. So können Energien durch diese Gegenstände zum Körper eines Menschen übertragen werden, auch wenn er selbst nicht anwesend ist.

Energie übertragen durch Gedanken

Nehmen Sie das Foto des Kranken, und sehen Sie es sich erst einmal an. Versuchen Sie, sich geistig mit dieser Person zu verbinden. Versuchen Sie, sie mit Ihrem Herz wahrzunehmen. Versuchen Sie also, sie zu fühlen. Spüren Sie, dass Sie ihr aus ganzem Herzen helfen wollen. Nun können Sie Ihre Gedanken und Programme an diese Person übermitteln. Wiederholen Sie Ihre Gedanken mindestens vier Mal.

Energie übertragen durch das 3. Auge

Machen Sie das Gleiche wie oben beschrieben, gehen Sie jedoch auf das 3. Auge des zu Heilenden, und versuchen Sie, Ihre Informationen durch dieses direkt in seinen Körper zu bringen. Denken Sie auch hier intensiv mehrere Male an das, was Sie wollen, damit Ihre Informationen übertragen werden.

Energie übertragen durch Edelsteine

Sie können auch mit beliebigen Edelsteinen arbeiten. Nehmen Sie einen Stein in Ihre rechte Hand, und schauen Sie ihn an. Versuchen Sie, dabei an den Kranken zu denken, und formulieren Sie Ihr Vorhaben geistig. Legen Sie schließlich den Stein für mehrere Stunden auf das Foto der Person. Meistens reichen fünf Stunden aus.

Achate gelten als die lebendigsten Steine, da sie sich einer russischen Studie zufolge selbst »heilen« können und ihre Sprünge wegzaubern. In der Mitte des Achats können kleine Steine entstehen, wie Kinder, die später geboren werden.

Energie übertragen durch aufgeladenes Wasser

Auch Leitungswasser kann für die Zwecke der Fernheilung genutzt werden. Nehmen Sie ein Glas Wasser und programmieren Sie es mit den Gedanken der Heilung. Stellen Sie das Glas für längere Zeit (ca. 12 Stunden) auf das Foto des Kranken. Wichtig ist, dass das Glas tatsächlich aus Glas besteht und ohne Plastikteile ist.

Energie übertragen durch aufgeschriebene Information

Sie können auch all Ihre Informationen auf einen Zettel schreiben. Legen Sie diesen für mindestens 24 Stunden auf das Foto der zu heilenden Person und lassen das Ganze wirken. Stattdessen können Sie auch heilige Siegel nutzen, um Energien zum Patienten zu senden. Die Abbildung eines solchen Siegels finden Sie auf der folgenden Seite. Tragen Sie den Nachnamen der Person oben und ihren Vornamen unten ein, und legen Sie es auf ein Foto von ihr. Sie können zusätzlich weitere Informationen übermitteln, indem Sie laut sagen, was geheilt werden soll.

SOLOMONSIEGEL
gegen Karmabelastung

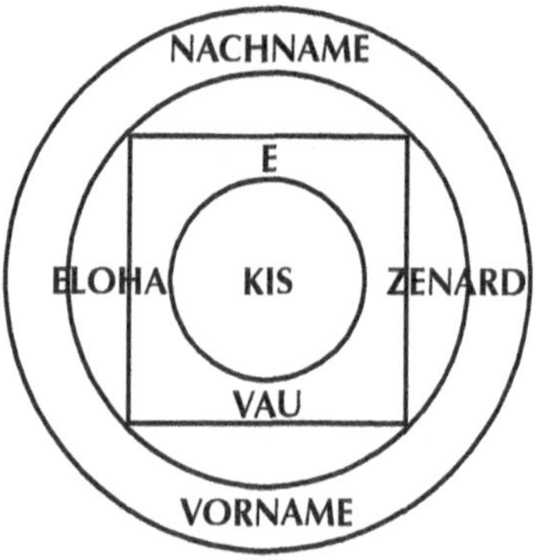

SDONAY TETRAGRAMM

Talismane

Für manche Fernbehandlungen nutze ich gerne magisch aufgeladene Heilzeichen. Magie ist Energiearbeit, und sie funktioniert hervorragend als Fernmethode. Im Folgenden möchte ich Ihnen einiges über Talismane und Heilzeichen nahebringen.

Geistheilung hat viel mit Magie zu tun. Magie ist eine uralte Kunst bzw. ein Lebensstil. Diese Kunst ermöglicht es Ihnen, durch Energie und Ihren Willen die Umgebung zu verändern und die Geschehnisse im Leben zu steuern. Durch sie kann ein Magier seine Gegenwart verändern und das Gewünschte erreichen. Dabei ist die Energie als eine neutrale Materie anzusehen. Mit derselben Energie kann man Heilungen und Kränkungen bewirken. Was allerdings eine wichtige Rolle spielt, ist das Vorhaben des Magiers, also seine Gedanken und seine Wünsche – sein Programm. Genau dieses Programm ist in der Lage, Energien zu steuern.

Ich werde oft gefragt, ob jeder zu einem Magier werden kann. Meine Antwort lautet »Ja«. Jeder kann die Magie und das Fernheilen erlernen und anwenden. Das kostet zwar Zeit und Übung, es lohnt sich jedoch sehr, denn anschließend kann man das eigene Leben und das Leben anderer Menschen im Handumdrehen positiv beeinflussen. Sie können beispielsweise durch das Weisheitssymbol einiges in Ihrem Leben verändern und schnell in den Modus der Fernheilung kommen. Dieses Symbol dient dazu, die Intuition weiter zu stärken, und wird hauptsächlich zur Meditation benutzt. Es entstammt der in Hawaii beheimateten Huna-Lehre und ist an sich so etwas wie ein eigenes Meistersymbol. Es bewirkt, dass Sie das Wissen der Welt verstehen können. In unserem Unterbewusstsein besitzen Sie das Wissen der Welt, was Ihnen fehlt, ist ein Zugang zu ihm. Das Weisheitssymbol hilft, diesen Zugang zu finden.

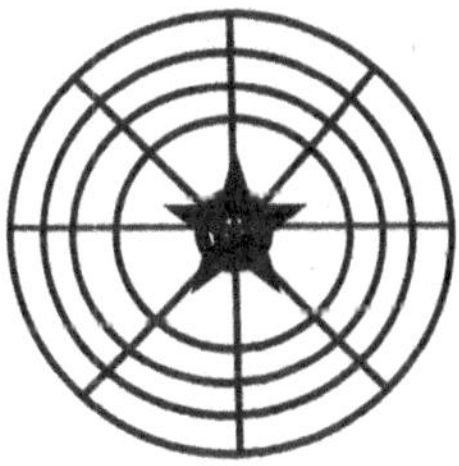

Setzen Sie sich hin und schließen Sie die Augen. Es ist wichtig, dass Ihr Oberkörper dabei aufrecht ist. Visualisieren Sie das Weisheitssymbol, und zwar so, dass Sie es vor sich schwebend sehen. Das Symbol wird in Ihrer Vision immer größer. Es dehnt sich. Schließlich umschließt es Sie, und Sie befinden sich in ihm. Lösen Sie sich in dem Symbol auf. Es kommt vor, dass man dabei Lichter oder Farben sieht. Das ist individuell verschieden. Sie können während der Meditation auch Fragen stellen und bekommen meistens sofort Antworten. Während dieser kurzen Meditation können Sie visuell auch sich selbst oder eine andere Person fernbehandeln. Stellen Sie sich vor, dass Ihre eigenen Leiden vergehen oder die andere Person fit wird. Die Schmerzen verschwinden. Kehren Sie dann aus der Meditation zurück und öffnen Sie Ihre Augen.

Um die praktische Seite der Magie näher zu erläutern, möchte ich die Art von Magie aus Russland beschreiben, mit der ich mich persönlich befasse. Magie ist eine Kunst, Energien zu sammeln und diese für bestimmte Zwecke zu programmieren. Man kann mit Magie Schaden oder Heilung hervorrufen, da die Energie immer neutral ist und erst nach der Programmierung etwas verändern kann. Durch das Programmieren (Weihen) dieser Energie können bestimmte Themen verarbeitet werden.

Ich werde im Folgenden die Herstellung von Amuletten und Talismanen ansprechen. Amulette und Talismane gab es schon immer. Amulette sind Gegenstände, die die Energie, die von einem Heiler oder Magier angesammelt wurde, halten bzw. verankern. Diese Energie wird durch das Tragen des Amuletts an den Körper einer Person weitergeleitet und durch die Chakren (Energiezentren im Körper) aufgenommen. Man kann nicht nur sich selbst oder andere Menschen schützen, sondern auch Tiere.

Talismane unterscheiden sich in einigen Punkten von Amuletten, welche allgemeinen Schutz bieten und als Schutzzeichen anzusehen sind. Talismane sind auch Amulette, sie behandeln jedoch gleichzeitig nur ein bis zwölf besondere

Themen. Sie werden speziell auf eine Person eingestimmt und dürfen nur von dieser Person getragen werden. Die Wirkung eines Talismans verfällt, wenn das Ziel erreicht ist. Ein Amulett dagegen schützt immer, wenn es ausreichend aufgeladen ist.

Talismane werden wie Amulette aus verschiedenen Symbolen aufgebaut. Man kann Runen, Kreuze, Zeichen aus dem Engelalphabet sowie I-Ging- oder Planetenzeichen verwenden. Bei der Herstellung eines Talismans können gechannelte Zeichen, Sigillen oder auch Symbole aus dem Alltag verwendet werden. Man kann Talismane aus Papier, Metall oder Edelsteinen herstellen. Ich persönlich bevorzuge Edelsteine und Holz, da diese eine alte Seele (Frequenz) haben und sehr wirkungsvoll sind. Wir können ein Symbol auf den Talisman aufbringen, das uns schützen, reinigen oder heilen soll. Bevor Sie sich für eine Symbolik entscheiden, um diese in einen Talisman einzubauen, empfehle ich Ihnen, sich mit den Zeichen zu beschäftigen. Sie sollten Ihnen sehr naheliegen, das heißt einen Bezug zu Ihnen haben. Um ihre Unterschiede klarer hervorheben zu können, möchte ich die Talismanmagie in zwei Kategorien unterteilen:

- Talismanik
  - einfache Talismanik
  - astrologische Talismanmagie

- Sigillenmagie
  - Sigillen
  - Binderunen

Während Sigillen Zeichen sind, welche aus diversen Buchstaben gefertigt werden (Sigillen mit normaler Schrift, Binderunen aus Runen), benutzt man bei der Talismanik diverse Zeichen und Symbole. Aber Achtung: Zwei Dinge können jede Magie zunichtemachen:

- Zweifel
- Schuldgefühle

Talismanik

Es kann jedes Zeichen, das für den »Talismaniker« eine besondere Bedeutung hat, eingesetzt werden. Das können sein:

- Runenzeichen
- I-Ging-Symbole
- Engelssymbole
- planetare Zeichen
- Karten
- kabbalistische Symbole
- Sigillen
- Worte
- Tiere
- Bäume und andere Pflanzen
- Heilsteine
- Farben
- Reikisymbole
- Hieroglyphen

Beim Aufbau eines Talismans ist es nicht notwendig, sich für eine einzige Art von Symbolen zu entscheiden. Bevor man sich aber für diese oder jene Symbolik entschließt, um sie in einen

Talisman einzubauen, sollte man sich genauer mit den Zeichen beschäftigen. Wer den Talisman mit planetaren Einflüssen in eine bestimmte Richtung lenken möchte, kann dies erreichen, indem er den Talisman an dem Wochentag gestaltet, an welchem der Planet vorherrschend ist und deshalb in diesem speziellen Fall hilfreich wirkt:

Sonntag	**Sonne**	hilft, Projekte zu beginnen
Montag	**Mond**	fördert die Intuition und die weiblichen Aspekte
Dienstag	**Mars**	stärkt den Körper und die männlichen Aspekte
Mittwoch	**Merkur**	unterstützt Bildung und mentale Aktionen
Donnerstag	**Jupiter**	fördert Wachstum und Entwicklung
Freitag	**Venus**	intensiviert Gefühle und schöpferische Arbeit
Samstag	**Saturn**	hilft dabei, Blockaden und Hindernisse zu überwinden

Vorlage für einen astrologischen Talisman

Nun möchte ich Ihnen zeigen, wie Sie einen astrologischen Talisman gestalten können. Er wird auf ein Blatt Papier gezeichnet, das Sie jedoch nicht am Körper tragen sollten. Legen Sie das Blatt stattdessen für eine unbestimmte Zeit auf ein Foto von Ihnen.

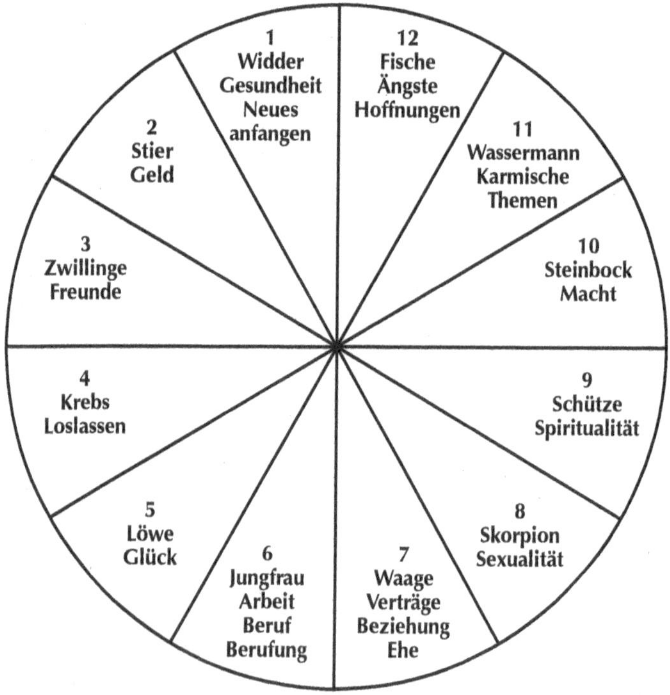

Sie können den Astrologie-Talisman nach Ihren Themen gestalten. Die Arbeitsfläche Ihres astrologischen Talismans füllen Sie entsprechend der Abbildung aus. Sie schreiben einfach in die Felder, die Sie interessieren, Ihren Vornamen. Wenn Sie zum Beispiel mit etwas Neuem starten wollen und dazu die Unterstützung des Universums benötigen, schreiben Sie in das Feld mit der Nummer 1 Ihren Namen. Soll das Zeichen allgemein auf allen Gebieten helfen, wird der Name entweder in die Mitte des Kreises oder in alle zwölf Felder geschrieben. Überlegen Sie sich intuitiv einen Satz dafür und wiederholen

Sie diesen sieben Mal. Der Satz muss positiv formuliert sein, also z.B. »Der Talisman wird LIEBE in mein Leben bringen« oder »Ich bin für alle Energievampire geschlossen und unerreichbar« oder »Ich habe Glück und Schutz in allen Lebensbereichen«. Diesen Talisman bewahren Sie zuhause zusammen mit Ihrem Foto auf. Wenn Sie sich jedoch besser fühlen, wenn der Talisman Sie begleitet, nehmen Sie ihn mit. Dann brauchen Sie ihn nicht auf ein Foto zu legen. Tragen Sie ihn immer bei sich oder in einer Tasche. Er wird Ihnen helfen, das Leben leichter zu leben.

Grundsätzlich können Sie so viele Talismane nutzen, wie Sie wollen.

Die zwölf Häuser des Talismans haben folgende Wirkungsgebiete:

1 – **Widder**	etwas Neues starten, Gesundheit stärken
2 – **Stier**	Geld anziehen und schützen
3 – **Zwillinge**	Freundschaften pflegen
4 – **Krebs**	Loslassen alter Muster und Gewohnheiten
5 – **Löwe**	Glück ins Leben ziehen
6 – **Jungfrau**	Arbeit verbessern, neue Stelle bekommen
7 – **Waage**	Hilfe bei Verträgen, Ehe stabilisieren
8 – **Skorpion**	Sexualität und Liebe anziehen
9 – **Schütze**	Spiritualität fördern
10 – **Steinbock**	Macht erlangen
11 – **Wassermann**	Schicksal, Karma verbessern
12 – **Fische**	Ängste verarbeiten, Hoffnung stärken

Wenn Sie andere Menschen heilen möchten, müssen Sie selbst geschützt bleiben. Nutzen Sie dazu das Ahnensymbol als Schutzzeichen. Um es zu aktivieren, tragen Sie die Namen, Vornamen und Geburtsdaten Ihrer Eltern ein sowie Ihren Namen und Vornamen und Ihr Geburtsdatum sowie das aktuelle Datum. Sie können die Felder einfach überschreiben. Das Symbol ist dann aktiviert und schützt Ihre gesamte Familie durch die Ahnenenergie, Engelnamen und Himmelsrichtungen. Legen Sie das Symbol für eine unbestimmte Zeit in eine Schublade. Sollten Sie die Daten Ihrer Eltern nicht kennen, lassen Sie diese weg.

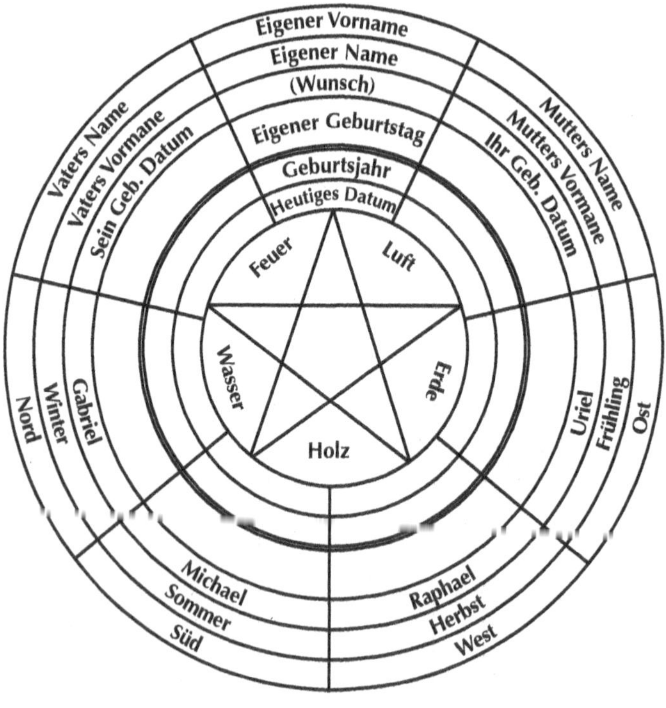

Chinesische Zeichen als Talismane

Man kann für Talismane auch chinesische Zeichen verwenden. Hier sind einige der wichtigsten Zeichen, die Sie abmalen und nutzen können:

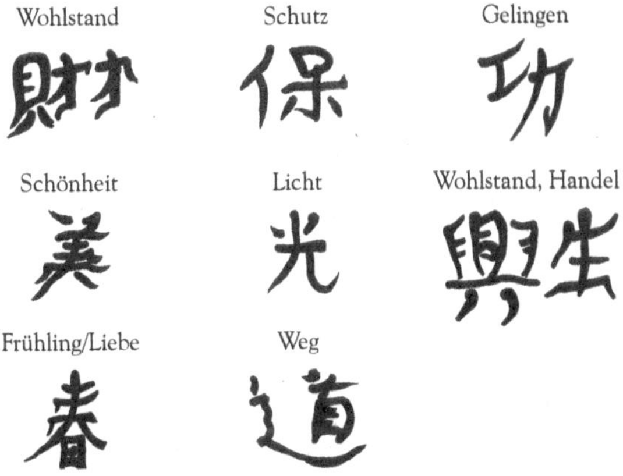

Talismane aus Blättern

Aus skelettierten Blättern können ebenfalls sehr ästhetische Talismane hergestellt werden. Ein Beispiel finden Sie im Bildteil.

Sie können sie für eine Fernheilung oder andere Wünsche nutzen, aber auch zum Ausgleich für Mutter Natur. Ausgleich für Mutter Natur bedeutet, Sie bekommen etwas von Mutter Natur (wie Heilung oder Erfüllung eines Wunsches) und geben ihr deshalb etwas zurück. Hier ist die Anleitung, wie Sie einen Blättertalisman selbst basteln können: Sie sammeln dafür im Herbst mehrere frische Blätter und besorgen sich Nahrungsmittel- oder Acrylfarben sowie Natron. Zuerst skelettieren Sie die Blätter durch folgenden Vorgang: Legen Sie sie in einen Topf mit Wasser und Natron. Pro Liter Wasser brauchen Sie 100 Gramm

Natronpulver. Kochen Sie die Blätter mindestens 60 Minuten lang. Nehmen Sie sie dann aus dem Topf. Legen Sie jedes Blatt auf eine Serviette, und entfernen Sie das Weiche des Blattes mit einem Schwamm oder einem feinen Pinsel. Sie können die weichen Teile auch mit einer weiteren Serviette entfernen. Anschließend sind die Blätter fertig für die Bearbeitung mit der Farbe. Lösen Sie die Farbe in warmem Wasser auf und geben Sie die Blätter, eins nach dem anderen, hinein. Acrylfarbe kann mit einem Pinsel aufgetragen werden. Zum Trocknen legen Sie die Blätter einfach auf ein Küchentuch oder Sie pressen sie beispielsweise in einem alten Buch, das Sie nicht mehr benötigen. Die fertigen Blätter können Sie an einen Baum legen oder als Schmuck Ihrer Zimmerpflanzen verwenden. Sagen Sie sich dabei innerlich: »Ich ehre Mutter Natur und bringe meine Opfergabe. All meine Wünsche sollen in Erfüllung gehen.« Sie können ein paar Blätter für Ihre Wünsche auch zuhause behalten. Für die Wunschunterstützung schreiben Sie geistig auf jedes Blatt ein Wort – etwa Genesung, Liebe oder Absicherung – und verbrennen es anschließend in einer Feuerschale. Bedanken Sie sich mit dem gleichen Spruch auch hier bei Mutter Natur. Bei der Fernheilung denken Sie an die Person, die Sie heilen möchten, und verbrennen die Blätter für sie.

Schutztalisman für Räume

Sie können auch einen Schutztalisman für einen Raum gestalten. Dazu brauchen Sie vier Teelöffel, die Sie zu einem Quadrat legen, wie es die Abbildung auf der folgenden Seite zeigt. Lassen Sie eine Kerze oder ein Teelicht in der Mitte abbrennen. Die Löffel lassen Sie für eine unbestimmte Zeit liegen. Wichtig ist, dass sich die Löffel berühren. Das Quadrat steht für Schutz gegen negative Energie.

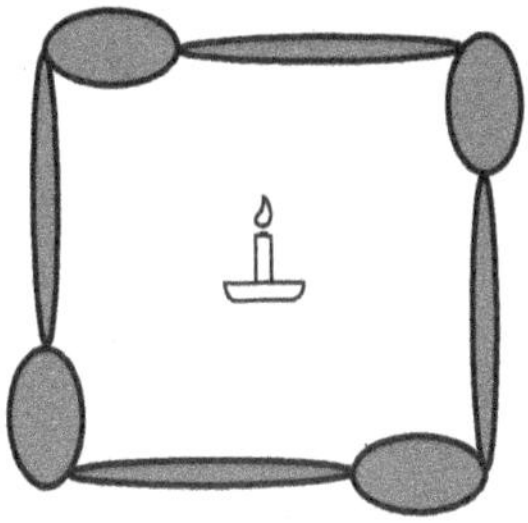

Das Fulleren-Zeichen

Das Zeichen des Fullerens, also des Moleküls, das im Schungit-Stein vorkommt, ist ein Abschirmzeichen und gilt ebenfalls als Talisman. Mit ihm können Feuer-Rituale für Schutz, Liebe, Wunscherfüllung und Vitalität gemacht werden. Dazu schreibt man seinen Namen in die Mitte des Zeichens und lässt eine Kerze brennen. Die Kerze stellt man auf den Namenszug und denkt dann an seine Wünsche, und zwar ohne Pause zehn Minuten lang. Anschließend lässt man die Kerze abbrennen und legt das Zeichen zusammen mit einem eigenen Foto in ein Buch. Dies schützt auch die Finanzen. Die Kerzenreste werden weggeworfen.

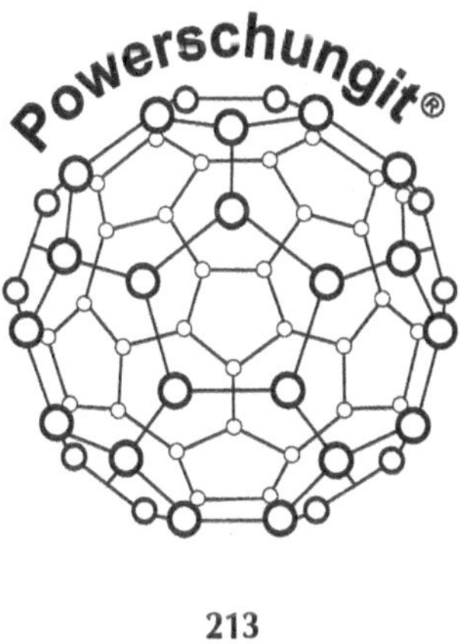

Talismane aus Teig

Ich möchte nicht versäumen, Ihnen den perfekten Talisman aus Teig vorzustellen, wie man ihn sowohl in Sibirien als auch in Brasilien kennt. Dazu bereitet man einen Teig vor aus:

- 300 g Mehl (2 Gläser)
- 300 g Salz (1 Glas)
- 200 ml Wasser (knapp 1 Glas)
- 1 EL Sonnenblumenöl (es geht aber auch ohne)

Vermengen Sie fünf Minuten lang alle Zutaten zu einer homogenen Masse. Geben Sie den Teig dann in eine Tüte und legen ihn für zwölf Stunden in den Kühlschrank. Formen Sie danach aus dem Teig ein Symbol, das Ihren Wunsch vertritt. Konzentrieren Sie sich währenddessen auf Ihr Vorhaben. Für Gesundheit können Sie einen Apfel herstellen. Für die Liebe passt ein Herz am besten. Für mehr Geld und Anerkennung kneten Sie beispielsweise Münzen oder Scheine. Für Ihr Zuhause können Sie ein Häuschen basteln und für die Heilung einer anderen Person eine kleine Puppe.

Lassen Sie das Symbol danach zwölf Tage lang trocknen und bemalen Sie es dann mit verschiedenen Farben. Denken Sie dabei wieder intensiv an Ihr Vorhaben.

Behalten Sie das Objekt so lange, bis Ihr Vorhaben erfüllt wird. Danach können Sie das Kunstwerk wegwerfen. Einige Magier empfehlen, den Talisman aus Teig an eine Wand zu hängen, für andere spielt es keine Rolle, wo das Objekt seinen Platz findet. Es gilt in jedem Fall als starker Talisman.

Talismane aus Sicherheitsnadeln

Die nächste Art, einen Talisman anzufertigen, kommt aus Sibirien. Dort werden Sicherheitsnadeln sehr verehrt. Das Ritual der Herstellung gilt als Schutzritual für Ihr Geld, es gibt aber auch ganz allgemein Schutz. Sie brauchen eine Sicherheitsnadel und zwölf kleine Perlen mit Loch. Fädeln Sie die Perlen auf die Sicherheitsnadel, und denken Sie an Ihren eigenen Schutz und an Ihre Finanzen. Befestigen Sie die fertige Sicherheitsnadel an einem Kleidungsstück, oder legen Sie sie auf ein Foto von sich. Einige Magier machen aus mehreren solcher Sicherheitsnadeln Armbänder. Dazu werden rund 30 Sicherheitsnadeln verwendet und wiederum zwölf Perlen pro Nadel benötigt. Die Nadeln verbindet man mit einem Gummiband miteinander.

Talismane für Tiere

Man kann nicht nur sich selbst und andere Menschen mithilfe von Talismanen schützen, sondern auch Tiere. Dafür fertigen Schamanen eigens Tieramulette. Ein sehr einfaches wird folgendermaßen hergestellt: Knacken Sie eine Walnuss in der Mitte in zwei Teile. Nehmen Sie die Nuss heraus und legen Sie einen kleinen Bernstein hinein. Die Nuss platzieren Sie für eine unbestimmte Zeit in den Schlafkorb des Tieres. Übrigens haben auch Steine Leben in sich, das für Menschen genutzt werden kann.

Runen

Der Unterschied zwischen der einfachen Talismanik und der astrologischen Talismanmagie besteht darin, dass die einfache Talismanik im Gegensatz zur astrologischen nicht auf den zwölf Häusern der Astrologie basiert.

Beispiel: Schutz gegen Energievampire

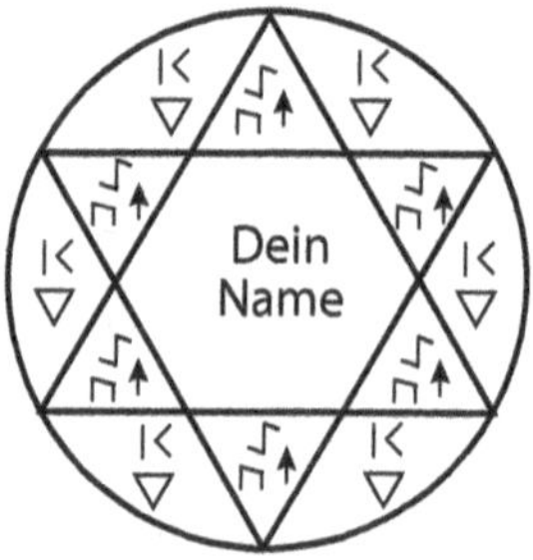

Folgende Runen werden in die Spitzen des Hexagramms geschrieben:

- Thurisaz: Schutzwall um das eigene Selbst
- Eihwaz: Schutz vor Diebstahl und destruktiven Energien
- Uruz: anderen Runen beigefügt, um zusätzliche Kraft zu erlangen

Diese Runen werden zwischen das Hexagramm und den Kreis geschrieben:

- Isa: Bremsen jeder Situation
- Teiwaz: Hemmung von Gegnern
- Kano: Einbringung des »universalen Lichtes« zum Schutz

Im Folgenden erkläre und zeige ich Ihnen die wichtigsten Runen. Man nennt sie Binderunen. Binderunen werden ähnlich zusammengesetzt wie Sigillen, die benutzten Zeichen schreibt man neben- oder ineinander, bis sie ein einziges Symbol für ein erwünschtes Ziel darstellen. Runen sind an sich schon Symbole mit einer Bedeutung, und genau diese Wirkung soll in einer »Binde-Rune« im Wortsinne eben verbunden werden. Man erstellt solche Talismane allgemein für ein Thema, aber auch nach den Mondphasen. Beachten Sie die jeweiligen Bedeutungen. Und hier sind nun die von mir für Sie angefertigten Runenkärtchen in alphabetischer Reihenfolge:

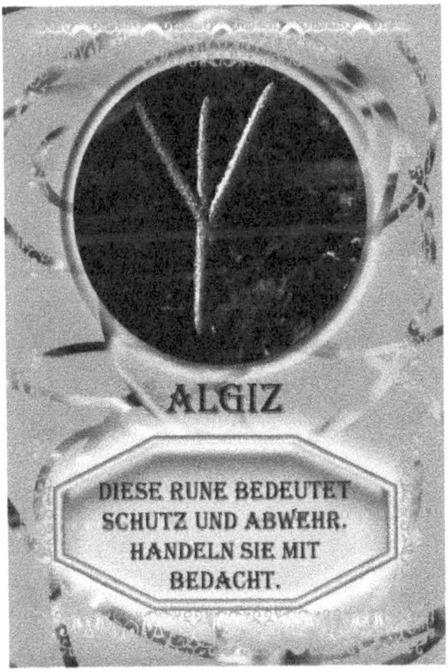
ALGIZ
DIESE RUNE BEDEUTET SCHUTZ UND ABWEHR. HANDELN SIE MIT BEDACHT.

Allgemeine Wirkung:
magischer Schutz
Wirkung bei zunehmendem Mond:
wehrt Gefahren ab, Schutz auf magischer Ebene
Wirkung bei abnehmendem Mond: schwächt Manipulationen

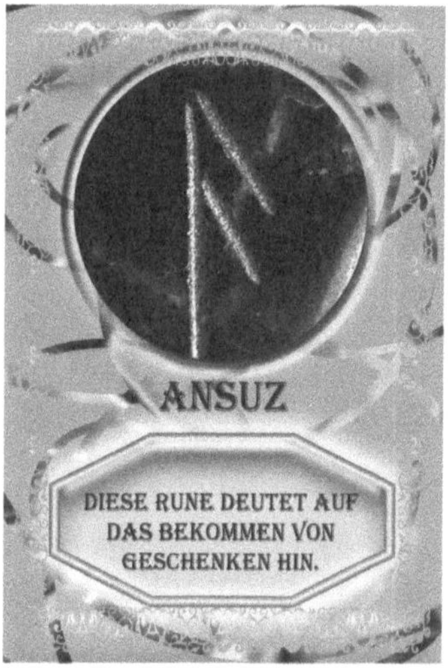
ANSUZ
DIESE RUNE DEUTET AUF
DAS BEKOMMEN VON
GESCHENKEN HIN.

Allgemeine Wirkung:
Kommunikation
Wirkung bei zunehmendem Mond:
stärkt den Geist, hilft beim Sprechen
Wirkung bei abnehmendem Mond:
vertreibt Ängste, Hass und Ignoranz

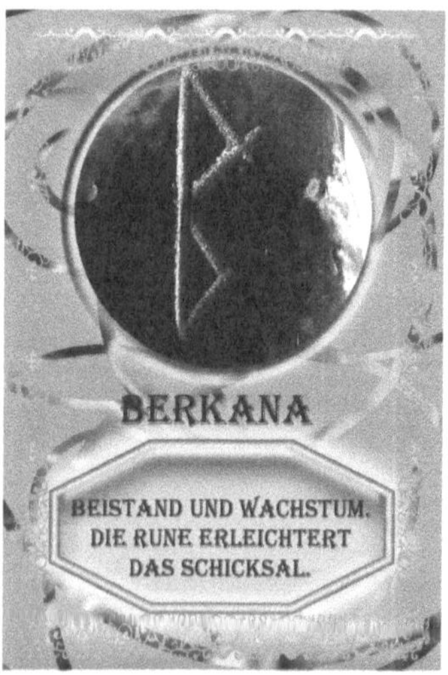
BERKANA
BEISTAND UND WACHSTUM.
DIE RUNE ERLEICHTERT
DAS SCHICKSAL.

Allgemeine Wirkung:
Wachstum
Wirkung bei zunehmendem Mond:
fördert Entwicklungen
Wirkung bei abnehmendem Mond:
löst Situationen auf

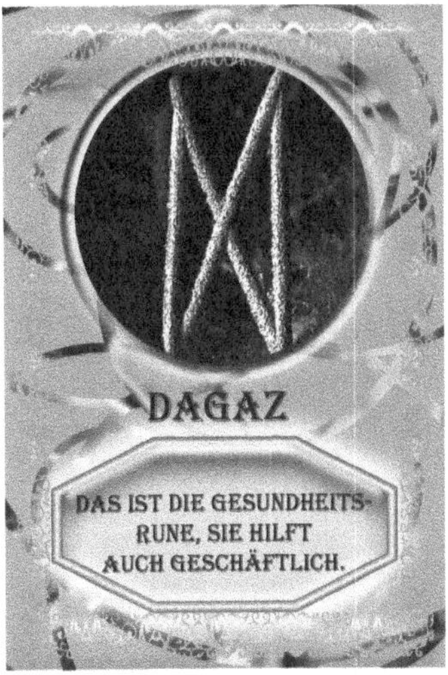
DAGAZ
DAS IST DIE GESUNDHEITS-
RUNE, SIE HILFT
AUCH GESCHÄFTLICH.

Allgemeine Wirkung:
Durchbruch
Wirkung bei zunehmendem Mond: hilft, Antworten zu finden
Wirkung bei abnehmendem Mond:
lässt Meinungen ändern

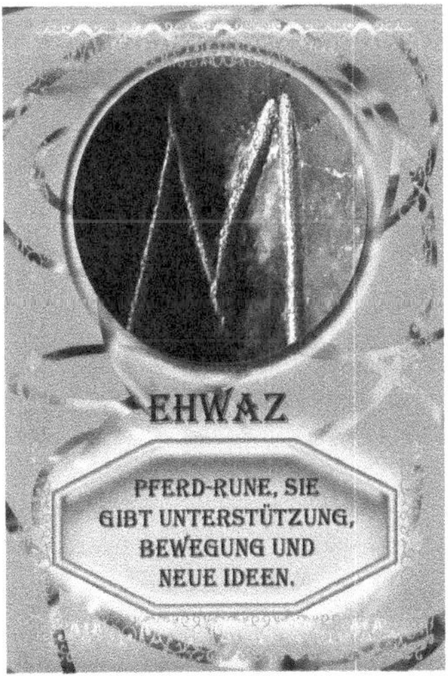
EHWAZ
PFERD-RUNE, SIE
GIBT UNTERSTÜTZUNG,
BEWEGUNG UND
NEUE IDEEN.

Allgemeine Wirkung:
Bewegung, Schutz vor Diebstahl und destruktiven Energien
Wirkung bei zunehmendem Mond:
hilft in drängenden Situationen
Wirkung bei abnehmendem Mond:
beseitigt Hemmungen

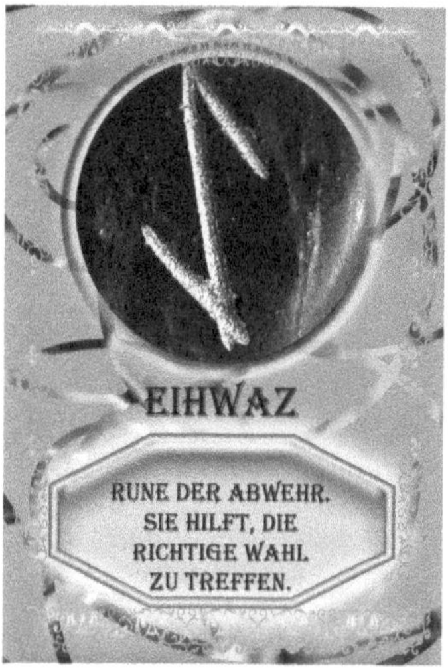
EIHWAZ
RUNE DER ABWEHR.
SIE HILFT, DIE
RICHTIGE WAHL
ZU TREFFEN.

Allgemeine Wirkung:
Schutz
Wirkung bei zunehmendem Mond:
Schutz allgemein
Wirkung bei abnehmendem Mond:
bannt destruktive Energie

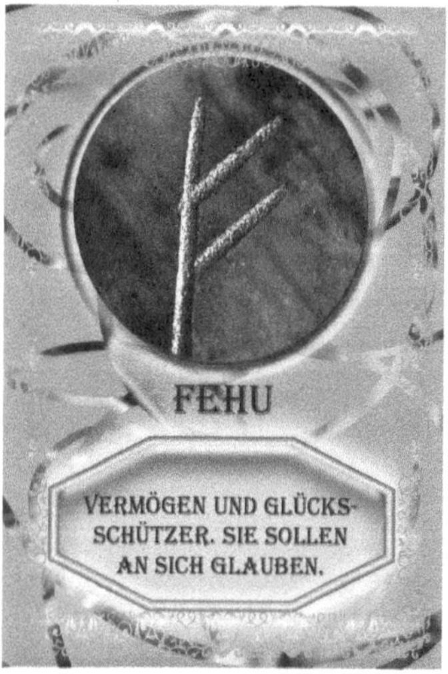
FEHU
VERMÖGEN UND GLÜCKS-
SCHÜTZER. SIE SOLLEN
AN SICH GLAUBEN.

Allgemeine Wirkung:
Besitz
Wirkung bei zunehmendem Mond:
Aufbau von Besitz, verhindert Diebstahl
Wirkung bei abnehmendem Mond:
Schwächung von Hindernissen

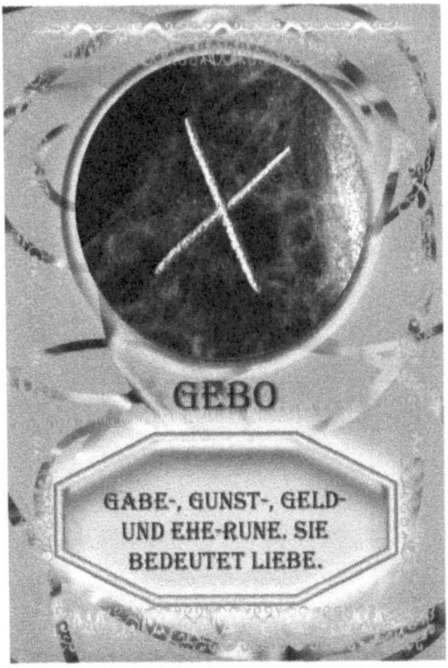

Allgemeine Wirkung:
Partnerschaft
Wirkung bei zunehmendem Mond: gesünderes Selbstbild
Wirkung bei abnehmendem Mond: befreit von Angewohnheiten

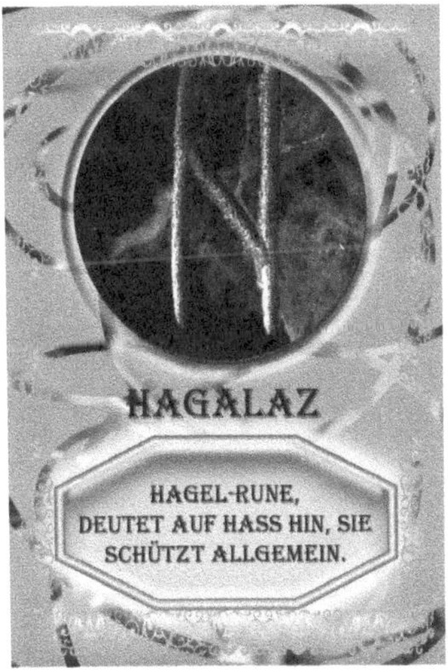

Allgemeine Wirkung:
Reinigung
Wirkung bei zunehmendem Mond:
bereinigt Situationen
Wirkung bei abnehmendem Mond:
vernichtet Krankheit

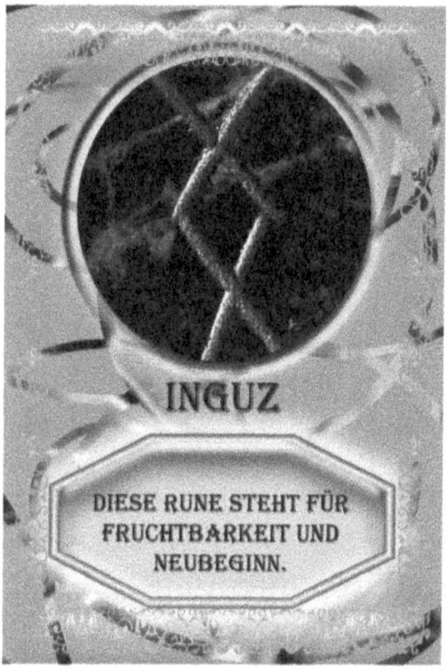
INGUZ
DIESE RUNE STEHT FÜR FRUCHTBARKEIT UND NEUBEGINN.

Allgemeine Wirkung:
Fruchtbarkeit auf jedem schöpferischen Gebiet
Wirkung bei zunehmendem Mond:
festigt ein Ziel in jeder gewünschten Lage
Wirkung bei abnehmendem Mond:
schwächt Anziehung ebenso wie Fruchtbarkeit

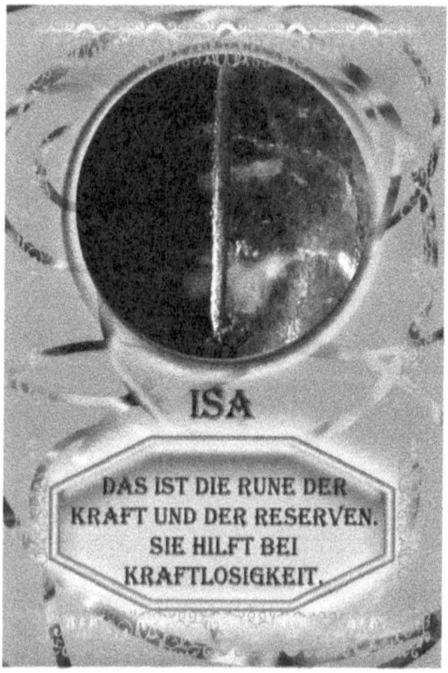
ISA
DAS IST DIE RUNE DER KRAFT UND DER RESERVEN. SIE HILFT BEI KRAFTLOSIGKEIT.

Allgemeine Wirkung:
Stillstand, Erstarrung, bremst jede Situation
Wirkung bei zunehmendem Mond:
blockiert Situationen, verschafft mehr Zeit
Wirkung bei abnehmendem Mond:
löst blockierte Situationen

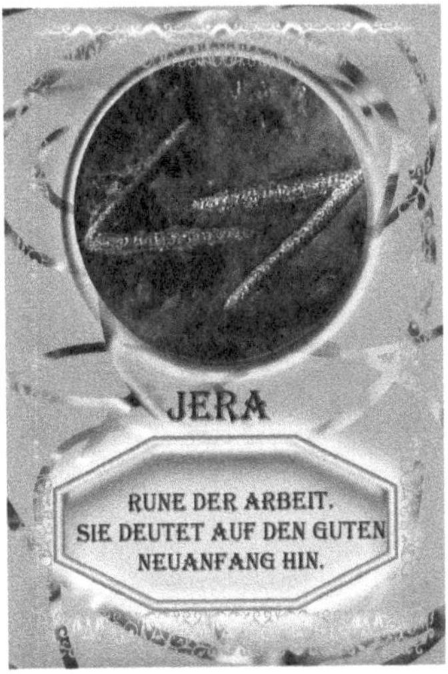
JERA
RUNE DER ARBEIT.
SIE DEUTET AUF DEN GUTEN
NEUANFANG HIN.

Allgemeine Wirkung:
Ernten des Gesäten
Wirkung bei zunehmendem Mond:
fördert Manifestationen
Wirkung bei abnehmendem Mond:
ändert Situation zum Guten

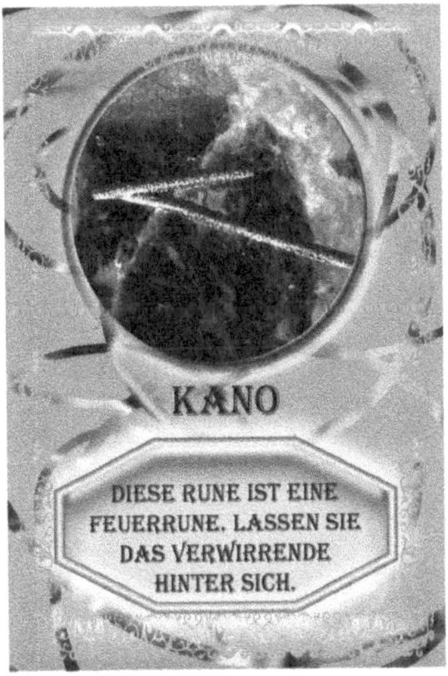
KANO
DIESE RUNE IST EINE
FEUERRUNE. LASSEN SIE
DAS VERWIRRENDE
HINTER SICH.

Allgemeine Wirkung:
Handwerk, Schöpfung, bringt das »universale Licht« zum Schutz
Wirkung bei zunehmendem Mond:
verbindet mit der universellen Energie
Wirkung bei abnehmendem Mond:
bannt negative Gedankenmuster

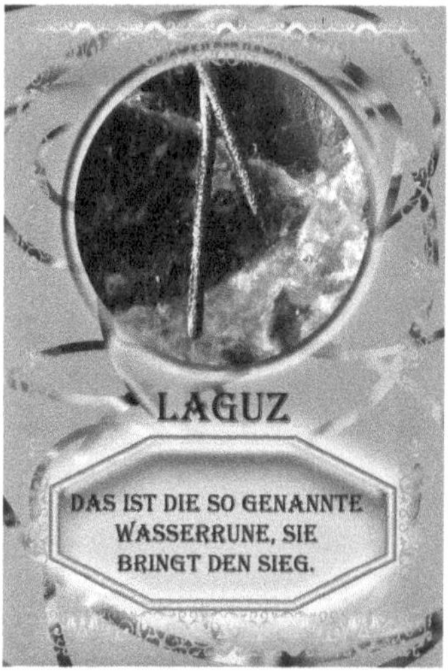
LAGUZ
DAS IST DIE SO GENANNTE
WASSERRUNE, SIE
BRINGT DEN SIEG.

Allgemeine Wirkung:
Gefühle
Wirkung bei zunehmendem Mond:
fördert Träume
Wirkung bei abnehmendem Mond:
löst Blockaden

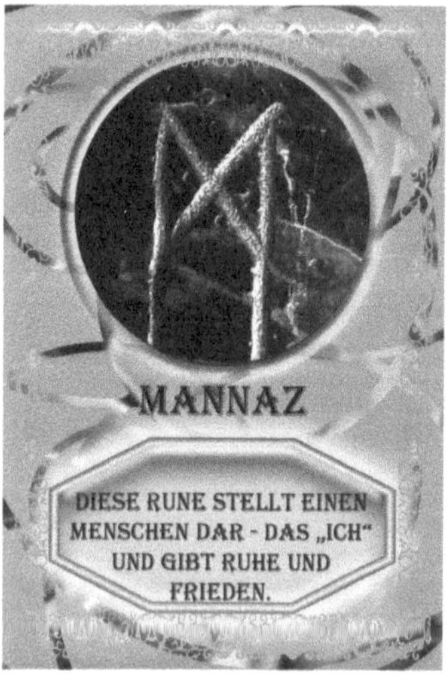
MANNAZ
DIESE RUNE STELLT EINEN
MENSCHEN DAR - DAS „ICH“
UND GIBT RUHE UND
FRIEDEN.

Allgemeine Wirkung:
Arbeit
Wirkung bei zunehmendem Mond:
hilft, andere zu überzeugen
Wirkung bei abnehmendem Mond:
entschärft Manipulationen

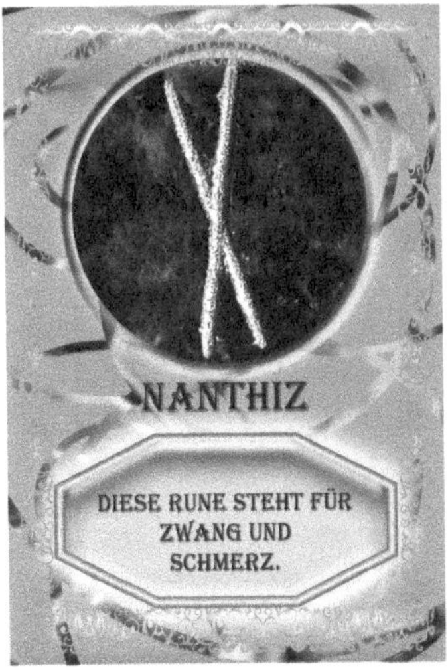
NANTHIZ
DIESE RUNE STEHT FÜR
ZWANG UND
SCHMERZ.

Allgemeine Wirkung:
Nauthiz (auch Nanthiz genannt) steht für Notwendigkeit

Wirkung bei zunehmendem Mond:
setzt neue Ziele

Wirkung bei abnehmendem Mond:
ändert Situationen, Transformationen

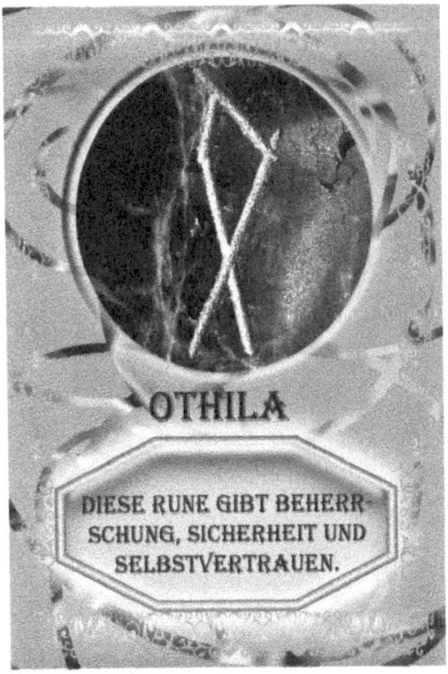
OTHILA
DIESE RUNE GIBT BEHERR-
SCHUNG, SICHERHEIT UND
SELBSTVERTRAUEN.

Allgemeine Wirkung:
Verlust, Loslassen

Wirkung bei zunehmendem Mond:
schützt vor Verlust, fördert spirituelle Wahrnehmung

Wirkung bei abnehmendem Mond:
hilft loszulassen

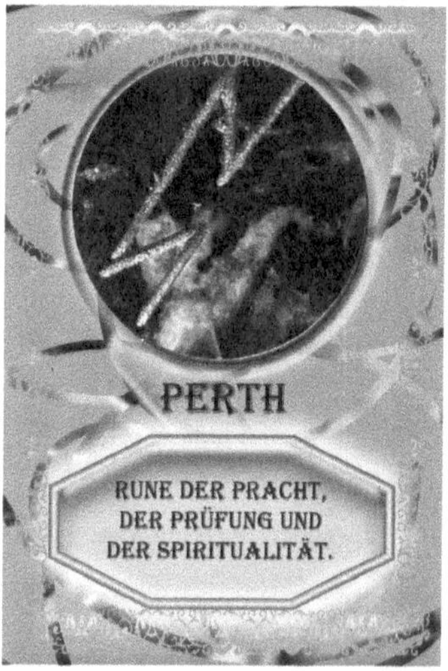
PERTH
RUNE DER PRACHT,
DER PRÜFUNG UND
DER SPIRITUALITÄT.

Allgemeine Wirkung:
Gewinn, Überraschung
Wirkung bei zunehmendem Mond:
hilft in risikoreichen Situationen
Wirkung bei abnehmendem Mond:
lässt Verlorenes finden

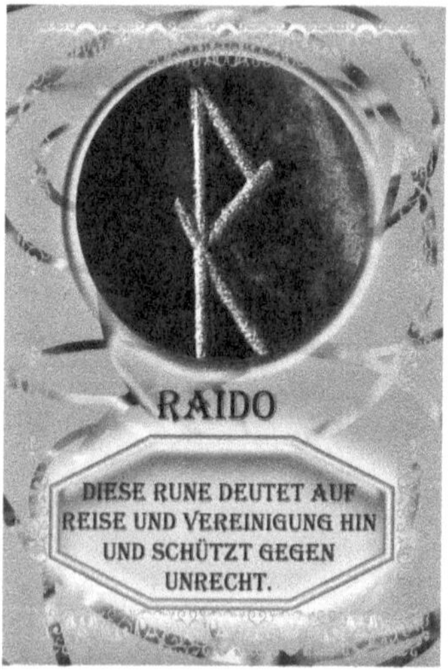
RAIDO
DIESE RUNE DEUTET AUF
REISE UND VEREINIGUNG HIN
UND SCHÜTZT GEGEN
UNRECHT.

Allgemeine Wirkung:
Reisen, Kommunikation
Wirkung bei zunehmendem Mond:
schützt bei Reisen, gute Kommunikation
Wirkung bei abnehmendem Mond:
löst Ängste

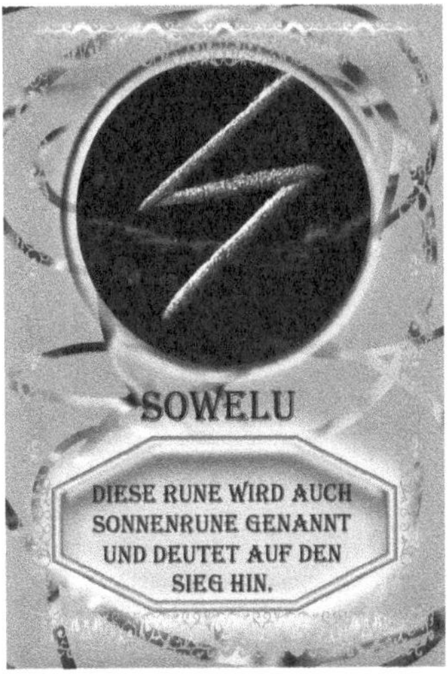
SOWELU
DIESE RUNE WIRD AUCH
SONNENRUNE GENANNT
UND DEUTET AUF DEN
SIEG HIN.

Allgemeine Wirkung:
Klarheit, Sieg
Wirkung bei zunehmendem Mond:
bringt Klarheit
Wirkung bei abnehmendem Mond:
deckt Heuchelei und Tyrannei auf

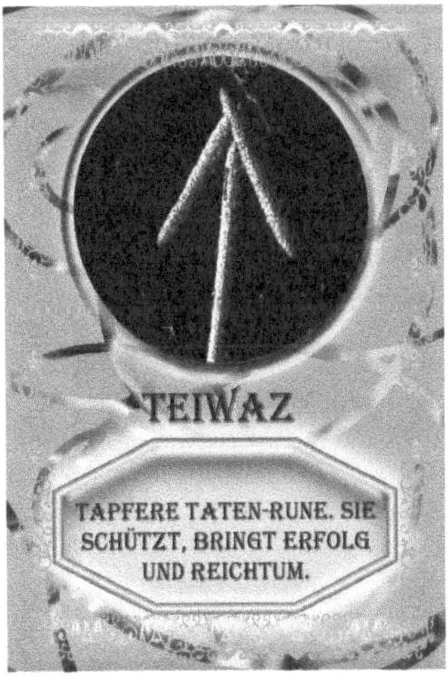
TEIWAZ
TAPFERE TATEN-RUNE. SIE
SCHÜTZT, BRINGT ERFOLG
UND REICHTUM.

Allgemeine Wirkung:
Sieg bei Streit,
hemmt Gegner
Wirkung bei zunehmendem Mond:
hilft bei Auseinandersetzungen
Wirkung bei abnehmendem Mond:
Beruhigung einer Situation

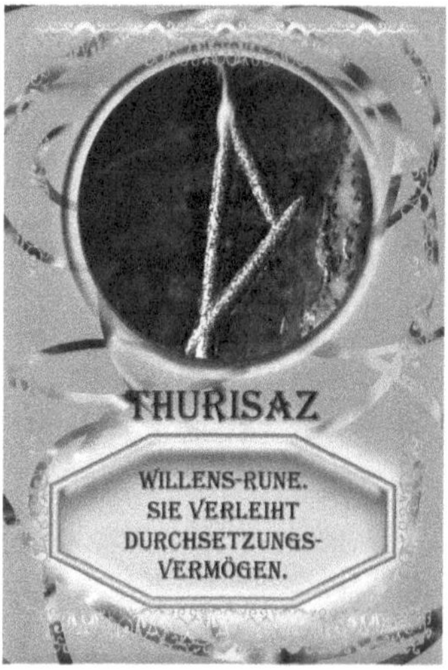
THURISAZ
WILLENS-RUNE.
SIE VERLEIHT
DURCHSETZUNGS-
VERMÖGEN.

Allgemeine Wirkung:
Willenskraft, Schutzwall um das eigene Selbst
Wirkung bei zunehmendem Mond:
stärkt Aura und Sinne
Wirkung bei abnehmendem Mond:
vernichtet Blockaden

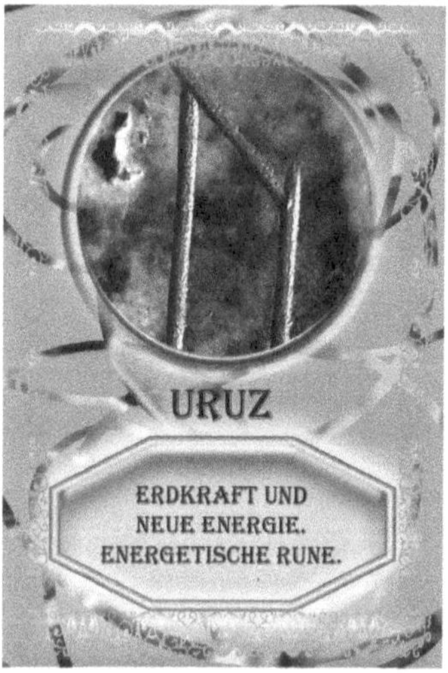
URUZ
ERDKRAFT UND
NEUE ENERGIE.
ENERGETISCHE RUNE.

Allgemeine Wirkung:
Kraft, wird anderen Runen beigefügt, um zusätzliche Kraft zu erlangen
Wirkung bei zunehmendem Mond:
Heilung, Veränderung von Situationen
Wirkung bei abnehmendem Mond:
Vernichtung des Ungewollten

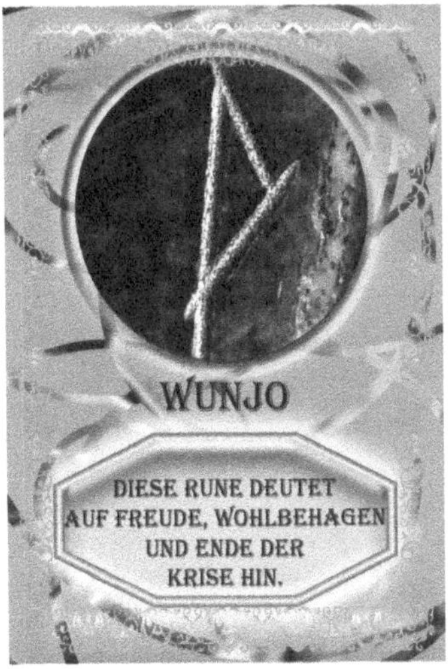
WUNJO
DIESE RUNE DEUTET
AUF FREUDE, WOHLBEHAGEN
UND ENDE DER
KRISE HIN.

Allgemeine Wirkung:
Glück
Wirkung bei zunehmendem Mond:
Harmonie und Frieden
Wirkung bei abnehmendem Mond:
löst Negativitäten auf

Hier sehen Sie die Runen zusammengefasst als Tabelle in der üblichen Reihenfolge:

Rune	**Name**	**Wirkung**		
		allgemein	**zunehmender Mond**	**abnehmender Mond**
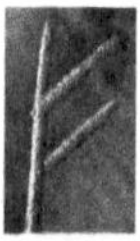	Fehu	Besitz	Aufbau von Besitz verhindert Diebstahl	Schwächung von Hindernissen
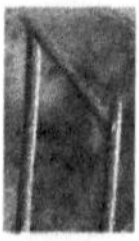	Uruz	Kraft	Heilung Veränderung von Situationen	Vernichtung des Ungewollten
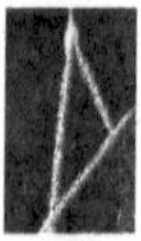	Thurisaz	Willenskraft	stärkt Aura und Sinne	vernichtet Blockaden
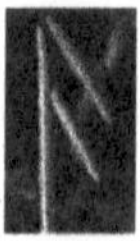	Ansuz	Kommunikation	Aufbau des Geistes hilft beim Sprechen	vertreibt Ängste, Hass und Ignoranz
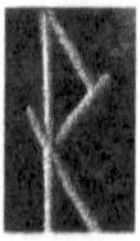	Raido	Reisen Kommunikation	schützt bei Reisen gute Kommunikation	löst Ängste
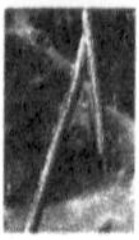	Kano (oder Kaunaz)	Handwerk Schöpfung	verbindet mit der universellen Energie	bannt negative Gedankenmuster

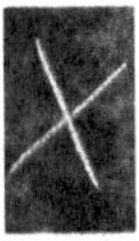	Gebo	Partnerschaft	gesünderes Selbstbild	befreit von Angewohnheiten
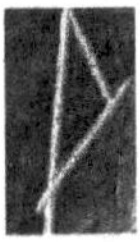	Wunjo	Glück	Harmonie und Frieden	löst Negativitäten auf
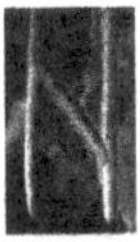	Hagalaz	Reinigung	bereinigt Situationen	vernichtet Krankheit
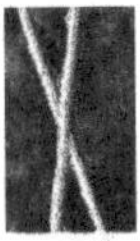	Nauthiz (oder Nanthiz)	Notwendigkeit	setzt neue Ziele	ändert Situationen Transformationen
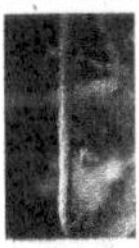	Isa	Stillstand Erstarrung	blockiert Situationen verschafft mehr Zeit	löst blockierte Situationen
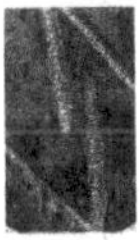	Jera	Ernte des Gesäten	fördert Manifestationen	ändert Situation zum Guten
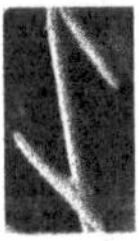	Eihwaz	Schutz	Schutz allgemein	bannt destruktive Energie
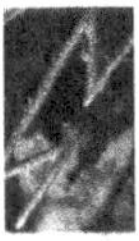	Perth	Gewinn Überraschung	hilft in risikoreichen Situationen	lässt Verlorenes finden

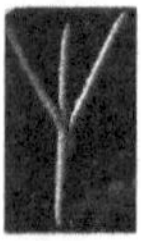	Algiz	magischer Schutz	wehrt Gefahren ab Schutz auf magischer Ebene	schwächt Manipulationen
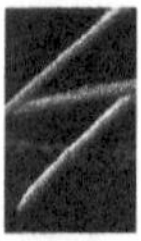	Sowelu	Klarheit Sieg	bringt Klarheit	deckt Heuchelei und Tyrannei auf
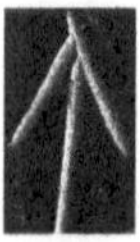	Teiwaz	Sieg bei Streit	hilft bei Auseinandersetzungen	beruhigt eine Situation
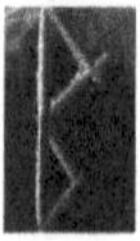	Berkana	Wachstum	fördert Entwicklungen	löst Situationen auf
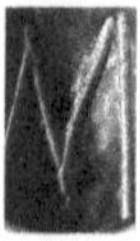	Ehwaz	Bewegung	hilft in drängenden Situationen	beseitigt Hemmungen
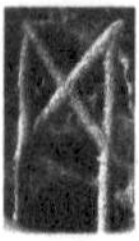	Mannaz	Arbeit	hilft, andere zu überzeugen	entschärft Manipulationen
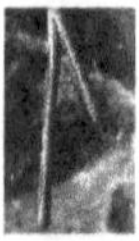	Laguz	Gefühle	fördert Träume	löst Blockaden
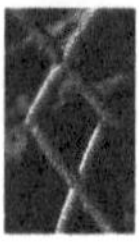	Inguz	Fruchtbarkeit auf jedem schöpferischen Gebiet	festigt Ziel in jeder gewünschten Lage	schwächt Anziehung sowie Fruchtbarkeit

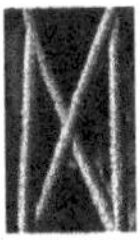	Dagaz	Durchbruch	hilft, Antworten zu finden	lässt Meinungen ändern
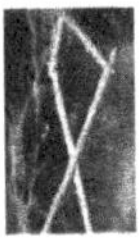	Othila	Verlust Loslassen	schützt vor Verlust fördert spirituelle Wahrnehmung	hilft loszulassen

Sigillen der alten Zeit

Der englische Okkultist Samuel Liddell MacGregor Mathers arbeitete mit Sigillen, dem lateinischen Wort für »Siegel«. Sie können diese heiligen Siegel abzeichnen und mit sich tragen. Beim Fernheilen können Sie diese Zeichen ebenfalls nutzen, dann stehen Ihnen die Kräfte der Engel bei Ihrer Energieübertragung zur Seite. Legen Sie bei einer Fernheilung einfach ein Zeichen neben sich. Sie können aber auch selbst solche Sigillen herstellen, sogar wenn Sie nie Vorlagen gesehen haben. Jede Sigille ist ein doppelter Kreis, in den man gewisse geometrische Formen und Buchstaben oder auch Worte schreibt. Im Folgenden finden Sie ein paar Beispiele. Sollten Ihnen die alten Zeichen allerdings nicht zusagen, können Sie die Bilder nutzen, die ich für Sie angefertigt habe, diese sind im Bildteil des Buches aufgeführt. Sie entsprechen den alten Siegeln und sind von mir gemalt. Fotografieren Sie das gewünschte Bild einfach ab und tragen es so in Ihrem Smartphone bei sich. Sie können das jeweilige Bild aber auch ausdrucken.

Zadkiel (Abb. 5) wird Ihre Kräfte aktivieren und Sie die geheimen Wissenschaften lehren. Das Zeichen ist für Studierende ein Muss. Beim Fernheilen gibt es Ihnen viel Kraft und Zuversicht. Zeichnen Sie einen Kreis und schreiben Sie Folgendes hinein: Agois, Zadkiel, Adonay, Elion, Saday. Dazu schreiben Sie zwei Buchstaben – A und N. Platzieren Sie in die Sigille auch elf gleichschenklige Kreuze. Ihr Siegel sieht dann etwa so aus:

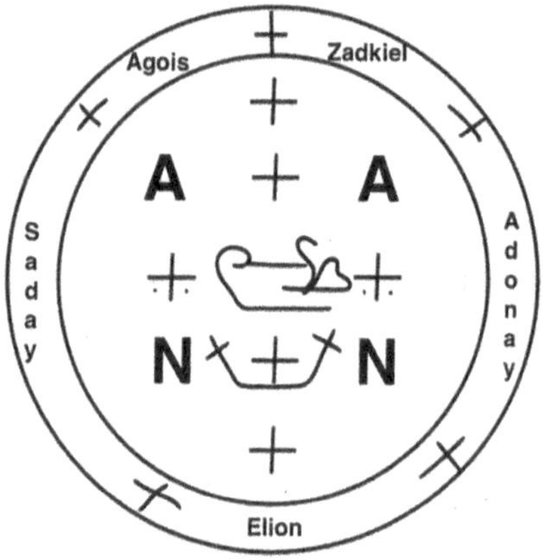

Sie können aber ebenso gut das von mir angefertigte Zeichen verwenden, Abb. 5 im Bildteil.

Thavael (Abb. 6) sorgte auf besondere Weise für Jesus Christus. Er gibt uns vollkommenes Wissen um unsere Gaben. Dies ist ein Schutzzeichen. Beim Fernheilen gibt Ihnen das Zeichen die Fähigkeit, schnell zu helfen und zu entscheiden, welche Mittel oder Methoden zu dem oder der Kranken am besten passen. Im Kreis stehen folgende Worte: Thavael, Eloha, Elohim, El, Ischiros, dazu neun Kreuze und Buchstaben I, N und

R sowie eine 3. Sie können stattdessen jedoch die Abbildung im Bildteil nutzen.

Caphael (Abb. 7) ist ein Geist, der den Heiligen Johannes in die Wüste begleitete. Er erfüllte die Herzen der Menschen mit Nächstenliebe und Segen und war ein begnadeter Lehrer. Das Zeichen kann bei Liebeskummer helfen. Beim Fernheilen gibt es Ihrem Herzen Kraft. Bei der Herstellung des entsprechenden Siegels werden vier Kreuze in den Kreis gemalt, allerdings keine Buchstaben.

Samael (Abb. 8) ist der Geist, der den Heiligen Johannes nicht im Stich ließ, als er in der Wüste lebte. Er beschützt Prediger auf Missionen in fremde Länder sowie alle spirituellen Berater. Beim Fernheilen gibt das Zeichen Kraft und Schutz. Hier schreiben Sie in den Kreis folgende Worte: Samael, Jach, Eleh und Adonay, malen zehn Kreuze und fügen die Buchstaben M und I sowie die Zahl 4 hinzu.

Uriel (Abb. 9) ist ein Geist, der dem Propheten Esdras (Ezra) eine besondere Art von Weissagung offenbarte. Auch half er den Kindern Israels im Lager der Babylonier. Er lehrt Naturwissenschaften, Physik und Medizin. Das Zeichen ist für Kinder und Erwachsene gedacht. Es erdet schnell und gibt Sicherheit. Beim Fernheilen sorgt das Zeichen für mehr Zuversicht. Um das Zeichen herzustellen, schreiben Sie in den Kreis Uriel, Eloha, Agla, Eieh und Adonay, malen 13 Kreuze und ergänzen den Buchstaben A sowie zwei Dreiecke.

Michael (Abb. 10) ist ein Geist, der den Propheten Elischa bei all seinen Taten begleitete. Er beschützt alle Königreiche.

Nach Gott selbst er gilt als nahezu allmächtig für die, welche ihn anrufen. Das Zeichen ist bei jedem Lebensthema einsetzbar. Beim Fernheilen verleiht es eine unheimliche Kraft. Wollen Sie das Zeichen selbst herstellen, schreiben Sie in den Kreis Michael, Sabaoth, Athanatos und Saday, ergänzen acht Kreuze sowie die Buchstaben S und M. Stattdessen können Sie natürlich die Abbildung im Bildteil verwenden.

Gabriel (Abb. 11) ist ein Geist, der den Propheten Elija in all die Mysterien der Weissagung einführte. Seine Kraft ist sehr groß, und er kann Ihnen viel Gutes tun in Bezug auf die Dinge, in denen er Sie unterrichtet. Das Zeichen ist für die spirituelle Entwicklung wichtig. Beim Fernheilen wirkt es sehr unterstützend. Um es herzustellen, schreiben Sie in den Kreis die Worte Gabriel, Adonay, Eloym, Tetragrammaton und malen zehn Kreuze dazu.

Raphael (Abb. 12) ist ein Geist der Wissenschaft, der Salomon Wissen und Weisheit lehrte. Das Zeichen gilt als Heilzeichen und Zeichen für Mediziner und Heiler. Beim Fernheilen sorgt es für viel Kraft. Sie schreiben in den Kreis Raphael, Adonay, Otheos, Agios, hinzu kommen neun Kreuze und der Buchstabe X. Aber auch hier können Sie mein Bild nutzen und auf einen Kreis und Buchstaben verzichten.

Hetael (Abb. 13) ist ein Geist, der Armeen lenken und diese auch zerstören kann, wie er es mit den Feinden der Kinder Israels unter dem Befehl Joshuas getan hat. Er ist in der Lage, Sie unverwundbar gegenüber jeder Waffenart zu machen und Ihnen Geister, die diesem Zweck dienen, zur Seite zu stellen. Das Zeichen unterstützt bei allen Lebensthemen. Man zeichnet in den Kreis ein Dreieck und fügt den Buchstaben S sowie zwei Kreise hinzu.

Vau-Ael (Abb. 14) ist ein Geist, der alle Arten von angenehmen Visionen erscheinen lässt, wie sie unsere Vorfahren im Alten Testament wahrgenommen haben. Er steht Ihnen zuverlässig für all das zur Verfügung, was Sie zu wissen begehren. Das Zeichen können Sie beim Channeln und bei der Fernheilung nutzen. Es besteht aus einem Kreis, in den ein Quadrat und ein Kreuz platziert werden.

Zainael (Abb. 15) ist ein Geist, der Moses lehrte, wie er sich des Stabes bedienen konnte, mit dem er in Ägypten Wunder vollbrachte. Er besitzt die große Macht, diejenigen reich zu machen, die seine Dienste in Anspruch nehmen. Das Zeichen eignet sich für alle Wünsche, besonders für den nach Genesung. Sie zeichnen in den Kreis ein Kreuz und schreiben den Buchstaben M dazu.

Hethatia (Abb. 16) lässt Sie vieles sehen, so wie etwa auch Moses die Wohltaten sah, die er von Gott erhielt, als er in der Wüste des Landes Midian war. Er kann viel für die bewirken, die ihn anrufen, was natürlich nicht in der Wüste geschehen muss. Dies ist das Zeichen der Hilfe. Sie zeichnen dafür ein Kreuz in den Kreis und schreiben den Buchstaben O dazu.

Tetahatia (Abb. 17) ist ein Geist der Wissenschaft und Tugend, der unsere Ahnen vor ihren Feinden bewahrt hat, indem er Erstere grauenerregend machte, um Letztere in die Flucht zu schlagen. Dasselbe wird er den Feinden derer antun, die gerne seine Dienste in Anspruch nehmen möchten.

Dies ist ein Schutzzeichen gegen Feinde. Um es herzustellen, zeichnen Sie ein Dreieck und einen Punkt in den Kreis.

Alepta (Abb. 18) lässt sehen, wie Abraham aus Ur von den Chaldäern und aus Haran fortging. Er kann große Reichtümer gewähren. Das Zeichen bewahrt in erster Linie Ihr Geld. Beim Fernheilen wird es nur verwendet, wenn es um das Thema Finanzen geht. Sie zeichnen in den Kreis eine Hälfte eines Quadrats.

Betel (Abb. 19) lehrt Sie die Wissenschaft, die Gott Adam offenbart hat. Er ist ein sehr gelehrter Geist, der erscheint, sobald man ihn anruft. Dies sollte entweder in einem Wald oder in einem abgeschlossenen Garten geschehen, und man sollte allein sein, sei es bei Tag oder bei Nacht. Das Zeichen verbindet Sie mit Ihrer eigenen Kraft. Beim Fernheilen gibt es Ihnen Zuversicht und Mut. Sie schreiben die Buchstaben S und O in den Kreis und verbinden beide mit einem Strich.

Gimela (Abb. 20) vermittelt Ihnen das Wissen und die Wahrnehmung der Schlange, die Eva im Paradies auf Erden verführt hat. Er kann Ihnen auch einige seiner Geister zur Seite stellen, die Sie von einem Ort zum anderen bringen und Sie sogar mit einer unglaublichen Geschwindigkeit reisen lassen können. Das Zeichen hilft bei allen Lebensthemen. Beim Fernheilen verleiht es ungeahnte Kraft. Malen Sie zwei Kreuze und den Buchstaben B in den Kreis.

Dalété (Abb. 21) ist ein Geist, der Ihnen die Visionen zeigen wird, die Adam sah, als er auf Erden weilte. Der Geist führt verschiedene andere Geister an, die Sie vieles lehren werden, wenn Sie ihnen mitteilen, woran Ihnen gelegen ist. Das Zeichen sorgt für Hellsicht. Um es herzustellen, zeichnen Sie in den Kreis eine Quadrathälfte und den Buchstaben O.

Phalet (Abb. 22) wird Sie all das lehren, was im Paradies auf Erden vom Zeitpunkt der Erschaffung Adams und Evas an geschah. Unter seiner Aufsicht befinden sich viele Geister, die Ihnen in mancherlei Hinsicht hilfreich sein können. Das Zeichen lässt Sie die Dinge verstehen, die in Ihrem Leben geschehen. Sie schreiben dazu zwei Mal den Buchstaben O in den Kreis und verbinden beide mit einem Strich.

Camael (Abb. 23) verleiht Ihnen das vollständige Wissen um Ihren Genius, der die Macht besitzt, Ihnen alles zu geben, was Sie von ihm verlangen. Es gibt viele Geister unter Camaels Führung, die Ihnen bei der Realisierung Ihrer Wünsche zu Diensten sein können. Das Zeichen hilft bei allen Wünschen und unterstützt das Fernheilen. Sie zeichnen dafür drei Kreuze und ein Dreieck in den Kreis.

Haniel (Abb. 24) zeigt Ihnen die Transformation aller wertvollen Steine und gibt Ihnen so viele davon, wie Sie wollen. Das Zeichen ist für die Transformation der Seele geeignet. Daher wird es zur Unterstützung der Fernheilung für die Psyche eingesetzt. Sie zeichnen dafür ein Kreuz und den Buchstaben O in den Kreis.

Anael (Abb. 25) ist ein Geist, der Ihnen das Wissen um all die Dinge vermitteln wird, die er selbst in der Ordnung der Natur sieht, denn er ist ein mächtiger Geist, der schnell erscheint. Das Zeichen offenbart die Geheimnisse der Natur. Beim Fernheilen verleiht es Ihnen viel Kraft und verbindet Sie mit Mutter Natur und ihren Elementen. Um es herzustellen, zeichnen Sie ein Kreuz in den Kreis und schreiben die Zahlen 2 und 3 dazu.

Ophiel (Abb. 26) ist ein frommer Geist. Er wird Sie die ganze Weisheit unseres ersten Vaters lehren. Allen spirituellen Beratern und Sportlern dient dieses Zeichen als Schutzzeichen. Sie zeichnen dafür ein Kreuz und die Zahl 2 in den Kreis.

Zu guter Letzt möchte ich Ihnen noch verraten, wie Sie die Zeichen gütiger Engel selbst herstellen können:

Gabriel (Abb. 11) und seine Geister offenbaren uns jedwedes Mysterium. Das entsprechende Zeichen können Sie bei jeder Fernheilung zur Unterstützung benutzen. Sie zeichnen dafür einen Halbkreis und ein Kreuz in den Kreis.

Michael (Abb. 10) und seine Geister können Sie alle mystischen Wissenschaften lehren. Auch sein Siegel unterstützt Sie beim Fernheilen. Sie zeichnen dafür ein Kreuz und den Buchstaben P in den Kreis.

Das Zeichen der Geister, die Sie alle Arten von Wissenschaft lehren, steht unter der Herrschaft von **Cassiel**. Sie schreiben dafür nur ein großes F in den Kreis.

Das Zeichen der **Geister der moralischen Stärke und der Beratung** – das ist der Buchstabe X im Kreis.

Die Zeichen der **Engel der Liebe und der Güte** sind ein X und ein W im Kreis.

Die Arbeit mit schamanischen Werkzeugen

Ich arbeite beim Fernheilen gerne mit verschiedenen Werkzeugen. Schamanische Werkzeuge sind sehr vielfältig. Meine Lieblingswerkzeuge bestehen aus Papier, genauer aus Papierröllchen. Tatsächlich verwendet man eine Webtechnik für Körbe, die früher aus Birkenrinde hergestellt wurden.

Das erste Werkzeug ist ein Pentagramm für den Schutz der Seele. Es wird im Eingangsbereich platziert und hält alles Negative vom Haus und den Bewohnern fern.

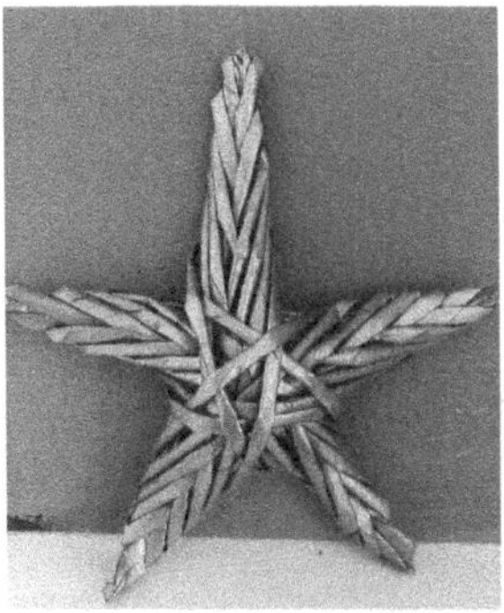

Das zweite nennt sich »Tempel der Götter« und wird bei Ritualen verwendet. Es vereinigt eine rechteckige Form, eine Spirale und ein Pentagramm in sich. Auch dieses Werkzeug kann aus Rinde oder Papier hergestellt werden.

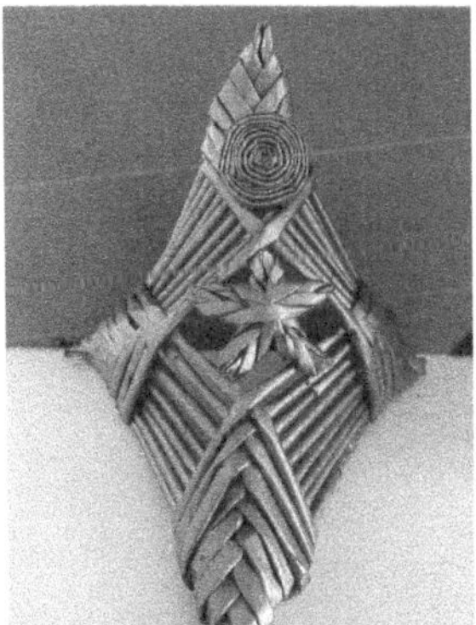

Das dritte Werkzeug ist der sogenannte goldene Spiegel oder das Ahnenreihe-Werkzeug. Es wird bei Aufrufungen und Heilritualen eingesetzt und danach verbrannt. Auch hier kann man die Spirale der Unendlichkeit in der Mitte erkennen. Seine Form steht für die vier Himmelsrichtungen.

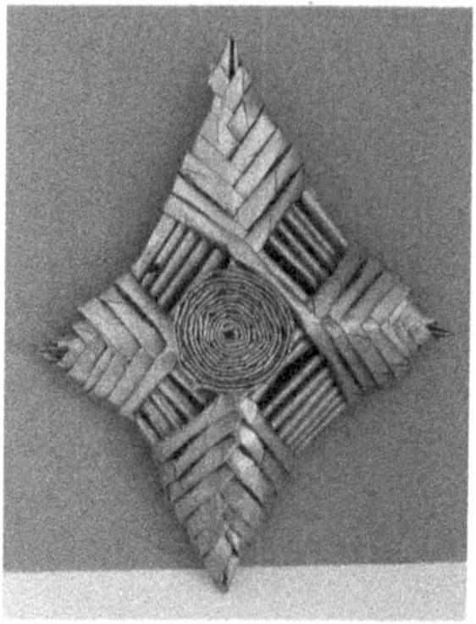

Das vierte Werkzeug ist ein Dreieck, das für die Dreifaltigkeit und das Göttliche steht. Es wird bei vielen Heilübungen zur Unterstützung verwendet.

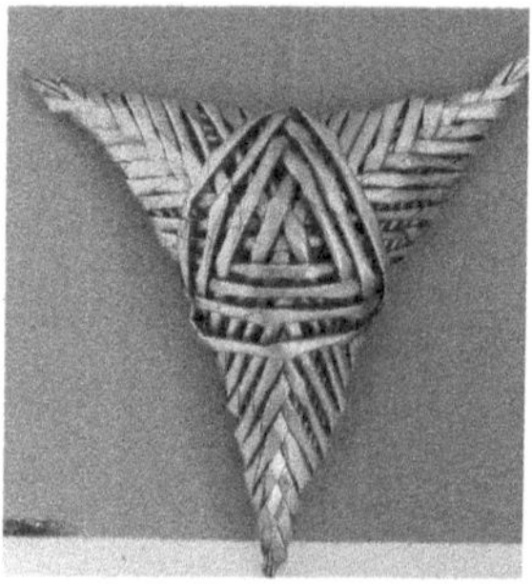

Das fünfte Werkzeug symbolisiert eine Pyramide, die heilige Kräfte auf die Erde bringt. Man platziert sie in der Regel an einem Altar für Anbetungen, Energieübertragung und als Schutz. Bei einer Fernbehandlung schreibt man den Namen des Kranken unten an die Basis der Pyramide und lässt das göttliche Licht durch die Spitze oben zum Namen fließen.

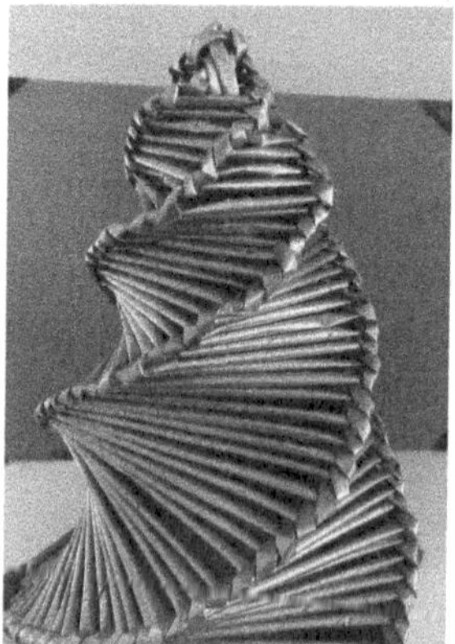

Das letzte Werkzeug dieser Art ist ein Kranz. Er wird bei Feierlichkeiten, aber auch bei Fernheilungen verwendet, weil er für die Unendlichkeit steht. Das sieht man ihm auch an.

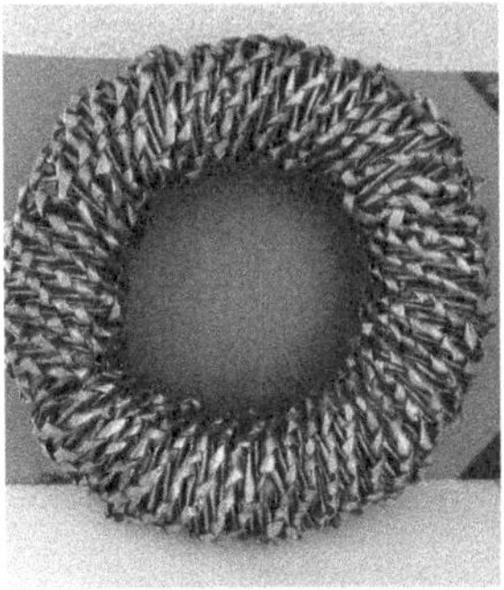

Heilung durch Pflanzen

Es ist eine altbekannte Tatsache, dass man für Heilungen auch Pflanzen nutzen kann. Im sibirischen Raum werden Bäume für erkrankte Menschen gepflanzt, die ihnen Kraft spenden. Man kann sogar gefällte Bäume beseelen, sagen Schamanen. Dazu werden einfach neue Bäume anstelle des gefällten Baums gepflanzt mit der Bitte, den Geist des alten Baumes in den neuen umzusiedeln. Auch hierbei geht es um Torsionsfelder, die übertragen werden können.

Sie haben auch die Möglichkeit, Erkrankungen sozusagen wörtlich »in den Topf« zu setzen. Jede Erkrankung kann nämlich versetzt werden, und zwar auf Pflanzen. Bereiten Sie einen Topf und Erde vor. In diese mischen Sie Körperflüssigkeit des Kranken. Danach setzen Sie eine Pflanze in den Topf, die der Erkrankung entspricht. Wenn die Pflanze keimt, wird sie entsorgt. Nehmen Sie sie aus dem Topf, und verbrennen Sie sie, wenn die Erkrankung mit Blut, Schweiß, Harn oder der Lymphe sowie Eiter zu tun hat. Ansonsten werfen Sie sie in einen Fluss. Diesen Vorgang nutzt man auch für die Fernheilung, indem man statt einer Körperflüssigkeit ein Foto des oder der Kranken verwendet.

Wie oben erwähnt, spenden uns Pflanzen ihre Kräfte. Dabei geht es nicht nur um Stoffe wie Saponine oder Flavonoide, sondern vielmehr um den Äther der Pflanzen. So können diese Kräfte genutzt werden, um gewisse Erkrankungen zu heilen. Bei Leberleiden kann man die Kraft des Löwenzahns, der Mariendistel und der Artischocke nutzen. Genauso funktioniert es mit Rapsöl, von dem man täglich 50 ml einnimmt, oder durch den Verzehr von Rosenkohl oder Salbei.

Im schamanischen Bereich werden auch Blumen gerne verwendet. Geben Sie 100 g Blumen (etwa Rosen oder Dahlien) in einen Liter Wodka. Lassen Sie die Mischung acht Wochen lang stehen. Am besten stellen Sie die Flüssigkeit ins Dunkle. Danach seihen Sie das Ganze ab. Man nutzt die Flüssigkeit, um sie zwei Mal pro Woche in die Wirbelsäule einzureiben, was das Aurafeld stärkt.

Kränze für mehr Kraft sind im Schamanismus ebenso populär. Man bindet sie zum Schutz des Hauses für ein Jahr. Basteln Sie aus irgendwelchen Zweigen einen Kranz und schmücken Sie ihn mit Blüten und Schleifen. Legen Sie den Kranz zwölf Monate lang in Ihr.

Ein Amulett aus Lavendel, Petersilie und Rosenblättern bietet ebenso einen guten Schutz für das Zuhause. Sie können Teile der drei Pflanzen einfach zusammenlegen und wirken lassen.

Eine andere Möglichkeit ist das geistige Räuchern mit gewissen Kräutern. Dabei werden keine echten Kräuter verbrannt, sondern man stellt sich vor, ein Kraut zu räuchern. Dabei wird seine Kraft dem kranken Menschen zur Verfügung gestellt, auch bei einer Fernbehandlung. So kann man etwa mit Salbei in Gedanken räuchern, um negative Energien aus dem Aurafeld des Kranken zu entfernen, mit Rosmarin, um Schutz und Segen zu erlangen, oder mit Thymian, um den geistigen Zustand zu verbessern.

Ich empfehle zusätzlich immer wieder, dass man neue Eindrücke sammeln sollte, etwa durch einen Spaziergang in der Natur oder auch einen Urlaub. Das aktiviert das Gehirn und erneuert seine Zellen.

Bachblüten und Kräuter beim Fernheilen

Sie haben bestimmt schon von der Bachblütentherapie gehört. Es gibt verschiedene Heilmittel, die uns von der Natur geschenkt wurden, darunter auch Blüten. Der Begründer der Bachblütentherapie war der englische Arzt und Kräuterheilkundler Edward Bach (1886–1936). Er war ein homöopathisch praktizierender Arzt, der seine gut gehende Praxis in London aufgab, um sich der Erforschung der wild wachsenden Pflanzen seiner Heimat zu widmen. Durch eingehendes Studium der wild wachsenden Pflanzen fand er 38 Blüten und Mittel, die auf das Empfinden und auf Gefühlszustände wirken und dadurch zu innerem Gleichgewicht führen. Bach war überzeugt, dass Erkrankungen durch Disharmonien zwischen den für den Menschen wichtigsten Instanzen, wie sein inneres Wesen und die persönliche Ebene (Alltag) und tägliches Verhalten, entstehen.

Bachblüten werden mit Alkohol hergestellt. Daher sind sie nicht geeignet für trockene Alkoholiker. Sie sind auch kontraindiziert bei akuten psychiatrischen Erkrankungen wie Depression oder Schizophrenie, bei Neurosen (wie Waschzwang) oder in der Schwangerschaft. Die Tropfen werden meistens auf die Zunge gegeben, ähnlich wie z.B. Rescue-Tropfen bei Unruhe. Die Eigenschaften der Blüten weisen ein breites Spektrum auf, sie können deshalb für schnelle Hilfe, Lösung von Blockaden, Freisetzung der eigenen Potenziale und die Harmonisierung der Psyche eingesetzt werden. Sie wirken auf den Geist, sind also ein psychotropes Mittel, das die Grundstimmung des Patienten beeinflusst. So lernt er, zu weinen, loszulassen oder auch »Nein« zu sagen. Selbstbehauptung und Mut werden aktiviert. Es gibt keine Nebenwirkungen und die Tropfen können bei Beachtung der oben genannten Einschränkungen in jedem Alter verwendet werden. Die Einnahme von Bachblüten darf allerdings keinesfalls die bewährten medizinischen Maßnahmen der Diagnostik und Therapie ersetzen. Sie sind nur ergänzend bzw. prophylaktisch einzusetzen.

Bei der Fernheilung verwendet man Bachblüten am Foto des Kranken, indem man die Flüssigkeit direkt auf das Foto des Patienten tropft.

Nun möchte ich Sie mit der Herstellung der Essenzen vertraut machen. Die wild wachsenden Blüten werden morgens gepflückt und unmittelbar danach für mehrere Stunden in frisches Quellwasser gelegt. Nach ein paar Stunden werden sie welk. Verwendete Pflanzenteile werden nicht zerkleinert oder geschnitten. Die daraus gewonnene Essenz (Auszug) wird mit Alkohol (Brandy) verdünnt und dadurch haltbar gemacht. Der Anwender selbst stellt dann mithilfe einer Lagerflasche (Stock Bottle) eine homöopathische Lösung her. Die bekannteste Essenz sind die Rescue-, also Notfalltropfen. In dieser Mischung sind folgende Blüten enthalten: Star of Bethlehem,

Rock Rose, Impatiens, Cherry Plum, Clematis. Die Wirkung setzt innerhalb von 30 Sekunden ein.

Besonders empfehlenswert sind sie bei:

- Herz-Kreislauf-Attacken
- psychologischen Ausnahmesituationen
- Unfällen
- Verletzungen
- Schock
- Allergien
- Heuschnupfen

Die Bachblütentherapie gehört zu den alternativen naturheilkundlichen Verfahren und wurde in den 1930er-Jahren entwickelt. Sie bietet eine dem Seelenzustand angepasste Unterstützung und bewirkt eine seelische Gesundheitsvorsorge und -fürsorge. Bachblüten im klassischen Sinne sind Aufbereitungen der wässrigen Auszüge von verschiedenen Blüten wild wachsender Pflanzen. Dr. Bach vertrat die Auffassung, dass Störungen auf der geistigen, seelischen oder emotionalen Ebene zu organischen Störungen und Krankheit führen. Er teilte diese »feinstofflichen« Störungen ein und ordnete den grundlegenden Gemütszuständen bestimmte Pflanzenextrakte zu. Die Verabreichung dieser Pflanzenextrakte führt nach seiner Meinung zu einer positiven Veränderung. Schamanen arbeiten ebenfalls mit Pflanzenauszügen. Sie glauben, dass jede Pflanze einen Geist hat, der unserem eigenen Geist bei Problemen helfen kann. Schamanische Essenzen werden jedoch nicht innerlich eingenommen, sondern sie werden geistig verabreicht. Dr. Bach unterschied sieben grundlegende Gemütszustände und ordnete diesen seine Essenzen zu.

Angst: Aspen, Cherry Plum, Mimulus, Red Chestnut, Rock Rose

Unsicherheit: Cerato, Gentian, Gorse, Hornbeam, Scleranthus, Wild Oat

Interesselosigkeit: Clematis, Chestnut Bud, Honeysuckle, Mustard, Olive, White Chestnut, Wild Rose

Einsamkeit: Heather, Impatiens, Water Violet

Mangelnde Abgrenzungsfähigkeit (gegen fremde Einflüsse): Agrimony, Centaury, Holly, Walnut

Mutlosigkeit, Verzweiflung: Crab Apple, Elm, Larch, Pine, Oak, Star of Bethlehem, Sweet Chestnut, Willow

Zu starke Sorgen um andere: Beech, Chicory, Rock Water, Vervain, Vine

Nun komme ich im Einzelnen zu den 38 von Dr. Bach beschriebenen Blüten und den ihnen zugeordneten Eigenschaften, bei deren Bewältigung sie helfen:

01 Agrinomy (Gemeiner Odermennig; Agrimonia eupatoria)
Mangelnde Aufrichtigkeit sich selbst und anderen gegenüber
Defizite in der Wahrheitsfindung
Konflikten aus dem Weg gehen
Verdrängen von Gefühlen wie Angst oder Aggression
nach außen hin übertriebene Lustigkeit

02 Aspen (Espe, Pappel; Populus)
Lebensangst
Zukunftsangst
innere Panik und Horrorvisionen
Entsetzen, furchterregende Einbildungen
ängstliche Ahnungen und Angst vor der Angst
mangelndes Selbstvertrauen und unrealistische Einschätzung

03 Beech (Rotbuche; Fagus sylvatica)
tiefsitzende Intoleranz
übertriebene Verständnisbereitschaft
Beschönigungstendenz
übertriebene Großzügigkeit
innerliche Ablehnung
Angeberei
Mangel an Toleranz und Mitgefühl
mangelndes Einfühlungsvermögen

04 Centaury (Tausendgüldenkraut; Centaurium)
Unterwürfigkeit
mangelnde Selbstliebe
mangelnde Selbstbehauptungskraft
Unselbstständigkeit
Selbstverleugnung
übertriebene Verzichtsbereitschaft
Schüchternheit
überdurchschnittliche Hingabefähigkeit
Selbstlosigkeit
nicht »Nein« sagen können
psychische Instabilität
Galle-, Leber- und Oberbauchbeschwerden

zu wenig Abgrenzung
zu viel Ausrichtung nach anderen
kaum Abgrenzung gegen fremde Ansprüche

05 Cerato (Bleiwurz; Ceratostigma willmotianum)
Ratlosigkeit
Unsicherheit
Unentschlossenheit
mangelnde Selbstbewusstheit
Orientierungslosigkeit
kaum Intuition
kaum Wendung nach innen
eigene Meinungsbildung ist schwer
kaum Zivilcourage

06 Cherry Plum (Kirschpflaume; Prunus cerasifera)
Angst vor Kurzschlusshandlungen
Gefühl des Durchdrehens
Überdrehtheit
schwer kontrollierbare Gefühle
kaum Gelassenheit
nicht loslassen können

07 Chestnut Bud (Kastanienknospe; Aesculus hippocastanum)
Lernschwäche
Wiederholung der gleichen Fehler
Zerstreutheit
Unaufmerksamkeit
Erkennungsschwäche
Venenleiden

08 Chicory (Wegwarte; Cichorium intybus)
Bedürfnis nach Gefühlsbeziehung
fordernde Überfürsorglichkeit
Egoismus
Gefühlstyrannei
starkes Liebesbedürfnis
Selbstmitleid
egoistische Eifersucht
nicht loslassen können
keine Spontanität in den Gefühlen

09 Clematis (Gemeine Waldrebe; Clematis vitalba)
Märchendenkerei
Tagträumereien
kritikloser Optimismus
starkes Bedürfnis nach Lebensfreude
optimistische Erwartungshaltung
Illusionen
Fantasien
geistige Abwesenheit
Tendenz zur Ohnmacht
Unaufmerksamkeit
kein Gegenwartsbezug
kaum Lebendigkeit
keine Motivation

10 Crab Apple (Holzapfel; Malus sylvestris)
Sauberkeitszwänge
zwanghafter Charakter
extremer Ordnungszwang
Überhausfrau

Übermutter
Versündigungsgefühle
Gefühl der Unreinheit, keine Lässigkeit

11 Elm (Ulme; Ulmus procera)
Prüfungsangst
Leistungskrisen
unkontrollierbarer Ehrgeiz
Versagensangst
Überforderungsgefühl
stressbedingtes Fehlverhalten
kein Vertrauen
kein Zutrauen
kein Mut und keine Zuversicht
Arbeit nach Hause mitnehmen

12 Gentian (Herbstenzian; Gentianella amarella)
Willensschwäche
leichte Entmutigung
Mangel an Durchhaltevermögen
Rezidivneigung
ungenügende Konsequenz
Schwarzsehen
kaum Mut und Ausdauer
kaum Glaube und Gottvertrauen
zu pessimistisch
erkennt keine positiven Veränderungen
negative Lebensgrundeinstellung

13 Gorse (Stechginster; Ulex europaeus)
Hoffnungslosigkeit

Hoffnungsverlust
alles erscheint negativ
keine Selbstliebe

14 Heather (Heidekraut, Erika; Calluna vulgaris)
Verzicht fällt schwer
starkes Geltungsbedürfnis
Furcht vor dem Alleinsein
Einsamkeit
Minderwertigkeitsgefühl
Redezwang
kaum beziehungsfähig
kann nicht zuhören

15 Holly (Stechpalme; Ilex aquifolium)
Aggressivität
Eifersucht
Neid
Hassgefühle
Rivalitäten
Rache und Wut
Liebeskummer
Groll und Zorn
Streitsucht
Schadenfreude
besitzergreifend
kaum Liebe und kein Vertrauen
versteht die Mitmenschen nicht

16 Honeysuckle (Geißblatt; Lonicera)
kein Realitätsbezug

Vergangenes ist ständig präsent
Nostalgie
Flucht vor der Wirklichkeit
Sehnsucht
innere Starre
Veränderung fällt schwer
Heimweh
Wehmütige Erinnerungen
Verlust
Trauer
nicht loslasen können

17 Hornbeam (Hainbuche; Carpinus betulus)
Anforderungen des Alltags fallen schwer
Versagensangst
Überforderungsgefühl
Frust und Pessimismus
Morgenfrust
Schwächegefühl
Arbeitsunlust
Flucht in die Erkrankung
Langeweile
Müdigkeit
keine Freude und schwache Vitalität
keine Spannkraft

18 Impatiens (Drüsiges Springkraut; Impatiens grandulifera)
Nervosität
Unruhe
Getriebenheit

nervöse Schlaflosigkeit
Ungeduld
Eile und Hetze
Oberflächlichkeit
Zerstreutheit
Hyperaktivität und Zappelei
große Anspannung im Alltag
Ungeduld
fehlende innere Ruhe
mangelndes Zeitgefühl

19 Larch (Lärche; Larix decidua)
mangelndes Selbstvertrauen
Minderwertigkeitskomplexe
Neigung zu unnötigem Verzicht
Schüchternheit
Zaghaftigkeit
Tiefstapelei
Selbstzweifel
Unsicherheit
Prüfungsangst
Erwartung von Misserfolgen
kein Selbstvertrauen
kaum kreatives Denken

20 Mimulus (Gefleckte Gauklerblume; Mimulus guttatus)
reale Angst
Erwartungsangst
Existenzangst
Neigung zur Flucht
Angst vor Autoritäten

Nervosität
Unsicherheit und Zurückhaltung
Versagensangst
Prüfungsangst
Lampenfieber
Angst vor Krankheit, Schmerzen, Tod, Fehlern etc.
Angst vor Liebe und Hass

21 Mustard (Ackersenf; Sinapis arvensis)
Desinteresse
Gleichgültigkeit
depressive Verstimmung
Mutlosigkeit
Hoffnungslosigkeit
Traurigkeit
Gefühl der Sinnlosigkeit des Lebens
Identitätskrisen
Schlechte Laune
Lustlosigkeit und Traurigkeit
Oberbauchprobleme
Gefühl, sich in einem Loch zu befinden

22 Oak (Eiche; Quercus)
Starre
Unnachgiebigkeit
Pflichtzwang
übertriebenes Verantwortungsgefühl
Selbstaufopferung
übergroßer Ehrgeiz
Sturheit
Kompromisslosigkeit

Verbissenheit
Dauerstress
nicht nachgeben können
lässt Schwäche nicht zu

23 Olive (Olivenbaum; Olea europaea)
Erschöpfung
allgemeine Schwäche
geringe Leistungsfähigkeit
Schlafstörungen
Überforderung
aufeinanderfolgende Schicksalsschläge
fix und fertig sein
kaum Körperbewusstsein
kaum Regeneration und Kraft
psychische Wunden

24 Pine (Kiefer; Pinus)
Perfektionismus
Schuldgefühle
Selbstvorwürfe
Masochismus
kaum Selbstwertgefühl
moralische Zwänge
schlechtes Gewissen
Gefühl, für die Fehler anderer verantwortlich zu sein
nicht loslassen können
keine Selbstachtung

25 Red Chestnut (Rote Rosskastanie; Aesculus rubicunda)
Rheuma, Bronchitis, Lungenprobleme

neurotisches Mitleid
zu viele Sorgen
übertriebene Fürsorglichkeit
Angst und Kontrolle über Mitmenschen
negative Erwartungshaltung
Bevormundung
Aufopferung
keine Gelassenheit und kein Vertrauen
fehlende Abgrenzung

26 Rock Rose (Gelbes Sonnenröschen; Helianthemum nummularium)
akute Panik
plötzliche Angstzustände

27 Rock Water (Fels-Quellwasser)
Härte
Strenge sich und anderen gegenüber
Unnachgiebigkeit
Zwang
zu viele Prinzipien
übergroßer Ehrgeiz
Fanatismus
hohe Moralvorstellungen
Sturheit
Gnadenlosigkeit
Grausamkeit sich und anderen gegenüber
Gefühlsangst
übertriebene Selbstdisziplin
asketisches Verhalten
keine Flexibilität und keine Spontanität

kaum Sanftmut
Verspannungen

28 Scleranthus (Einjähriger Knäuel; Scleranthus annuus)
schlechte Laune
Frustration
Stimmungswechsel
Unausgeglichenheit
Unentschlossenheit
Unberechenbarkeit
Unsicherheit
Labilität
Ruhelosigkeit
Sprunghaftigkeit
Unzuverlässigkeit
Konzentrationsschwäche
Schusseligkeit

29 Star of Bethlehem (Dolden-Milchstern; Ornithogalum umbellatum)
Schock
Schreck
Entsetzen
Krisen
Gefühlsterror
übergroßer seelischer Schmerz
Kummer
Sorgen
Verletzungen
blockierte Lebensenergie
Traumata

Albträume
keine Regeneration

30 Sweet Chestnut (Edelkastanie; Castanea sativa)
absolute Verzweiflung
seelischer Zusammenbruch
Ausweglosigkeit
Hoffnungslosigkeit
innere Blockade
extreme Trauer
innere Leere
keine Transformation
Gefühl, die Grenze erreicht zu haben
Kummer, Schmerz, keine Energie

31 Vervain (Eisenkraut; Verbena officinalis)
in der Geburtshilfe eingesetzt
missionarische Tendenzen
Weltverbesserei
zu viel Idealismus
Fanatismus
blinder Glaubenseifer
starker Eigenwillen
Verbissenheit
Besserwisserei
Anspannung
nicht loslassen können
keine Konzentration

32 Vine (Weinrebe; Vitis vinifera)
Sturheit

Intoleranz
Herrschsucht
Dominanz
Rechthaberei
Bevormundung
Arroganz
Machthunger
Streitlust
Rücksichtslosigkeit
Egozentrik

33 Walnut (Walnuss; Juglans regia)
Beeinflussbarkeit
Angst vor der Meinung anderer
Angst vor Beurteilung
Überempfindlichkeit gegenüber äußeren Einflüssen
übertriebene Anpassung
Lebensumstellung fällt schwer (Klimax, Tod)
Labilität
Gutgläubigkeit
kaum Charakterstärke

34 Water Violet (Sumpfwasserfeder; Hottonia palustris)
Distanz
Gleichgültigkeit
Undankbarkeit
Einsamkeit
Zynismus und Unsicherheit
Isolation
Kontaktunfähigkeit

mangelnde Demut
kein Zulassen von Nähe

35 White Chestnut (Weiße Rosskastanie; Aesculus hippocastanum)
Schulprobleme
kaum Konzentration
Sorgen
Probleme
Gedankenschwere
Kopflastigkeit
Müdigkeit
Erschöpfung
Einschlafstörungen
Grübeln
zwanghaftes Wiederholen der Gedanken

36 Wild Oat (Waldtrespe; Bromus ramosus)
Unsicherheit
Sinnlosigkeit
Lebenskrise
Neuanfang
Ziellosigkeit
Unzufriedenheit und Frust
Zweifel
Unsicherheit bezüglich Job oder Berufswahl
Wesentliches nicht erkennen können
kaum Selbstverwirklichung

37 Wild Rose (Heckenrose; Rosa corymbifera)
Antriebsstörungen

Resignation
Mutlosigkeit
Lustlosigkeit
Trägheit und Passivität
monotone Stimme
Mangel an Motivation
kaum Lebenswille
Interesselosigkeit
geistige Abstumpfung
kaum Hingabe und Lebensfreude

38 Willow (Weide; Salix alba)
Verbitterung
Zorn und Groll
Neid und Hassgefühle
Feindseligkeit
Neigung, anderen die Schuld zuzuweisen
Schadenfreude und Rachsucht
beleidigt sein
enttäuscht sein
keine Selbstverantwortung
kaum positives Denken

Für die Zubereitung der Essenzen brauchen Sie:

- Pipettenfläschchen
- Alkohol 50% oder Brandy 40%
- Quellwasser oder Mineralwasser ohne Kohlensäure
- 3 Tropfen der ausgewählten Blütenessenz
- je 1 Tropfen weiterer Essenzen (bis zu 4 verschiedene sind mischbar)

Füllen Sie das Fläschchen bis zur Hälfte mit Quellwasser, geben die Blütenessenzen dazu und füllen mit Alkohol auf.

Die Essenz ist geeignet zur Einnahme, für Bäder, Umschläge und Salben. Für einen Umschlag bei Prellungen geben Sie 6 Rescue-Tropfen auf 1 l Wasser.

Für die Zubereitung der Rescue-Tropfen (Notfalltropfen) verwenden Sie die doppelte Menge an Blütenessenzen (6 Tropfen bei einer 30 ml Flasche).

Wie bereits erwähnt, können Sie die Tropfen von Dr. Bach auch bei Fernbehandlungen einsetzen. Sie verwenden sie je nach Problem direkt auf dem Foto der Person, die Sie heilen möchten. Vier Tropfen überbringen die Informationen der Blüten direkt der Seele. Ich male sogar meine Bilder, indem ich Bachblüten-Essenzen zusetze. Ich gebe statt Wasser immer einen Tropfen davon in die Farbe.

Hier habe ich für Sie noch einmal 38 negative Seelenzustände aufgelistet und welche Pflanze Dr. Bach zufolge dabei hilft, sie zu überwinden:

- Man versucht, unangenehme Gedanken und Unruhe hinter einer Fassade von Fröhlichkeit zu verbergen: Agrinomy
- Man hat unerklärliche Angst und Furcht vor drohendem Unheil: Aspen
- Man verurteilt andere und verfügt über wenig Toleranz: Beech
- Man kann nicht »Nein« sagen: Centaury
- Man hat zu wenig Vertrauen in die eigene Meinung: Cerato
- Man kann nicht loslassen: Cherry Plum

- Man macht immer wieder die gleichen Fehler: Chestnut Bud
- Man hat Selbstmitleid und ist besitzergreifend: Chicory
- Man schwebt in der Luft und ist mit den Gedanken irgendwo anders: Clematis
- Man fühlt sich beschmutzt: Crab Apple
- Man hat Angst, eine Aufgabe nicht bewältigen zu können: Elm
- Man ist entmutigt und pessimistisch: Gentian
- Man hat keine Hoffnung und ist verzweifelt: Gorse
- Man ist zu selbstbezogen und braucht Publikum: Heather
- Man ist gefühlsmäßig irritiert: Holly
- Man hat Sehnsucht nach der Vergangenheit: Honeysuckle
- Man glaubt, man sei zu schwach, um seine Pflichten zu erledigen: Hornbeam
- Man ist ungeduldig und gereizt: Impatiens
- Man hat Minderwertigkeitskomplexe: Larch
- Man ist schüchtern: Mimulus
- Man fühlt sich traurig: Mustard
- Man fühlt sich als müder Kämpfer: Oak
- Man ist erschöpft: Olive
- Man hat Schuldgefühle: Pine
- Man macht sich zu viele Sorgen um andere: Red Chestnut
- Man ist in Panik und erlebt Angstzustände: Rock Rose
- Man ist hart zu sich selbst: Rock Water
- Man ist sprunghaft: Scleranthus
- Man hat einen Schock nicht verkraftet: Star of Bethlehem
- Man glaubt, an seine Grenzen gekommen zu sein: Sweet Chestnut

- Man ist übereifrig und fanatisch: Vervain
- Man ist zu dominant: Vine
- Man ist wankelmütig und wird manipuliert: Walnut
- Man ist isoliert: Water Violet
- Man ist in einem Gedankenkarussell: White Chestnut
- Man ist unklar in seinen Zielvorstellungen: Wild Oat
- Man ist apathisch und hat resigniert: Wild Rose
- Man ist verbittert: Willow

Den einzelnen Bachblüten sind entsprechende Sternzeichen zugeordnet. Dabei nehmen verschiedene Autoren widersprüchliche Zuordnungen vor. Ich halte mich bei der Fernheilung an die folgende

Liste der astrologischen Zuordnungen:

Fische	20.2.–20.3.	Centaury, Wild Rose, Aspen
Jungfrau	24.8.–23.9.	Crap Apple, White Chestnut, Larch, Gorse, Gentian
Löwe	23.7.–23.8.	Vine, Olive
Krebs	22.6.–22.7.	Clematis, Mimulus, Star of Bethlehem
Skorpion	24.10.–22.11.	Holly, Cherry Plum, Rock Water, Pine, Mustard
Schütze	23.1.–21.12.	Agrimony, Sweet Chestnut
Steinbock	22.12.–20.1.	Oak, Beech, Honeysuckle
Stier	21.4.–20.5.	Chicory, Red Chestnut
Wassermann	21.1.–19.2.	Scleranthus, Wild Oat, Chestnut Bud
Waage	24.9.–23.10.	Walnut, White Chestnut
Widder	21.3.–20.4.	Impatiens, Vervain, Heather, Rock Rose
Zwillinge	21.5.–21.6.	Cerato, Elm, Hornbeam

So, wie alle Erkrankungen Planeten zugeordnet werden, ordnet man diesen wiederum Pflanzen zu. Im Folgenden habe ich einzelnen Planeten häufige Beschwerden zugeordnet und diesen wiederum hilfreiche Pflanzen:

Mond – Rheuma, Gicht, Allergien, Krämpfe, eitrige Wunden, Menstruationsbeschwerden, Parasiten, Hauterkrankungen, Epilepsie, Depression, Alkoholismus: *Aster, Iris, Kohl, Karotte, Gurke*

Mars – HNO, Lungenbeschwerden, Leberleiden, Erkältung, Hämorrhoiden, Migräne, Wunden, Blutungen, Hepatitis, Durchfall, Verstopfung, Gangrän: *Basilikum, Artischocke, Brennnessel, Schnittlauch, Pfeffer, Wegerich, Beifuß, Radieschen, Rote Bete, Rettich, Knoblauch, Meerrettich*

Merkur – Gehirnerkrankungen, Ohnmacht, Schwindel, Angst, Zahnbeschwerden, Furunkel und Pickel, Zysten, Stottern: *Anis, Baldrian, Dahlie, Erbsen, Kletterpflanzen, Klee, Tomate*

Jupiter – Herzleiden, Beschwerden des Magen-Darm-Trakts, Bauchspeicheldrüse, Knochen und Gelenke, Galle, Blutdruck, Angina, Augenleiden, Vergiftungen: *Jasmin, Kresse, Zitrone, Minze, Löwenzahn, Pfingstrose, Weizen, Rose, Rosmarin, Veilchen*

Venus – Harnwege, Niere, Geschlechtskrankheiten: *Tulpe, Lilie, Iris*

Räucherungen

Schon vor Jahrtausenden warf man wohlriechende Kräuter und spezielle Hölzer in Feuer oder glühende Asche, um die aromatischen Bestandteile der Pflanzen in süß duftendem Rauch zu den Göttern aufsteigen zu lassen. Später kam der Gebrauch von Harzen und Balsamen dazu, die oft über große Strecken importiert werden mussten. So entwickelte sich Räucherwerk in nahezu allen Kulturkreisen zu einem unverzichtbaren Bestandteil religiöser Riten, der Meditation und des Okkultismus, nicht zuletzt wegen der häufig im Rauch enthaltenen Substanzen, welche nachweislich beruhigend auf den Organismus sowie befriedend und beflügelnd auf den Geist wirken. Die aromatischen Harze und Gummis werden aus verschiedenen Bäumen aus dem Mittleren Osten und Asien gewonnen. Sie wirken auf den Menschen auf körperlicher, psychischer und geistiger Ebene. Die Weihrauchsorten werden in roher Form oder als geweihte Mischungen präsentiert.

Räucherungen sind eine weitere Möglichkeit, sich selbst oder andere auch aus der Ferne zu behandeln. Bei jeder Magie werden Räucherungen verwendet. Sie wirken gegen negative Energie und werden bei Meditationen, Seancen (Hellsehen, Wahrsagen, Pendeln) sowie spiritistischen Sitzungen eingesetzt. Jeder Medizinmann macht es heute noch so wie früher. Auch in Ägypten oder im alten Rom räucherte man. Und schon in der Bibel finden sich viele Beispiele dafür. Fast alle heutigen Weltreligionen kennen die Verwendung von Räuchermitteln. Es gibt keine ernsthafte okkulte Sitzung, die ohne Räucherstäbchen oder Weihrauch abgehalten wird. Besonders wichtig ist die Verwendung von Räucherwerk für Menschen, die sich mit Esoterik, Pendeln oder Wahrsagen beschäftigen. Ich verwende bei meinen Ritualen und Zeremonien verschiedene Räucherungen. Es ist dabei nicht wichtig, sich immer an die Beschreibungen der einzelnen Kräuter und Harze zu halten. Die Seele sagt uns, welche Räucherung im Moment passt. So mische auch ich meine Räucherungen intuitiv zusammen. Im Folgenden finden Sie eine Tabelle verschiedener ***Räucherungen***, die Ihnen als Beispiel dienen soll.

Aroma	Herkunft	Wirkung
Amber	Indien	zur Abwehr
Almond (Mandel)	Indien	zum Angriff
Apfel	Indien	zur Reinigung der Seele
Bilberry (Heidelbeere)	China	fördert Treue
Cannabis	China	zur Abwehr
Cinnamon (Zimt)	China	zum Schutz
Jasmin	China	zur Reinigung der Wohnung
Kirsche	Somalia	für Liebesrituale
Lavendel	Somalia	begünstigt die Nähe zu Gott
Lilie	Jemen	für Rituale
Lilac (Flieder)	Arabien	schützt und reinigt
Lotus	China	zur Reinigung der Wohnung
Moschus (Musk)	Indien	zur Geisteraustreibung
Opium	Indien	reinigt, fördert Beständigkeit
Orange	Afrika	erotisierend, für Rituale
Patschuli	Indien	für magisches Arbeiten
Pfirsich	Indien	zum Kartenlegen sehr geeignet
Sandelholz	Indien	Streben zum Göttlichen
Tropica	Afrika	für mystische Arbeit
Vanille	China	zur Reinigung allgemein

Aroma	Herkunft	Wirkung
Violet (Veilchen)	Hongkong	zur Meditation
Weihrauch	Hongkong	für Reinigung und Abwehr
Zitrone	China	für Rituale

Die oben genannten Sorten sind meistens als Räucherstäbchen erhältlich. Doch gibt es auch Weihrauchsorten, die man als lose Ware verwenden kann. Hier sind sie:

Myrrhe

Das erstarrte Harz verschiedener arabischer »Balsam«- Bäumchen wird in Somalia hergestellt. Die Myrrhe ist untrennbar mit den religiösen Bräuchen der orientalischen und abendländischen Kulturen verbunden. Sie ist auch ein bedeutender Duftstoff in der Parfümerie. Ihr Aroma weckt »weibliche« Eigenschaften, stärkt das Gefühl für die Außenwelt und hat eine entspannende Wirkung. Myrrhe wird oft bei Bannungen, Ritualen, Besprechungen und Gebeten verwendet.

Opoponax

Dieses Balsambaumgewächs ist hart, dunkelrot bis braun und verströmt ein wunderbares, bitter-süßes Aroma, das sich sogar dann entfaltet, wenn das Harz nicht erhitzt wird. Es wird zum Hellsehen und Wahrsagen verwendet.

Perubalsam

Der zähflüssige dunkelbraune Perubalsam hat einen süßlichen, warmen Duft und wird neben der Verwendung in Räucherwerk auch in naturkosmetischen Präparaten, Lebensmittelaromen und Parfümkompositionen eingesetzt.

Styrax (Storax)
Diese duftende Substanz mit harzig-blumigem Aroma hilft dabei, den tieferen Sinn des Lebens zu erkennen, und bei der Suche nach dem Wesentlichen. Ihr Duft des Ideals fördert Verantwortungsgefühl, Beständigkeit und Treue, schützt gegen negative Kräfte und steigert die Lebenskraft.

Tolubalsam
Der angenehm vanilleartig duftende Tolubalsam ist das Harz eines aus Kolumbien stammenden Balsambaumes. Die Azteken gewannen Tolubalsam für kultische Räucherungen und zur Wundheilung. Sein Duft versetzt in eine träumerische Stimmung und beflügelt die Fantasie. Er wirkt übrigens auch gut gegen Kopfschmerzen.

Tonkabohnen
Das sind die getrockneten Samen des in Südamerika kultivierten Dipteryx odorata. In Räucherungen verströmt die Bohne einen blumig-warmen Duft, der aufhellend und harmonisierend wirkt.

Weihrauch (Olibanum)
Neben der Myrrhe besitzt kaum ein anderes duftendes Harz eine so ehrwürdige Geschichte. Bereits von den alten **Ägyptern wurde es für kultische Zwecke, als Räuchermittel, in Salben zum Einbalsamieren sowie als Parfüm** benutzt. »Weihrauch« wird sowohl als Bezeichnung für einen geweihten Rauch verwendet, der bei der Verbrennung von Kräutern, Hölzern und Harzen entsteht, als auch als Name des Harzes verschiedener Boswellia-Arten aus der Familie der Balsambaumgewächse. Tatsächlich kann Olibanum-Harz ohne weitere Zutaten

verwendet werden und erinnert stark an den in Kirchen verwendeten Weihrauch. Man unterscheidet Olibanum Eritrea und Olibanum Aden, wobei Letzterer ein milderes Aroma mit einer leichten Zitrusnote besitzt. Weihrauch wird besonders bei Gebeten, Meditationen, Anrufungen und zur Reinigung von Räumen, z.B. nach einer Krankheit, empfohlen. Als Salbenzusatz wirkt er sehr gut gegen Gelenkschmerzen und wird daher auch in der Pharmaindustrie verwendet.

Räuchermischungen können Sie selbst herstellen und die unten näher beschriebenen Zutaten dabei frei kombinieren. Man sollte allerdings beachten, nicht zu viele Bestandteile zu mischen, da sonst der Duft leicht verschwimmt und an Transparenz verliert. Verwenden Sie also nicht mehr als fünf Zutaten in einer Mischung!

Zur Herstellung von gutem Rauchwerk sind nur wenige Hilfsmittel nötig. Grundsätzlich sollten die Zutaten fein zerkleinert und vor dem Mischen gewogen werden, denn oft entstehen zufällig gute Rezepturen, die man nur wiederholen kann, wenn man sich Notizen zum Rezept gemacht hat. Alle Mischungen und Rohstoffe werden anschließend am besten aromaversiegelt und lichtgeschützt gelagert. Ideal zum Abbrennen von Räucherkegeln (Harzen) eignen sich Messingkoros oder Tempelbrenner.

In den Tempeln des Ostens brennen Tag und Nacht Ghee-Lampen. Sie sind aus Messing, arbeiten wie ein Öl-Lämpchen und werden mit Ghee (Butterfett) gefüllt, welches auch mit einigen Tropfen ätherischem Öl aromatisiert werden kann.

Nach altindischer Überlieferung reinigt Ghee die Atmosphäre und schafft so die ideale Voraussetzung zur Meditation. Pflanzen- und Holzpulver werden durch Raspeln von getrockneten, aromatischen Substanzen gewonnen, die auf der heißen Kohle verbrannt werden.

Duft	Wirkung
Rose	beruhigend, magisch und reinigend
Jasmin	stärkt und belebt den Geist und die Seele
Sandel-holz	Diese Mischung aus Pulvern verschiedener Sandel-holzbaumarten ist in den meisten östlichen spirituellen Traditionen allgegenwärtig als Symbol für das Streben zum Göttlichen. Es belebt und stärkt die Seele.
Moschus	für Liebesrituale und Genesung

Der Gebrauch von Räucherungen ist bis zur Zeit Tutanchamuns zurückzuverfolgen, als diese edlen Substanzen dem **Höchsten geweiht** waren und ausschließlich in religiösen Zeremonien verwendet werden durften. Wer sich selbst mit dem köstlichen Duft des Weihrauches umgeben möchte, um in dieser erhabenen und geheimnisvollen Atmosphäre zu geistiger Weitung und Gotteserfahrung zu gelangen, der muss Assoziationen mit dogmatischer Einengung und Freiheitsberaubung überwinden, um sich unvoreingenommen der Energie des Momentes hingeben zu können.

Für eine Räucherung sollte man eine ruhige, schlichte Umgebung wählen und sich von Alltagsgedanken lösen. Bei sparsamer und häufiger Anwendung kann der Weihrauch seine beruhigende und inspirierende Wirkung voll entfalten. Zu beachten ist, dass schnell herbeigewünschte Wirkungen durch die Verwendung großer Mengen von Räucherharz noch nie zu spiritueller Erhöhung, sondern allerhöchstens zu rauschähnlichen Zuständen geführt haben.

Ich möchte Ihnen nun einige weitere Harze vorstellen, die ich seit fast 30 Jahren benutze. Sie sind erhältlich im Internet oder auch im Laden.

Asa Foetida

Der eingetrocknete Milchsaft der Ferula-Art Asant (Teufelsdreck) hat einen üblen, Dämonen vertreibenden Geruch. Es ist das stärkste Räuchermittel zum Schutz, zur Abwehr, aber auch zum Angriff. Asa Foetida wird oft zur Geisterbeschwörung und beim Channeling verwendet.

Dammar

Dies ist das Gummiharz malaysischer Laubbäume. Es ist ein ausgezeichneter Bestandteil für Weihrauchmischungen und kann wie Mastix (siehe unten) verwendet werden.

Drachenblut

Bei meinem liebsten Räuchermittel handelt es sich um keine Mischung, sondern um ein reines und trockenes Pulver, das besonders bei Hexen- und planetarischen Ritualen und für den Voodoo-Zauber Anwendung findet. Es ist ein leuchtend rotes pulverisiertes Harz mit zartem Aroma, das wegen des hohen Preises häufig nur als farbiger Zusatz verwendet wird. Es ist jedoch in magischen Weihrauchmischungen oft unverzichtbar. Ich verwende es sehr gern in meinen Zeremonien.

Benzoe aus Sumatra und Siam

Das Harz der südostasiatischen Styraxbäume riecht angenehm vanilleartig und wird sehr vielseitig verwendet, aber insbesondere, um Glück und Gottesgnade zu rufen. Benzoe Siam fördert träumerische und romantische Gefühle. Die

Sorte Sumatra wirkt hypnotisch und aphrodisierend. Sie verscheucht trübe Gedanken und weckt Lebensfreude.

Elemi

Das meist noch etwas klebrige Elemi-Harz duftet äußerst frisch und zitrusartig, was allgemein als gemütsaufhellend empfunden wird. Im Orient wird Elemi nicht nur zum Räuchern, sondern auch für heilkundliche Zwecke gebraucht.

Kopal (Copal Manila)

Das durchsichtig gelb-orange Harz verschiedener **Bäume** soll mit seinem süßen, leichten Aroma der Zeremonien-Weihrauch der Azteken gewesen sein. Kopal begünstigt die geistige Suche, schützt und reinigt. Dieser Duft vermischt sich gut mit anderen und steigert deren Wirkung.

Mastix

Wegen seines klaren, angenehm belebenden Duftes fand Mastix bereits im Altertum Verwendung. Neben seiner aphrodisierenden Wirkung wird ihm die Stärkung übersinnlicher Kräfte nachgesagt.

Zum Räuchern können Sie neben Harzen auch beliebige Kräuter und Wurzeln verwenden. Ich benutze gerne und oft:

- Magnolienholz
- Rosmarin
- Salbei
- Thymian
- Tannenzapfen
- Zeder

- Buche
- Magnolienblüten
- Orchideen
- Passionsblumen
- Eichenblätter
- Melisse
- Zedernzapfen
- Fichtenzapfen
- Birkenblätter
- Eichenblätter

Die folgenden Rezepte aus der »Vetucha-Heilung« möchte ich Ihnen nicht vorenthalten. Ich gebe zu diesen Mischungen oft noch eine Prise Steinpulver (Malachit oder Schungit) dazu. Alle Räucherungen können Sie sowohl für sich als auch für die Fernheilung nutzen. Beräuchern Sie dafür das Foto der Person, die Sie heilen wollen, ihre Kleidung oder ein Stück Papier mit seinem oder ihrem Namen. Fünf Minuten reichen meistens aus, um die Seele des oder der Kranken zu erreichen.

Räucherung »Freude am Leben«

Der aromatische Rauch dieser kostbaren Zutaten wird von sibirischen Schamanen in Heilritualen eingesetzt. Sein Duft bringt Vertrauen in das irdische Leben und den eigenen Körper. Die Mischung aus verschiedenen Hölzern, Kräutern und Harzen ermöglicht zudem innerlichen Ausgleich und Ruhe. Sie brauchen

- 2 Teile Zimt
- 2 Teile Lemongras
- 1 Teil Kamillenblüten
- 3 Teile Fichtennadeln
- 2 Teile Schafgarbe

Räucherung »Schutz der Seele«

Diese Räucherung sorgt für inneren Frieden und das Gefühl, angekommen zu sein. Daher wirkt sie auch gegen Kummer und ist auch hilfreich für Menschen, die mit Beratungen oder kranken Menschen zu tun haben. Mischen Sie:

- 1 Teil Zedernholz
- 2 Teile Rosmarin
- 4 Teile Fichtennadeln
- 2 Teile Lemongras
- 1 Teil Rosenblätter

Räucherung »Der weiße Bär«

Durch diese Mischung aus Kräutern werden schlechte Gedanken verarbeitet und das berühmte »Kopfkarussell« abgestellt. Außerdem wird diese Kräutermischung in Russland gegen schwarzmagische Angriffe von Feinden eingesetzt. Der Rauch vertreibt das Böse. Vermischen Sie:

- 1 Teil Myrrhe
- 2 Teile Rosmarin
- 3 Teile Eichenrinde
- 2 Teile Salbei
- 2 Teile Muskatellersalbeikraut

Räucherung »Kreml«

Zur Abwehr von Schicksalsschlägen und um eine bessere Stellung in der Gesellschaft zu erlangen, wurde diese uralte Räucherung sogar vom russischen Zarenhof verwendet. Der Rauch der ausgewählten Pflanzen soll Häuser, Körper und das Karma reinigen. Sie benötigen:

- 2 Teile Eichenrinde
- 2 Teile Weihrauch
- 3 Teile Zimt
- 2 Teile Mistel
- 1 Teil Sandelholz

Räucherung »Baba Walja«

Dieses russische Rezept meiner Großmutter Baba Walja gilt als sehr starke Reinigungssubstanz gegen negative Energie. Die Räucherung verbreitet den warmen Duft der Liebe und schützt die Seele vor Energievampiren. Ihr Wohlgeruch fördert zudem die Intuition und Offenheit für Spirituelles. Der Duft hat eine ausgleichende Wirkung, er hilft zu entspannen und löst alte Muster auf. Vermischen Sie:

- 2 Teile Fichtennadeln
- 2 Teile Rosmarin
- 2 Teile Zimt
- 2 Teile Lemongras
- 2 Teile Mistel

Räucherung »Weisheit der Liebe«

Diese Räucherung eignet sich für Liebesrituale. Sie unterstützt eine liebevolle, romantische Stimmung und stärkt die Liebe beider Partner zueinander. Die Mischung darf in keinem Haushalt fehlen, denn Liebe muss Teil des Alltags sein. Sie benötigen:

- 1 Teil Rosenblätter
- 1 Teil Zeder
- 3 Teile Schafgarbe

- 3 Teile Mistel
- 2 Teile Lemongras

Räucherung »Naturkraft«
Dieses echt schamanische Rezept fördert die Nähe zu Mutter Natur und zum Kosmos. Das Rauchwerk verbreitet eine friedvolle Stimmung und stärkt Visionen der Zukunft. Außerdem wird es zur Weihe von Kerzen eingesetzt. Die enthaltenen Kräuter ziehen durch ihre Substanz gute Geister an und vertreiben das Böse. Vermischen Sie:

- 2 Teile Salbei
- 3 Teile Lemongras
- 1 Teil Kamillenblüten
- 2 Teile Schafgarbe
- 2 Teile Eichenrinde

Die Arbeit mit dem Botanikum und getragenen Kleidern

Vielleicht haben Sie von einem Botanikum bereits gehört? Was ist ein Botanikum, und warum funktioniert es? Das Botanikum ist die Seele einer Pflanze, die eine höhere Energie aufweist als die Energie einer Erkrankung. Man kann es als den Geist der Pflanze bezeichnen. Diese Energie kann auf eine kranke Stelle, wie z.B. Schmerz, übertragen werden. Da ein Schmerz eine niedrigere Energie hat, wird er sozusagen mit frischer Energie »gefüttert« und überdeckt. Dadurch verändert sich die Frequenz der Erkrankung bzw. sie erhöht sich auf die normalen Werte der Genesung, und der Schmerz lässt nach.

Für die Fernheilung benötigt man ein getragenes Kleidungsstück der oder des Kranken oder ein Foto von ihr oder ihm. Man stellt einen Teller mit Wasser und beliebigen Körnern (Bohnen, Weizen, Basilikum, Sprossen) auf und lässt die Körner keimen. Die Energie der treibenden Pflanze wird an die zu heilende Person übertragen.

Die Arbeit mit dem Tensor und Blutstropfen

Warum kommunizieren zwei Blutstropfen eines Menschen miteinander, auch wenn sie kilometerweit voneinander entfernt sind? In Experimenten wurden einem Menschen zwei Blutstropfen entnommen und getrocknet. Anschließend schickte man eine Probe ins Ausland, die andere Probe blieb im Lande. Nach einigen Wochen aktivierte man den Blutstropfen im Ausland mit Bakterien. Das Blut lebte wieder auf. Dasselbe geschah mit dem Blutstropfen im Inland, ohne dass diese Probe aktiviert wurde. Auch dieses Blut fing an zu leben. Die Blutstropfen kommunizierten miteinander durch Quanten.

Wie kann erklärt werden, dass ein Tensor (Einhandrute) beim Blutstropfen eines toten Menschen nicht mehr ausschlägt? Ich arbeite gerne mit einem Tensor. Durch ihn kann Energie zu einem anderen Menschen transportiert werden. Um diese Übertragung möglich zu machen, braucht man ein Hologramm. Das kann beispielsweise ein getrockneter Tropfen Blut oder etwas Speichel des zu Heilenden sein. Bei einem lebenden Menschen schlägt der Tensor aus. Bei einem Verstorbenen gibt es dagegen keinen Ausschlag. Nach dem Tod besteht keine energetische Verbindung mehr zwischen dem Blutstropfen und der Person.

Sie können sowohl mit einem Tensor als auch mit einem Pendel und einem Blutstropfen arbeiten. Legen Sie dazu ein Stück Watte mit dem getrockneten Blutstropfen vor sich. Konzentrieren Sie sich auf die Person, die Sie heilen möchten, und formen Sie Ihre Gedanken. Was wollen Sie erreichen? Welche Energie soll übertragen werden? Dann führen Sie den Tensor oder auch ein Pendel zwischen sich und die Watte mit dem Blutstropfen. Nach kurzer Zeit fängt der Tensor – bzw. das Pendel – an, auszuschlagen und Ihre Informationen zum Klienten durch sein Blut zu übertragen. Verharren Sie fünf Minuten lang in diesem Zustand. Meistens hört der Ausschlag von allein auf. Diese Methode funktioniert als Fernheilung sehr schnell. Nach der Behandlung sollten Sie Ihr Werkzeug (Tensor oder Pendel) reinigen. Halten Sie es einfach drei Minuten lang über Edelsteine oder eine mit Salz gefüllte Schale.

Einige weitere Hilfsmittel und Tipps

Knoten zur Bindung von Krankheiten

Es gibt einige weitere Hilfsmittel, die in jedem Haushalt vorhanden sind und gute Dienste bei der Fernheilung leisten können. Eine sehr einfache Sache ist die sogenannte Bindung von Erkrankungen. Sie brauchen dazu einen schwarzen Faden. Machen Sie mehrere Knoten hinein, und sagen Sie laut: »Erkrankung ist im Knoten, Gesundheit ist bei mir. Der Faden verdirbt, Gesundheit vermehrt sich.« Den Faden vergraben Sie anschließend.

Ein Tuch anstatt Tabletten

Gegen Kopfschmerzen hilft ein gewöhnliches Handtuch. Rollen Sie es zu einer Schlange, bewegen Sie es fünf Minuten lang an Ihrem Nacken nach unten und von links nach rechts.

Haare schneiden am richtigen Tag

Montag (Mond) – Wenn Sie Melancholie oder Kummer verlieren wollen, lassen Sie die Haare heute schneiden. Durch den Schnitt verliert man negative Emotionen und Druck.

Dienstag (Mars) – Wenn Sie schwach sind und Ihre Vitalität nachlässt, sollten Sie Ihre Haare heute schneiden lassen. Auch Langeweile und Kummer gehen weg.

Mittwoch (Merkur) – Wenn man schwache Nerven hat und unter Depressionen leidet, ist ein Haarschnitt am Mittwoch angesagt. Das logische Denken verbessert sich, das Gedächtnis wird gestärkt, Sie lernen leichter und können besser kommunizieren.

Donnerstag (Jupiter) – An diesem Tag löst der Haarschnitt Probleme mit den Mitmenschen, bringt Ausgleich für die Psyche und mehr Respekt und Anerkennung.

Freitag (Venus) – Der Haarschnitt am Freitag bringt neue Menschen ins Leben, lässt Ihr Charisma wachsen und sorgt für neue Kontakte sowie mehr Selbstliebe.

Samstag (Saturn) – Ein Haarschnitt an diesem Tag lässt die Haare besser wachsen und verbessert das Schicksal. Zudem werden Sie geduldiger und ziehen leichter Geld an.

Am **Sonntag (Sonne)** sollte man keine Haare schneiden lassen. Sie können viele Erfolge verlieren.

Karten deuten

Ich arbeite oft mit verschiedenen Kartendecks, die ein sehr hilfreiches Mittel zur Selbsterkenntnis sind. Dazu werden jeweils mehrere Karten mit Farben, Krafttieren oder Affirmationen herausgezogen, und man versucht, die Symbole sowie Bilder mental miteinander zu verbinden und für sich zu deuten. Sie können solche Farbkärtchen leicht selbst herstellen und mit ihnen arbeiten. Nehmen Sie dazu Farbpapier und schneiden es klein. Schließen Sie dann Ihre Augen und ziehen Sie zwei Farbkarten für die dominante und die fehlende Aura-Farbe. Deuten Sie die Farben intuitiv oder mithilfe einer Tabelle. Die erste Farbe dominiert und zeigt Ihr Potenzial. Die zweite Farbe deutet auf Ihre Schwächen hin oder auf das, was Ihnen fehlt.

Dies sind die Bedeutungen der einzelnen Farben:

Rot

Liebe, Selbstliebe, Geborgenheit, Sicherheit

Orange

Kraft, Wohlbefinden, Bewegung

Gelb

Geduld, Ausdauer, versteckte Gefühle

Grün

Anerkennung, Lebensfreude, Herzlichkeit

Blau
Glück, Schutz, Geborgenheit, Loyalität

Violett
Spiritualität, das dritte Auge und Geheimnisse

Weiß
Karma-Ursachen, Los- oder Zulassen, Originalität

Rosa
Schutzbedürftigkeit, Empfindsamkeit, Zuwendung

Braun
Geduld, Wärme, Stille, Familiensinn

Schwarz
Individualität, Erdung, Besitzgier

Zum Abschluss dieses Kapitels möchte ich Ihnen noch einige Tipps für Ihre Gesundheit geben. Denn um gesund zu sein, sollten Sie immer darauf achten, **lebendiges Essen** zu sich zu nehmen. Auch das hat mit dem Heilen zu tun. Die folgenden Tipps können Ihnen und den Menschen, die Sie heilen möchten, dabei helfen, sich besser zu fühlen.

Tipp Nummer 1
Essen Sie ⅔ Rohkost und ⅓ gekochtes Essen. Alles, was gekocht ist, gehört zu den toten Speisen. Der Körper braucht jedoch viel lebendige Nahrung.

Tipp Nummer 2
Trinken Sie ein Glas Gemüsesaft täglich, den Sie frisch zubereitet haben.

Tipp Nummer 3
Trinken Sie abgetautes Wasser. Füllen Sie dazu einfach Wasser in die PET-Flaschen und frieren sie ein. Holen Sie die Flaschen dann aus der Gefriertruhe und lassen sie abtauen. Nun ist das Wasser bereit zum Trinken. Jeder Mensch wird als ein Tropfen Wasser geboren, der jedoch mit der Zeit trocknet. Lebendiges Wasser kann den Tropfen wiederbeleben.

FERNHEILEN MIT DER STIMME UND GEDANKEN

Die Arbeit mit der Stimme durch Gebete

Ich bete gerne. Gebete gehören zur schamanischen Arbeit, auch wenn jeder Schamane auf seine eigene Art und Weise betet. Es gibt jedoch gewisse Formeln, die man immer beachten sollte. Jedes Gebet wird mit der Begrüßung der Kräfte eröffnet. Man begrüßt eine Kraft, an die man glaubt. Sie können daher Engel, Mutter Natur, Gott oder das Universum begrüßen. Beginnen Sie also etwa so: »Liebes Universum, ich begrüße deine Kraft und Stärke. Hilf mir, mein Thema zu erledigen.« Anschließend spricht man in der Regel ein Gebet aus der Bibel wie das Vaterunser oder ein Gebet zu Mutter Maria. Ich persönlich lasse diesen Teil meistens weg und ersetze ihn durch das Mantra »OM«. Dieses singe ich drei Minuten lang. Danach sollte das Anliegen formuliert werden. Überlegen Sie sich also, was mithilfe des Gebets erreicht werden soll. Sagen wir, Sie wollen durch das Gebet jemandem dabei helfen, seine Angst zu verlieren. Sie denken dann: »NN (Namen nennen) verliert seine Angst vor (Angst benennen). So wie die Sonne jeden Tag aufgeht und uns ihre Kraft spendet, so werden meine Worte erhört.« Bedanken Sie sich zuletzt beim Universum mit den Worten: »Danke, liebes Universum, ich diene dir von Herzen« oder »Danke, lieber Gott, für deine Unterstützung« oder eine andere Dankesformel.

Wer glaubt, hat keine Angst, daher kommen die Gebete an. Man kann von einem Menschen, der glaubt, mehr lernen als von einem Professor, der studiert hat. Zum Gebet kann man auch jede beliebige Ikone (heiliges Bild) nutzen, wenn man das will.

Die DNA-Programmierung durch Gebete ist eine weitere **Möglichkeit** der Heilung. Diese Methode stärkt die Fähigkeit, DNA-Stränge zu stärken und zu regenerieren. Wir können in die DNA-Stränge anderer Menschen oder in unsere eigenen Stränge geistig hineingehen und negativ vererbte Informationen zu heilen versuchen. Schon nach zwei Wochen sind Resultate zu bemerken. Der Vorgang der Programmierung dauert gewöhnlich etwa fünf Minuten. Legen Sie dazu Ihre Hände zusammen und denken »Meine DNA wird gereinigt und repariert. Es geschieht eine schnelle Reinigung«. Visualisieren Sie dann alle Negativitäten als schwarze Wolke oder als schwarzen Rauch sowie auch eine DNA-Spirale. Gehen Sie weiter so vor: Schütteln Sie geistig diese Spirale. Sie ist rein und klar. Denken Sie nun: »Die DNA-Reinigung ist vollzogen.« Sie können mit dieser Methode alle Blockaden aus den früheren Leben ebenso auflösen wie z.B. Ängste oder Hemmungen. Bei der Fernheilung stellen Sie sich die DNA des oder der zu Heilenden vor.

Sie können auch eine Transformation des Leidens vornehmen. Dies geschieht durch eine Visionsarbeit. Visualisieren Sie sich selbst und die andere Person. Sie sind beide irgendwo in der Natur. Sie stehen nebeneinander. Sie sehen das Leiden der anderen Person in ihrem Körper. Nehmen Sie das Leiden in Ihre Hände. Es sieht wie ein roher Teig aus. Kneten Sie den Teig. Machen Sie ein Brot daraus. Neben Ihnen steht ein Ofen, in dem Feuer brennt. Im Rohr befindet sich ein Blech. Legen Sie nun das Leiden darauf und sagen Sie: »Ich transformiere dein Leiden in Glück und Gesundheit.« Gehen Sie nun aus der Vision heraus. Kehren Sie aber eine Stunde später wieder in sie zurück und holen Sie nun ein gebackenes Brötchen aus dem Ofen. Sie sehen jetzt ein schönes Brötchen anstelle des rohen Teiges. Sagen Sie sich innerlich: »Es ist geschehen und alles Negative ist nun positiv.«

Geistheilung geschieht durch den eigenen Geist im Sinne von »Gehirn«, durch Ihre Gedanken und durch die Vorstellungskraft. Sie basiert, wie viele alternative Methoden, auf dem Prinzip der universellen Lebensenergie.

Besprechen

Ich komme nun zum Thema Besprechen. Was ist das eigentlich? Wir besprechen tagtäglich etwas. Oft denken wir nicht einmal daran und machen das automatisch. Besprechen ist eine alte Kunst der Heilung und der Magie, um negative Energien mit Worten und Gedanken zu vertreiben. Heute ist auch wissenschaftlich erwiesen, dass verschiedene Wellen (Worte, Radiowellen, Licht) unseren Körper beeinflussen können.

Die Lauttherapie ist eine der ältesten Therapien der Welt. Man unterscheidet drei Formen:

- Musiktherapie
- Naturlauttherapie
- Worttherapie

Die **Musiktherapie** heilt durch Musikstücke und deren Schwingung. Denken Sie an die klassischen Stücke von Beethoven und Mozart.

Die **Naturlauttherapie** ist ein Gesang in der Natur. Schamanen singen gerne Lieder, in denen sie die Natur ehren.

Zur **Worttherapie** gehören Gebete und kurze Formeln, die man eher murmelt als laut spricht. Es ist gut nachvollziehbar, dass ausgesprochene Worte eine Schwingung aufweisen bzw. dass sie eine Schwingung darstellen. Worte tragen eine energetische Ladung in sich.

Ich möchte einige Beispiele nennen: Wir wundern uns über etwas und sagen »O mein Gott«. Wir ärgern uns über jemanden und sagen: »So ein A...«. Wir freuen uns und sagen: »Na, Gott sei Dank« usw. Man kann die Kraft des Wortes jedoch auch gezielt gegen Leiden einsetzen. Dies erkannten schon unsere Vorfahren. In der russischen Vetucha-Heilung wird das Besprechen seit sehr langer Zeit angewendet. Und die Methode funktioniert auch als Fernheilung sehr gut. Kopfschmerzen, Rückenschmerzen, Liebeskummer, Trauer, Untreue, Impotenz, böser Blick – all diese und noch mehr Leiden wurden durch Besprechen behandelt. Bloße Worte können eine magische Heilkraft besitzen. Erinnern Sie sich an die Heilgebete. Ein geheimnisvoller Spruch oder ein richtig zusammengesetztes Gebet mit Sinn kann Kranke von hartnäckigen Leiden befreien, weshalb Gebete zur Heilung auch in der Fernheilung gerne verwendet werden. Durch den eingesetzten Heilstrom »bestrahlt« der Heiler die Erkrankung oder das geschädigte Gewebe. Dieser kosmische, universelle Heilstrom heilt auf magische Weise durch Worte und den menschlichen Willen.

Besprechen hat mit dem Heilbeten einiges gemeinsam:

- man spricht
- man visualisiert
- man verbindet sich mit den höheren Kräften

Es gibt jedoch zwischen einem Heilgebet und einer Besprechungsformel einige Unterschiede, die man kennen muss:

- Man spricht beim Beten laut und deutlich. Beim Besprechen spricht man undeutlich und leise.
- Gebete werden nach längeren Formeln zusammengestellt. Beim Besprechen ist der Spruch sehr kurz.
- Bei einem Gebet verwendet man keine magischen Vorgänge. Beim Besprechen verwendet man einige, zum Beispiel mit einem Finger kreisen oder in die Kerzenflamme pusten.

Nun werden Sie einige Vorgänge kennenlernen, die Ihnen dabei helfen, in Ihrem Alltag die Kraft des Wortes anzuwenden, um Sie:

- zu reinigen
- zu schützen
- und zu erweitern

Das Wort hat als Heilmittel eine lange Tradition. Mithilfe von Worten kann man verschiedene energetische Vorgänge anstoßen. Der Effekt ist durch die Gedankenkraft zu erklären, die der Heilende zum kranken Gewebe oder zu einem Organ schickt. Für das Wort ist nichts zu viel. Die Schwingung ist so alt wie das Universum selbst. Und das Wort ist eine Schwingung.

Im Folgenden gebe ich Ihnen ein paar Beispiele, wie Sie sich mit Worten einstimmen können. Versuchen Sie, die Worte zu spüren. Lesen Sie nicht zu laut. Wiederholen Sie die Worte sieben Mal. Immer wenn Sie freie Zeit haben, können Sie sich mit Besprechen einstimmen. Sie brauchen nur ein paar Minuten Zeit, um die Kraft des Wortes zu spüren. Vor dem Besprechen sollten Sie diese Sätze lesen, um sich zu schützen:

Ich wünsche allen Menschen Glück.
Alle Wesen sollten glücklich sein.
Niemand sollte Kummer haben.
Niemand sollte leiden.
Alle werden gesund und kraftvoll.
Alle tragen Licht in sich, das weitergeleitet wird.
Ich will mein Licht weitergeben.
Ich wünsche allen Menschen Glück.

Universalspruch, der immer angewendet werden kann:
Ich, der große Heiler, alle stehen hinter mir, ich streichle mit der Hand die Wunde, mit nasser Hand das Herz, mit kalter Hand den Schmerz. Im Namen des Vaters, des Sohnes und des Heiligen Geistes. Amen.

Besprechung gegen Erkrankungen allgemein:
Ich habe zwölf, du hast fünf, wie gekommen so verschwunden, amen.

Besprechung gegen Schmerz:
Rauch raucht, Holz verbrennt, Schmerz vergeht, amen.

Besprechung für die Liebe:
Meine Liebe für dich, deine für mich, amen.

Besprechung gegen Hautleiden:
Grobe Haut vergeht, reine Haut folgt, meine Kraft wächst, Leiden vergeht, amen.

Besprechung gegen Gürtelrose:
Rose-Mimose, geh dahin, woher du kamst, ich beschwöre dich mit dem Wort Gottes, amen.

Besprechung gegen böse Menschen:
Ich habe zwölf Schutzengel um mich herum, ihr habt fünf, bleibt weg. Wer mich anmacht, verliert Macht. Amen.

Besprechung für das Geld:
Birke, Birke, deine Blätter wachsen, mein Geld auch, amen.

Besprechung für das Haus:
Meine Festung, meine Ruhe, meine Wärme, meine Liebe, alles bleibt bei mir. Amen.

Besprechung für das Kind:
Küken wächst und bleibt gesund, wer es bösartig anrührt, wird von einem Schlag getroffen, amen.

Besprechung für die Natur:
Mutter Natur, beschütze mich und meine Mitmenschen, mein Wort ist Gesetz. Amen.

Besprechung gegen Magie:
Woher kam, dahin geht, das Wort, das Schloss, Gebot. Amen.

Besprechung für das Glück:
Ich bin geschützt und ziehe Glück an, das mich begleitet so wie mein Schutzengel, amen.

Besprechung für das Karma:
Der Sack ist leer, durch Liebe wird er neu gefüllt. Amen.

Besprechung gegen Warzen:
Bei zunehmendem Mond setzt man sich auf den Balkon, streichelt die Warzen und schaut dabei den Mond an. Dann sagt (bzw. denkt) man mehrmals: Was ich sehe, nehme zu, was ich streichele, nehme ab.

Besprechung gegen Allergien (auch Wundrose, Venenentzündungen, offene Beine):
Feuer brennt überall, nun auch in diesem Stall, ich spreche dich an, ich jage dich fort, geh jetzt an einen anderen Ort.

Besprechung gegen Insektenstiche (auch Nesselsucht, Quallenkontakt):
Brand, geh in die See, geh in den Sand und tu nimmer weh.

Besprechung gegen Rückenschmerzen aller Art:
Kreuz schmelze dahin wie Schnee, werde zum Traum und dann zu Schaum.

Besprechung gegen Wassersucht, Ödeme, Lymphstau:
Der Mond nimmt zu, das Wasser nimmt ab.

Besprechung gegen Tumore, Krebs, Myome, Zysten, Geschwüre:
Tumor, fang die Sonne ein und schrumpfe ein, bleib stehen auf diesem Punkt, und lass dich nie mehr sehn!

Besprechung gegen Epilepsie, Parkinson, Altersdemenz, Alzheimer:
Du zitterst wie ein Aal, das Leben wird zur Qual, der Schaum vor deinem Mund, geh weg, du wirst gesund.

Besprechung zum Blutstillen:
Ich geh in Jesu Gärtelein, da stehen drei schöne Blümelein, eine heißt Parille, Jesus' Wille, Blut steh stille!

Besprechung gegen Hühneraugen:
Was vom Himmel ist, bestehe, was ich drücke, das vergehe.

Besprechung gegen Fieber:
Der Herr Jesus zog übers Land, was trug er in der Hand? Feuer und Brand. Feuer, du sollst nicht spritzen. Feuer, du sollst nicht schwitzen. Alle werden es sehen! Am nächsten Tag wirst du vergehen!

Besprechung gegen Schwellungen (auch Prellungen):
Du sollst nicht schwellen, du sollst nicht quellen. Rein wie das Wort Gottes sollst du sein. Im Namen Gottes, Jesus Christus und des Heiligen Geistes.

Besprechung gegen Verdauungsstörungen aller Art sowie für Tiere, die nicht mehr fressen wollen:
Hast dich verfangen vom Wasser, dann hilft dir der himmlische Vater, hast dich verfangen von Futter, dann hilft dir die himmlische Mutter. Hast dich verfangen vom Wind, dann hilft das himmlische Kind. Im Namen Gottes, Jesus Christus und des Heiligen Geistes.

Besprechung gegen Koliken:
Kolik werde gut, ich beschwöre dich beim heiligen Blut. Du darfst sie/ihn nicht quälen bis zum Grab, so wahr der Herr seinem Sohn das Leben wiedergab. Im Namen des Lichts (*hierbei macht man eine Bewegung mit der Hand um den Bauch und schüttelt diese bei der Nennung*).

Besprechung gegen Herpes, Windpocken, Frauenleiden:
Die Muttergottes zog über das Land, drei Rosen hielt sie in der Hand, die erste weiß, die zweite rot, die dritte war der Tod.

Besprechung für das Immunsystem (auch gegen Arthritis, Übersäuerung, Diabetes, Gicht, Kater, Krebs, Rheuma, MS):
Das süße und das saure Blut liefen an den Strand, das saure Blut ging in den See und lief gesund zurück.

Besprechung gegen Rheuma und Gicht:
Gicht wie Geschicht, wie das Evangelium spricht. Geh heraus aus dem Kopfe, geh heraus aus allen Gliedern, bring dem Menschen die Gesundheit wieder. Im Namen Gottes, des Vaters, des Sohnes und des Heiligen Geistes.

Besprechung gegen Entzündungen aller Art:
Schmerz, Entzündung, Jucken, geh ein, werde nicht hart wie Stein, nimm ab wie der Tod im Grab.

Besprechung gegen offene Wunden:
Verstocke, verstumme, du frische Wunde wachse zusammen, Fleisch und Bein. Dass es hart werde wie Stein. Im Namen Gottes, des Vaters, des Sohnes und des Heiligen Geistes.

Besprechung gegen Wunden aller Art, Knochenbrüche, Akne, Furunkel, Blutungen, Menstruationsbeschwerden, Verbrennungen:
Der heilige Lorenz lag auf dem Rost, da kam der Herr und gab ihm Frost, er kam mit seiner heiligen Hand und bläst von ihm den kalten und den heißen Brand.

Besprechung gegen Hauterkrankungen:
Die Asche und die Flechte, die flogen übers Meer, die Asche, die kam wieder, die Flechte nimmermehr.

Geistiges Handauflegen

An dieser Stelle muss ich sagen, dass ich selbst kein Handauflegen mehr praktiziere. Ich habe es in den ersten Jahren meiner Tätigkeit geliebt. Doch es kostete immer viel Kraft, denn man spendet die eigene Energie sozusagen dem Patienten. Mittlerweile arbeite ich lieber ohne Körperkontakt, sprich geistig. Das funktioniert, ohne die eigene Kraft zu verlieren, da wir in dem Moment nur einen Kanal für die göttliche Kraft darstellen. In meinen Seminaren erkläre ich gern folgenden Vorgang: Die Hände werden geistig im Halswirbelbereich auf den Rücken des Gegenübers gelegt. Dann führt man die Hände geistig vorsichtig die Wirbelsäule hinunter bis zum Steißbein. Anschließend schüttelt man die Hände, um die eigenen Energien wieder gut zu verteilen. Meistens spürt der oder die Heilende Wärme in den Fingerspitzen und kann sogar zu schwitzen anfangen. In den meisten Fällen wird die andere Person ein starkes Wärmegefühl an den Stellen registrieren, wo die Hände des Heilenden mit seinem Körper geistigen Kontakt haben. Statt der Wärme spüren manche Menschen auch ein Kribbeln oder gar Kälte, insbesondere wenn eine energetische Stauung vorlag.

Beim geistigen Handauflegen zur Unterstützung der Heilvorgänge können Sie sich auch ein bestimmtes Organ vorstellen, das Sie behandeln. Dafür visualisieren Sie das Organ des Patienten zwischen Ihren Händen. Das kranke Organ ist bildlich gesehen »gerissen«. Versuchen Sie nun, das Gerissene zu entfernen und stellen sich vor, wie das Organ glatt und gesund wird.

Sollten zwei Menschen unterschiedliche Energien haben, die nicht zueinanderpassen, entsteht die sogenannte energetische Antipathie. Wenn wir uns mit einem Menschen gut verstehen, fließen unsere Auren ineinander und tauschen sich energetisch aus. Wenn wir jedoch einen Menschen energetisch nicht leiden können, wirken die Aurafelder gegeneinander und stoßen sich voneinander ab. Wenn wir mit solchen Personen allerdings oft in Kontakt sind, entstehen in der Aura einige Leiden. Man nennt sie energetische Geschwulste. Man kann diese energetischen Geschwulste geistig durch eine Silberkugel ausrollen. Derartige Geschwulste kann man auch als Blockaden oder energetische Verhärtungen bezeichnen. Sollten diese vorliegen, können sie geistig gelöst werden. Stellen Sie sich vor, die unter ihnen leidende Person liegt vor Ihnen. Visualisieren Sie sodann eine Silberkugel, die auf Ihrer Handfläche liegt. Gehen Sie nun geistig auf eine Verhärtung, und rollen Sie die Kugel um diese herum. Sie bilden die Kugel also geistig, und wenn Sie sie vor Augen haben, legen Sie sie auf die erkrankte Stelle. Sie rollen mit dieser Kugel drei Mal im und drei Mal gegen den Uhrzeigersinn um die kranke Stelle. Lassen Sie die Kugel dann auf dem Körper des Patienten liegen, und geben Sie ihr den Befehl, alles Negative aus dem Körper des Kranken zu saugen. Die Kugel nimmt nun die Negativitäten in sich auf. Sie arbeitet wie ein Staubsauger. Anschließend sollten Sie die Kugel mit der gleichen Hand geistig vom Körper des Patienten entfernen. Lassen Sie sie einfach auf den Boden fallen, oder bringen Sie sie zum Platzen. Die Energie ist bereits transformiert und bleibt nicht im Raum.

Geistchirurgie

Schamanen arbeiten gerne mit der geistigen Vorstellung. Schauen Sie sich um – unsere Welt ist eine Vision. Jeder Mensch hat eine eigene Realität, und ich behaupte sogar, dass diese Welt ein Traum ist. Wir wachen meistens erst spät auf und stellen uns Fragen wie »Was ist real?« oder »Wie ist unser Universum entstanden?«. Was ist für Sie real? Viele Physiker sind der Meinung, dass das Universum sich immer wieder verändert. Sie sprechen von der »Universum-Inflation« und meinen damit die Ausdehnungsgeschwindigkeit des Volumens des Universums. Die Materie bleibt jedoch beständig und verändert sich nicht. Anders formuliert, es verändern sich die Entfernungen zwischen den Galaxien, jedoch bleiben die Größen der Galaxien exakt dieselben. So entstehen leere Räume, die aus Vakuum bestehen. Doch das Vakuum ist aus quantenphysikalischer Sicht strukturiert. Es besitzt Energie und beeinflusst die Materie. Auch unsere Gedanken könnte man daher mit dem Vakuum vergleichen. Sie dehnen sich bis ins Unendliche und verändern die Materie. Der physische Kosmos beginnt singulär. Von diesem Punkt an dehnt sich die Materie aus, und diese Dehnung ist unendlich. Sie geschieht auch heute. Ebenso sind unsere Gedanken unendlich dehnbar. Für Schamanen existieren keine Zeiten. Warum können Sie sich an Ihre Vergangenheit erinnern, aber nicht an die Zukunft? Eine gute Frage, nicht wahr? Es gibt keine Zufälle, und dass Sie sich mit der Fernheilung beschäftigen wollen, ist Ihnen zugefallen.

Wo lebt unser Ich? Ich bin der Meinung, dass das Ich oder die Seele außerhalb des physischen Körpers existiert. Genau deshalb funktionieren Fernheilung und die Geistchirurgie. In der menschlichen Geschichte gab es dokumentierte Fälle des Verlustes eines Gehirnteils. Man könnte an dieser Stelle denken, dass die betroffenen Menschen nicht mehr klar denken oder visualisieren konnten. Doch hat sich das Ich nicht verändert. Also sollte meine Vermutung, dass unser Ich nicht in unserem Gehirn existiert, nachvollziehbar sein.

Eine wunderbare Möglichkeit, um negative Blockaden wie etwa Gedankenmuster, die sich im Laufe der Zeit bei uns festgesetzt haben, oder auch Schmerzen aufzulösen, ist die sogenannte geistige Operation mit Kristallen. Auch sie gilt als Fernheilmethode. Kristalle gehören im schamanischen Bereich zu den ältesten Bewohnern der Erde und werden mit der Transformation der Energie verbunden. Hier erkläre ich

Ihnen, wie Sie damit arbeiten können: Nehmen Sie eine Kristallspitze (z.B. einen Bergkristall oder Rosenquarz) in die Hände. Sehen Sie sich diese Kristallspitze an. Stellen Sie sich nun vor, statt des Kristalls ein Skalpell in Händen zu halten. Es ist scharf. Sie stehen vor der kranken Person oder visualisieren sie, falls sie weit von Ihnen entfernt ist. Stellen Sie sich vor, mit dieser Spitze einen regelrechten Schnitt vorzunehmen und alle überholten und krank machenden Energien und Emotionen, die die Seele des Patienten nicht mehr benötigt, herauszunehmen. Natürlich können Sie den Vorgang auch bei sich selbst machen. Danach stellen Sie sich vor, neue Energie in den betreffenden Bereich einfließen zu lassen. Das kann ein Strahl oder eine Art Lichtquelle sein. Zum Schluss wird die Wunde – wie bei einer Operation – gedanklich zugenäht und mit einem Pflaster versehen. Reinigen Sie den Kristall danach unter fließendem Wasser. Dabei spielt es keine Rolle, ob Sie einen echten Stein nutzen oder einen geistigen. Ganz allgemein wirkt die geistige Chirurgie darauf hin, alle Schädigungen im Körper und in der Seele aufzulösen bzw. zu transformieren, um neue gesunde Energie aufzubauen. Durch die geistige Chirurgie lässt sich die Kommunikation zwischen den Zellen energetisch wiederherstellen. Außerdem ist es möglich, das Selbstheilungssystem des Körpers zu regulieren.

Schon seit Jahrhunderten werden weltweit spirituelle geistige Operationen durchgeführt. Egal welchen Zweig von Schamanismus man betrachtet, man kann sie überall finden. Obwohl die Heiler meist keine schulmedizinischen Vorkenntnisse haben, erzielen sie große Erfolge. Zum Beispiel gibt es diese Heilrichtung auf den Philippinen. Der Heilende verbindet sich zuerst mit einem Kanal. Während er die Behandlung durchführt, lässt er sich entweder durch verstorbene Mediziner, die er als Medium benutzt, oder durch Gott leiten. Der Körper wird nicht wie in der üblichen Chirurgie mit dem Skalpell geöffnet, sondern das geschieht entweder durch eine knetende Bewegung der Hände oder mit einer kurzen Fingerbewegung an der Haut. Der Patient hat dabei keine Schmerzen. Die durch die Hände erzeugte »Wunde« schließt sich nach dem Entfernen der Hände, ohne dass eine Narbe zurückbleibt. Während der Behandlung wird häufig blutiges – organisches – Gewebe entfernt. Nach Aussage der Heiler handelt es sich bei dem entfernten Gewebe um krank machende, schädliche Stoffe aus dem Körper des Kranken. Meistens wird dabei ein Stück Hühnerleber in der Hand gehalten und dann auf den Boden geworfen. Ich habe einen ähnlichen Vorgang mehrmals in Sibirien live beobachten dürfen. Doch in dieser Region wird eher die Fernheilmethode angewendet, bei der die zu heilende Person nicht zum Schamanen gehen muss.

Das schamanische Medizinrad

Die Arbeit mit dem schamanischen Medizinrad ist für alle Schamanen ein Muss. Diese Heiler arbeiten mit Visionen und Gedanken. Sie bezeichnen die Energie Chi mit einem anderen Namen und sagen dazu »Seelenanteile«. Jedes ihrer Rituale wird durch die Vorstellungskraft und Elemente der Natur unterstützt. Auch hier spielt der Geist für die Heilung eine riesige Rolle. Schamanen glauben zudem, dass unser Karma eine enorme Kraft bei der Genesung bringen kann. Unter Karma verstehen sie die Summe der Energien, die aus dem Vorleben mitgebracht werden, also Bestandteil der Seelenanteile sind. Dazu gehören sowohl das eigene als auch das Familienkarma.

Das Medizinrad, auch Schicksalsrad genannt, ist nach der schamanischen Vorstellung und dem Schamanentum selbst ein astrologischer Radix unserer Geburtszeit. Er wird aus verschiedenen Steinen gelegt. Manche Medizinräder haben 16, andere 36, 40 oder sogar 54 Steine. Ich benutze ein Schicksalsrad mit 40 Steinen. Dieses will ich Ihnen nun vorstellen. Das Medizinrad ist ein magischer Kreis, der die ganze Welt in sich vereinigt. Es ist ein Kraftort, an dem jeder Energie tanken und Heilung finden kann. Der Steinkreis spiegelt die Verbundenheit des Lebens wider. Er dient Heilzwecken für Menschen, die Erde und die Natur. Man kann Medizinräder auch für die Fernheilung einsetzen. Bei meinen Behandlungen habe ich immer so ein Rad unter der Patientenliege. Jeder Stein hat dabei eine fest zugeordnete Bedeutung und arbeitet automatisch mit dem Energiefeld des Kranken. Eigentlich ist ein Medizinrad eine Energiesammelstelle. Der Schamane nutzt sie, um Heilungen von Situationen vorzunehmen, indem er seine Wünsche formuliert. Das Schicksalsrad ist eine Karte für unsere Seele. Es zeigt uns, wie wir unseren Platz im Netz des Lebens finden und wie alles im Leben miteinander verwoben ist. Das Medizinrad kennen sowohl indigene Amerikaner als auch Russen. Es wird mit vielen verschiedenen Medizinrädern gearbeitet. Sie stärken alle sichtbaren und unsichtbaren Welten und verbinden alles im Leben miteinander. Also sind alle Kräfte dieser Welt auch miteinander verbunden. Alles ist eins. Nach schamanischer Vorstellung resultieren etliche Krankheiten aus verschiedenen, in unseren Herzen abgelagerten negativen Gefühlen oder Emotionen und zerstören unser Gleichgewicht. All diese Themen sind im Medizinrad vorhanden. Genau aus diesem Grund kann man all diese Boykottprogramme durch das Medizinrad behandeln.

Das Medizinrad wird auf einem Blatt Papier ausgelegt. Die Steine oder andere Gegenstände dürfen darauf aufgeklebt werden. Das Schicksalsrad selbst ist ein Kreis, auf dem die vier Himmelsrichtungen beschrieben sind. Der Norden ist dabei der Platz der Ruhe. Der Osten ist der Ort des Anfangs. Der Süden steht für das Wachstum. Der Westen symbolisiert die Ernte. Wir gehen in unserem Leben durch das Medizinrad hindurch und erledigen unsere Lebensthemen. Zu einer bestimmten Zeit befinden wir uns an einer bestimmten Stelle im Rad, zum Beispiel im Süden oder in der Mitte. Jeder von uns sollte das Schicksalsrad in sein Leben integrieren. Aber wie? Diese Frage bekomme ich oft zu hören. Die folgenden Erklärungen sollen Ihnen ein besseres Verständnis des Medizinrads ermöglichen. Dazu zeige ich Ihnen im Bildteil, wie ein von mir gestaltetes Medizinrad aussieht (Abb. 27).

Alles in der Welt hat seinen Platz und seine Ordnung. Der äußere Kreis des Medizinrades ist der Jahreslauf. In der Mitte des Rades liegt der Schöpferstein. Er hält alles zusammen. Der innere Kreis befindet sich in der Mitte des großen Kreises. Hier befinden sich die Planeten (Erde, Sonne, Mond) und die vier Elemente. Vier Pfade der Seele führen in den inneren Kreis. Das sind besondere Qualitäten in unserem Leben. Dazu kommen noch karmische vier Steine.

Medizinräder sind zwar meistens Steinkreise, die die grundsätzliche Ordnung unserer Welt widerspiegeln, sie können jedoch auch mit anderen Gegenständen gelegt werden, z.B. aus Knöpfen, Kräutern, Zapfen, Samen etc.

Nachfolgend erkläre ich Ihnen die Bedeutung der 40 Steine, die ich in meinen Medizinrädern benutze:

1 Die 1 im Zentrum des Rades symbolisiert die Schöpfung.
2 Die zweite Stelle steht für unsere weibliche Energie.
3 Der dritte Platz ist Symbol für Energie und Wachstum.
4 Der vierte Platz im Medizinrad steht für Vertrauen.
5 Der fünfte Platz symbolisiert Erdung und Sicherheit.
6 Der sechste Platz steht für Veränderung und Bewegung.
7 Der siebte Platz im Rad ist Symbol für Vitalität.
8 Der achte Platz symbolisiert Freiheit.
9 Dieser Stein ist das Symbol für Ruhe.
10 Der zehnte Stein symbolisiert den Neuanfang.
11 Dieser Platz steht für eine Prüfung des Schicksals.
12 Diese Stelle im Rad symbolisiert Verantwortung.
13 Dieser Stein symbolisiert spirituelle Entwicklung.
14 Dieser Stein steht für Kommunikation.
15 Dieser Stein steht für die wahre Bedeutung der Werte.
16 Dieser Stein im Medizinrad ist Symbol für Emotionen.
17 Diese Stelle symbolisiert Sorgen.
18 Dieser Stein steht für Ihre Persönlichkeit.
19 Dieser Stein steht für die Verbindung zum eigenen Herz.
20 Diese Stelle symbolisiert Mitgefühl.
21 Dieser Stein steht für Gerechtigkeit.
22 Dieser Stein symbolisiert das Außergewöhnliche.
23 Dieser Stein steht für die eigene Energie.
24 Dieser Stein symbolisiert Gedanken und Gefühle.
25 Dieser Stein steht für Reinigung der Seele.
26 Dieser Stein steht für eine gesündere Einstellung zur eigenen Umwelt.
27 Dieser Stein steht im Rad für Reinheit der Seele.
28 Dieser Stein symbolisiert die Klarheit.
29 Dieser Stein steht für Ihre innere Weisheit.
30 Dieser Stein steht im Medizinrad für Erleuchtung.

31 Dieser Stein steht für das seelische Wachstum.
32 Dieser Stein ist Symbol für das Vertrauen.
33 Dieser Stein symbolisiert die Liebe.
34 Dieser Stein steht für die Erfahrung.
35 Dieser Stein symbolisiert im Rad die Seele.
36 Dieser Stein steht für die eigene seelische Stärke.
37 Dieser Stein steht für das Ich-Bewusstsein.
38 Dieser Stein steht für das Wir-Bewusstsein.
39 Dieser Stein steht für das eigene Karma.
40 Dieser Stein steht für Gaben und positive Einflüsse auf das Leben durch die eigene seelische Erfahrung.

Nachdem Sie nun die Bedeutungen der einzelnen Steine kennen, wenden wir uns der Frage zu, wie das Medizinrad für die Heilungen eingesetzt wird.

1. Visualisieren Sie die zu heilende Person oder ihren Namen in Ihrer Handfläche. Welche Hand Sie nehmen, spielt keine Rolle. Dann legen Sie beide Handflächen zusammen.
2. Klären Sie Ihre Gedanken und sagen sich innerlich »Heilen«, um den Energiefluss zu starten.
3. Lassen Sie die Energie einfach fließen. Sie wird aus eigenem Antrieb frei fließen.
4. Nach fünf bis sechs Minuten werden Sie spüren, dass der Energiefluss aufhört. Das bedeutet, die Heilung ist nun vollständig.
5. Nun stellen Sie sich die Person in einem Medizinrad liegend vor. Das Rad fixiert die Heilung und unterstützt das Vorhaben. Sie können Ihre Hände auf das Medizinrad legen. Es spielt auch hier keine Rolle, ob Sie sich das Medizinrad nur vorstellen oder tatsächlich eines besitzen.

Dieselbe Methode können Sie auch für die Selbstheilung oder auch für eine Reinigung von Häusern und Plätzen nutzen. Bei einer Hausreinigung visualisieren Sie das Objekt in Ihrer Handfläche und projizieren es dann in das Medizinrad. Sie können ein Medizinrad auch für Meditationen in einem Zimmer oder im Garten auslegen. Setzen Sie sich einfach in das Rad und meditieren Sie dort jeden Tag 15 Minuten. Sollten Sie Schlafprobleme haben oder schlecht einschlafen, legen Sie ein Medizinrad für eine unbestimmte Zeit unter Ihr Bett.

Mit dem Medizinrad kann man auch die Selbstheilungskräfte aktivieren. Legen Sie dazu das Rad auf Ihr Herzchakra (Herzgegend), oder stellen Sie ein größeres Medizinrad aus verschiedenen Materialien her. Halten Sie sich 15 Minuten täglich in dem Rad auf, bis eine Besserung eintritt. Manche Menschen berichten, dass sie dabei ein Kribbeln, Wärme oder Geborgenheit empfinden.

Sie können mit einem Medizinrad auch Ihre Schmuckstücke, Kerzen oder Amulette aufladen und segnen. Legen Sie einfach das, was Sie weihen möchten, in das Rad und lassen den Gegenstand 15 Minuten ruhen. Jedes Amulett wird in einem schamanischen Ritual durch alle Elemente des Medizinrades behandelt und trägt dadurch geheime Energien in sich. Sprechen Sie auch ein Gebet dazu, erwähnen Sie darin Ihre Wünsche.

Eine schamanische Reise als Heilmethode

Schamanische Reisen dienen der Seelenrückholung, so sehen es Schamanen. Ich möchte Ihnen deshalb erklären, wie eine solche Seelenreise funktioniert. Legen Sie sich bequem hin, und schließen Sie Ihre Augen. Stellen Sie sich vor, Sie sind irgendwo in der Natur und haben einen Korb dabei. Gehen Sie spazieren und sehen Sie unter Ihre Füße. Sie finden Schmuckstücke, Sterne, Gold etc. Legen Sie all diese Dinge in den Korb. Das sind Ihre verlorenen Seelenanteile. Dasselbe können Sie natürlich auch für jemand anderen machen. Sobald der Korb voller Gegenstände ist, kehren Sie aus der Vision zurück. Öffnen Sie Ihre Augen. Die Seelenanteile kehren automatisch zu der Person zurück, die sie verloren hat. Ich empfehle, eine solche Seelenrückholung mindestens zehn Tage lang zu wiederholen. So werden alle verloren gegangenen Energien wieder in das Aurakostüm integriert. Eine schamanische Reise kann mit oder ohne Trommel oder Rassel gemacht werden.

An dieser Stelle habe ich eine kleine Übung für Sie. Versuchen Sie, nicht zu lesen, sondern die Farben zu benennen:

Rot Grün Gelb Blau Gelb Blau Gelb Rot Grün Rot Gelb Blau Gelb Rot Grün Gelb Blau Gelb Blau Gelb Rot Grün Rot Gelb Blau Gelb Rot Grün Gelb Blau Gelb Blau Gelb Rot Grün Rot Gelb Blau Gelb

Wie geht es Ihnen? Ihr Gehirn hat gerade eben eine gute Übung gemacht.

Theta-Heilung zum Austausch von Mustern

Unser Gehirn wurde von der Natur wunderbar konstruiert. Es kann in verschiedenen Rhythmen arbeiten. Diese werden folgendermaßen eingeteilt:

- Gamma > 30 Hz (Wachsein)
- Beta 13–30 Hz (Wachsein)
- Alpha 8–13 Hz (entspannte Ruhe)
- Theta 4–8 Hz (tiefere Meditation)
- Delta 1–4 Hz (tiefste Meditation, schamanische Reise und Schlaf)

Schamanen arbeiten in einem Theta- oder Delta-Zustand, um alte Muster zu löschen und neue Programme aufzuspielen. Sie wissen zwar nichts von den Wellenlängen, nutzen sie jedoch intuitiv seit Urzeiten. Auch diese Methode gehört zur Fernheilung. Wie funktioniert sie genau?

Denken Sie an das sogenannte innere Kind. Es handelt sich dabei um den Solarplexus und die unbewusste Ebene. Insgesamt gibt es drei solcher Schaltstellen in der Seele, nämlich:

- das Bewusstsein
- das Unterbewusstsein
- das Überbewusstsein

Das Bewusste – das sind Ihre Gedanken.

Ihr Unterbewusstsein ist die Summe Ihrer Instinkte und Erfahrungen. Das Überbewusste ist Ihr Kanal zur Akasha-Chronik und zum Universum.

Die drei Bewusstseinsarten kann man aber auch anders einteilen, und zwar als:

- das Bodenständige
- das Unbekannte
- und das Kosmische

Menschen versuchen stets, das Negative in sich zu verstecken und nur das Gute, oder besser gesagt das, was sie selbst für gut halten, zu zeigen. Doch was ist gut oder schlecht? Es gibt einige Programme in uns, die uns kränken können. Das sind Emotionen, Gefühle, zwischenmenschliche Kontakte etc. Sie werden meistens in der unbewussten Ebene gespeichert, also in unserem inneren Kind. Man kann durch Thetawellen im Gehirn solche Boykottprogramme löschen und dadurch neuen Platz für positive Programme schaffen.

Den Vorgang der Theta-Heilung kennen Schamanen, allerdings wird nur ein Schamane etwas über Gehirnwellen sagen können, der sich mit Gehirnforschung beschäftigt. Die Thetawelle ist eine der langsamen Gehirnwellen. Sie gehört zum Trancezustand. Und genau in diesem arbeiten alle Schamanen – sie nennen das »Spiritwelt« oder »Anderswelt«. Sie gelangen in diesen Zustand bzw. diese Welt durch Atemübungen und Vision. Sie können es ihnen nachtun:

Setzen Sie sich bequem hin und schließen Sie Ihre Augen. Konzentrieren Sie sich auf Ihren Herzschlag. Legen Sie dabei eine Hand auf die Herzgegend und fokussieren Sie sich ganz auf den Herzschlag. Stellen Sie sich nach einer Minute vor, dass Sie in Ihrer Herzgegend einen Lift haben. Hier wohnt Ihre Seele. Lassen Sie den Lift nun in Ihre Füße und weiter in die Erde fahren. Der schnelle Lift erreicht binnen weniger Sekunden die Mitte der Erde. Sie sehen erst die Dunkelheit der Erde vor Ihren Augen und irgendwann rote Farbe (Lava). Bis dahin geschieht noch keine Heilung von irgendetwas. Sie werden in diesem Moment geerdet und gesichert. Lassen Sie den Lift dann wieder retour fahren, in Richtung Ihres Herzens. Er fährt hoch und erreicht Ihr Herz innerhalb von ein paar Sekunden. Anschließend lassen Sie den

Lift Ihr Herz verlassen. Er tritt durch Ihren Kopf aus Ihrem Körper heraus. Er fliegt in Richtung All, in den Kosmos. Sie sehen zuerst den blauen Himmel, danach Sterne und bald verschiedene Farben, die man nicht beschreiben kann. Es ist wie eine Mischung aus Neonfarben und Farben, die wir auf Erden nicht sehen können. Nun sind Sie in Ihrer Theta-Gehirnwelle angelangt. Hier beginnt Ihre eigene Heilung oder auch die Fernheilung eines anderen Menschen. Stellen Sie sich in diesem Moment bildlich das Problem vor, das Sie bei sich selbst oder bei einem anderen beheben wollen. Zum Beispiel hat Ihre Freundin Kopfschmerzen. Stellen Sie sich diese Frau vor. Sie leidet an den Schmerzen und hält ihren Kopf mit beiden Händen. Sagen Sie sich innerlich: »Ich lösche dieses Programm sofort.« Blenden Sie das Bild der Leidenden aus, und stellen Sie sich Ihre Freundin ohne Schmerzen vor. Sie lacht in Ihrer Vision und tanzt. Sagen oder denken Sie nun: »Ich fixiere dieses Bild, es ist geschehen.« Wenn Sie sich selbst heilen möchten, stellen Sie sich einfach selbst in der Vision vor. Anschließend gehen Sie aus der Meditation heraus. Die Sitzung ist beendet. Sie sehen: Der Vorgang der Theta-Heilung ist einfach, aber sehr effektiv.

Visuelle Behandlung von Auralöchern

Auralöcher entstehen, wenn wir unsere eigene Energie verlieren. Dadurch entsteht freier Platz in der Aura. Dieser freie Platz wird durch Fremdenergien eingenommen, weshalb wir von »Besetzungen« sprechen. Wir können jedes Auraloch in einer Vision entfernen, indem wir es mit Licht füllen. Dabei müssen wir nicht einmal wissen, wo sich diese Löcher befinden. Diese Vorgehensweise können wir bei uns selbst, aber auch bei einer anderen Person praktizieren.

Stellen Sie sich dabei die Person vor, die Sie behandeln wollen. Visualisieren Sie dann, diese Person sei umgeben von einem Lichtkokon, ihrer Aura. Diese Aura hat an gewissen Stellen Verdunkelungen oder Löcher. Führen Sie Ihre Hand geistig zu den Löchern. Stellen Sie sich vor, dass ein Lichtstrahl aus Ihrer Hand strömt und die Löcher ausfüllt. Wie bereits erwähnt, ist es nicht nötig zu wissen, wo diese Löcher sich befinden. Sie zeigen sich von selbst. Ihre Heilenergie geht ebenso automatisch zu diesen Stellen und heilt sie. Wenn Sie den Vorgang zehn Minuten ausgeführt haben, sehen Sie in Ihrer Vision keine Löcher mehr. Die Aura des Gegenübers ist glatt und hell. Zuletzt sollten Sie die aufgefüllten Löcher versiegeln bzw. die hineingegebene Energie verankern. Dazu können Sie die Person entweder in ein Pentagramm (einen fünfzackigen Stern) oder in das symbolische Zeichen des chemischen Elements Germanium setzen oder aber mehrere Zeichen auf die ehemaligen Löcher platzieren. So sieht das Symbol des Elements Germanium aus:

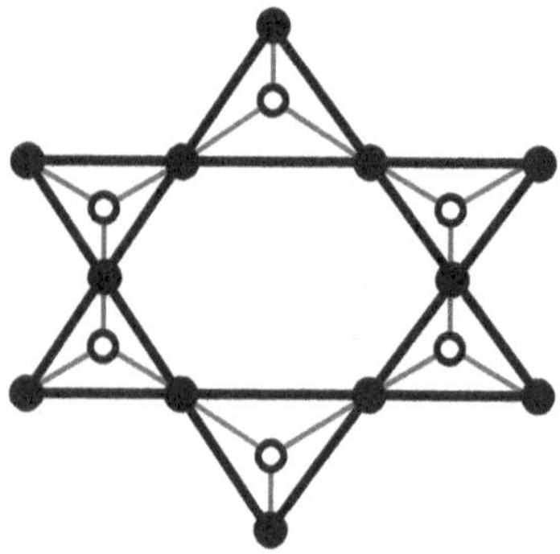

Dieses Zeichen ähnelt dem Davidsstern, doch ist dieser ergänzt durch sechs Pyramiden, die Tetraeder genannt werden. Tetraeder stehen im spirituellen Bereich für Schutz und Reinigung. Das Zeichen kann man direkt auf die Haut aufbringen. Ansonsten können Sie es auf einen Zettel übertragen und bei sich tragen, um die Auralöcher zu schließen.

Alternativ dazu können Sie Folgendes tun: Sehen Sie Ihre rechte Hand an. Stellen Sie sich ein Loch in der Mitte der Handfläche vor. Führen Sie nun einen Finger der linken Hand auf das Loch und verschließen es visuell. Dann versiegeln Sie das Loch geistig mit dem Zeichen des Germaniums. Machen Sie dasselbe mit Ihrer linken Hand. Da die Handchakren sehr aktiv sind, werden alle Fremdenergien aus Ihrem Energiekostüm entfernt und alle Auralöcher geschlossen.

An dieser Stelle möchte ich Ihnen noch eine Übung aus der Fernheilung vorstellen. Schließen Sie Ihre Augen. Ziehen Sie sie nach oben zu den Augenbrauen. Zählen Sie nun von 50 rückwärts auf null. Richten Sie Ihre Aufmerksamkeit auf Ihre Haare und stellen Sie sich vor, eine kleine Pyramide steht auf Ihrem Kopf. Sie ist aus Gold. Die Spitze der Pyramide geht nun auf und empfängt die Energie des Universums. Lassen Sie die Pyramide arbeiten, und stellen Sie sich nun die Person vor, die Sie heilen wollen. Die Person hat Schmerzen in Ihrer Vision. Sie weint und leidet. Lassen Sie die Strahlen, die durch die Pyramidenspitze fließen, der Person zufließen und stellen Sie fest, dass die Person in Ihrer Vision gesund wird. Sie richtet sich auf, bekommt rote Bäckchen und strahlt Ruhe aus. Versuchen Sie zu fühlen, dass Sie der Person helfen wollen, direkt aus Ihrem Herzen strömt ihr Ihre Liebe zu. Halten Sie sich das Bild vor Augen. Bekräftigen Sie die Gedanken, helfen zu wollen (Liebe zum Klienten). Beenden Sie die Sitzung nach zehn Minuten. Sie können diese Übung auch mit einem Foto des Patienten durchführen. Nehmen Sie ein Foto des Kranken in die Hände und stellen Sie sich auf diese Person ein. Versuchen Sie sich vorzustellen, wie und was diese Person im Moment fühlt. Bekräftigen Sie Ihren Wunsch, der Person zu helfen, gesund zu werden. Halten Sie Ihre Hände nun über das Foto des Patienten und vibrieren Sie fünf Minuten lang darüber. Achten Sie darauf, dass sich Ihre Finger nicht berühren.

Sie können als Fernheilender visuell auf verschiedene Körperstellen einwirken und beispielsweise mit dem visuellen Licht über die Kraftpunkte arbeiten. Einer davon befindet sich am Fuß. Man bezeichnet ihn als Wunderpunkt. Er befindet sich auf der Innenseite des Fußes beim Knöchel.

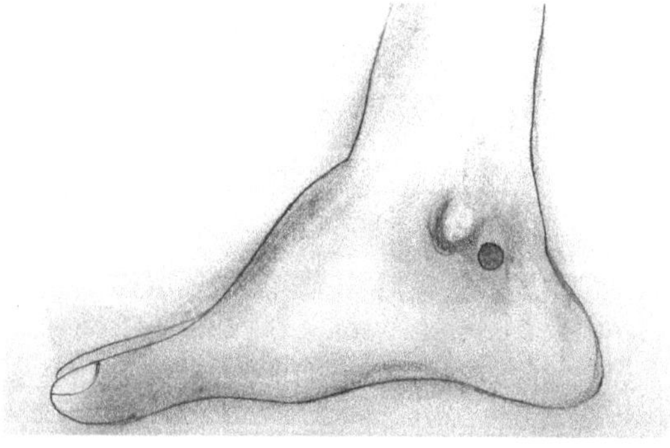

Er nimmt die Energie per Fernübertragung sofort auf. Dieser Wunderpunkt hat mit der Psyche und mit Ihrem Muskelsystem zu tun. Durch ihn können Sie Energie tanken oder einem anderen Menschen Energie senden. Wenn Sie diesen Punkt täglich aktivieren, bekommen Sie viel neue Energie. Das können Sie direkt am Körper oder geistig als Fernbehandlung durchführen.

Um mehr Energie zu bekommen, können Sie mit den Füßen oder Händen arbeiten. Diese Arbeit bringt Ihnen innerhalb von 20 Tagen Energie und Potenz. Sie massieren einfach diese drei Punkte: die Mitte des großen Zehs oder des Daumens sowie die Mitte des Daumengliedes (Hypophyse), die Mitte der Fußsohle oder der Hand (Nabel) und den Raum zwischen dem mittleren und dem vorletzten Zeh oder zwischen Mittel- und Ringfinger (Geschlechtsorgane).

Die Arbeit mit den Seelenschnüren

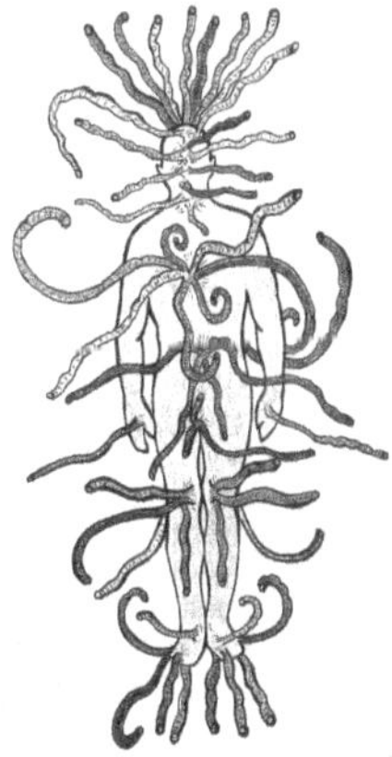

Die sogenannten Seelenschnüre sind »Schnüre«, die den Chakren entspringen. Es sind Kanäle, die Ihre Chakren nähren. Man kann sie sich als Schlangen vorstellen, die am Körper hängen. Jedes Chakra hat mindestens sieben solcher Seelenschnüre oder Schlangen. Sie können sie beim Fernheilen geistig nutzen. Stellen Sie sich einfach eine Schnur vor, die aus einem der Chakren herausgeht. Schließen Sie das Ende der Schnur geistig an den Patienten an, und geben Sie ihm Energie für die Heilung. Stellen Sie sich vor, dass Ihre Chakrenenergie zu dem anderen fließt. Sollten Sie eine Selbstbehandlung machen wollen, schließen Sie eine der Schnüre an die betroffene Körperstelle an. Sagen wir, Sie haben Kopfschmerzen. Stellen Sie sich in diesem Fall vor, dass eine Schnur aus Ihrem Herzen direkt zum Kopf geht und heilende Energie transportiert. Bei seelischen Leiden können Sie die Schnur direkt an Ihr Herz anschließen. Welche der Schnüre Sie nutzen, entscheiden Sie intuitiv. Ich persönlich nutze meistens die Schnur, die dem Herzchakra entspringt.

Die Arbeit mit dem blauen Engelstrahl

In Russland gibt es eine Lehre, die sich mit dem blauen Engelstrahl beschäftigt. Man arbeitet dabei als Fernheiler mit den blauen Strahlen der Engel der Güte. Ich mache dies sehr gerne und oft, wenn ich die Fernheilung praktiziere. Die Lehre ähnelt vielen weiteren Methoden, wobei man bei dieser exakt mit Strahlen in Blau arbeitet, daher ist sie etwas schneller in ihrer Wirkung. Wenn ich diese Arbeit mache, kommt sogar mein Hund zu mir, um sich Energie zu holen. Er spürt die Strahlen der Heilung.

Der Vorgang ist kinderleicht. Legen Sie sich auf den Rücken, und schließen Sie Ihre Augen. Legen Sie Ihre rechte Hand mit der Handfläche nach oben neben Ihren Körper. Die linke Hand legen Sie auf Ihr Herz. Stellen Sie sich nun vor, dass ein blauer, leuchtender Strahl in Ihre rechte Hand fließt und sich in Ihrem ganzen Körper verteilt. Bedanken Sie sich gedanklich bei der Engelwelt. Nach drei bis fünf Minuten lassen Sie den Strahl nun in Ihre linke Hand fließen. Nehmen Sie die Hand jedoch vom Herzen weg. Sie können diese Energie zur Fernheilung nutzen, indem Sie sich vorstellen, dass der Strahl durch Ihre linke Hand an eine Person, die die Energie benötigt, weitergeleitet wird. Sie können diese Person einfach visualisieren und sich innerlich sagen, dass dieser Strahl zu der betreffenden Person transportiert wird. Sie können auch Organe der Person dabei visualisieren, die diese Heilenergie brauchen. Es ist aber auch möglich, dass Sie selbst die Energie in Ihrem Körper speichern, um sich selber zu behandeln. Wenn Sie jemanden in Ihrem Umfeld heilen möchten, können Sie Ihre linke Hand direkt an die Person halten oder diese berühren, um die Heilenergie weiterzugeben. Das ist jedoch auch ohne Körperkontakt möglich.

Bei der Fernheilung programmieren Sie die Energie der Engel auf einen Menschen oder auf seine Leiden. Sie können die Energie also einfach fließen lassen und sich vorstellen, dass sie der Person Heilung bringt. Sie können sie aber auch dorthin strömen lassen, wo sich die Leiden befinden, und eine Programmierung vornehmen. Dazu müssen Sie konkret sagen, was die Energie auslösen soll, also etwa »Diese Energie hilft Frau Meier beim Laufen« oder »Diese Energie vernichtet die Knieschmerzen von Herrn Müller«. Hat der zu Behandelnde Probleme mit seinem Rücken, z.B. einen Bandscheibenvorfall, lässt man die Energie direkt in seine Wirbelsäule fließen und arbeiten. Dabei denkt man: »Diese Energie ist eine Energiespritze gegen Rückenschmerzen. Sie korrigiert den Bandscheibenvorfall sofort.«

Ich möchte noch etwas näher auf die Programmierung von Energie eingehen. Es geht dabei um die Programmierung der angesammelten Energie, die überall ist in Form von Gedanken und Informationen. Was ist Energie ohne Information?

Allein kann sie gar nichts. Sie braucht ein Programm. Und jeder Mensch ist in der Lage, Energien anzusammeln und zu programmieren. Wir hören tagtäglich, dass Menschen krank sind oder sich energielos fühlen. Fast alle Leiden liegen am energetischen Ungleichgewicht. Dieses kann durch programmierte Energien beseitigt werden. Wie können wir Energie und Information miteinander verbinden? Das geht ganz leicht. Es ist meine Methode der Heilung, die Tausenden Erleichterung, Linderung und Heilung gebracht hat. Wir leben in einem energetischen Meer: Alles um uns herum ist energetisch geladen und steht in einem energetischen Austausch. Sie fassen etwa eine Kerze an und tauschen mit ihr Informationen aus. Sie sprechen jemanden an und tauschen dadurch Energien aus. Dies geschieht ständig. Die menschliche Seele und der Körper haben ein bestimmtes energetisches Potenzial. Diese »eigene« Energie kommuniziert mit der Energie, die uns umgibt. Dadurch findet ein Energieaustausch statt. Nehmen wir zu viel negative Energie von außen auf, gewollt oder ungewollt, beziehungsweise bewusst oder unbewusst, verändert sich damit unsere eigene Energie. Dieser Austausch der Energien ist mehr als real. Wir schwimmen in der Energie und leben durch Nehmen- und Geben-Gesetze. Somit passiert nie etwas einfach so, sondern alles ergibt einen Sinn. Wir können diesen Austausch jedoch steuern, indem wir die neuen, außen liegenden Energien verwenden. Um etwas zu bewegen, sollte man die außen liegende Energie durch Programmieren anwenden. Dasselbe Prinzip verwenden Magier in der ganzen Welt. Unser Körper speichert Energie und ähnelt einem Generator. Zudem produziert er auch selbst die sogenannte Bioenergie. Wir empfangen Energien von außen und können diese für uns brauchbar machen, was man als

»transformieren« bezeichnet. Den gesamten Vorgang nennt man Energie-Modulation.

Energie als solche ist neutral. Sie kann nicht schaden und kann nicht heilen. Jede Erkrankung, aber auch jede Heilung, besteht aus Energie und Information in einem, nur so kann diese Energie etwas erreichen. Warum kann man nicht allein dadurch heilen, dass wir beispielsweise jemanden nur Heilung wünschen? Nehmen wir an, ich möchte, dass Sie gesund werden. Wird das ausreichen? Natürlich nicht. Diese Energie ist unzureichend und kommt gar nicht an, sie zerfällt, bevor sie Ihre Seele oder Ihren Körper erreicht. Genauso ist es auch mit der Information. Sie allein bewirkt nichts. Nur beide Elemente zusammen erzielen eine echte dauerhafte Wirkung!

Auch unsere Seele stellt eine starke Energie dar – sie kann unseren Körper im Takt halten und einiges in ihm verändern. Wir werden oft krank, weil die Seele krank ist, das betrifft 90 Prozent der Erkrankungen. Fast alles kommt aus der Seele. Auch die Genesung kommt aus ihr. Sie kann die neue Energie aufnehmen und danach weiterleiten. Bei der Geistheilung geht es genau darum, die eigene Seele zu finden. Wir handeln immer nach unserer innersten Programmierung, die wir als Seele bezeichnen. Diese ist uns im Jenseits gewährt worden, einen Teil davon haben wir durch Karma-Regeln und unsere eigenen Taten in verschiedenen Inkarnationen gewählt. Die einzige Freiheit, die wir tatsächlich haben, ist die Freiheit, den Zugang zu unserer Seele zu suchen und zu finden. Und wenn wir Glück haben und es unser absolut höchster Wunsch ist, werden wir zu ihr finden. Diese Energie ist uns vor der Geburt verliehen worden, die Seele ist unser höchstes Gut.

Energie ist sozusagen eine Bausubstanz, aus der wir unser Leben bauen können. Die Baustoffe zu haben heißt jedoch noch lange nicht, dass man etwas daraus bauen kann. Was nutzen mir die Ziegelsteine, wenn ich sie nicht legen kann? Dafür bräuchte ich einen Bauplan. Wenn Energie als Baustoff angesehen wird, ist mein Bauplan die Information. Ohne Bauplan können Sie nichts Richtiges bauen. Ohne Plan also kein Bau! So ist es auch mit der Energie und der Information, beide existieren unabhängig voneinander und stellen nur Energie und Information dar. Verbinden wir beide Komponenten miteinander, so können wir etwas schaffen.

Information ist in der Lage, die Energie zu modulieren bzw. zu programmieren. Sie steht über der Materie. Gleiches zieht Gleiches an, besagt das Resonanzprinzip. Das gilt für Energie, Informationen und auch für unsere Gedanken. Ist Ihnen schon einmal aufgefallen, wie stark unsere Gedanken unser Leben beeinflussen können? Gedanken liefern Informationen und programmieren unser Leben, meistens unbewusst. Wir können viele Informationen der Energie bewusst beifügen. Ein physikalisches Grundprinzip besagt, dass jede Erscheinungsform aus Energie besteht und sich in eine andere Form verwandeln lässt. Nichts verschwindet also einfach so. Energie kann durch eine geistige Sammelstelle angesammelt und in einem Punkt konzentriert werden. Das kostet etwas Zeit und Mühe. Information dagegen wird von uns immer produziert (durch unsere Gedanken). Wir produzieren Informationen permanent und programmieren oft sogar unbewusst gewisse Sachen vor. Sogar während wir schlafen, arbeitet unser Gehirn weiter und erschafft Informationen. Konzentration ist der Weg der Information. Worte, Gedanken und Visionen sind Informationen, die entsprechende Schwingungen freisetzen.

Seit Jahren beschäftige ich mich mit geistigem, energetischem Heilen und habe viele Methoden ausprobiert. Einige davon versprachen mehr, als sie konnten. Andere waren unzureichend. Einige davon arbeiten mit Energien, die anderen nur überwiegend mit Informationen. Dadurch kam ich auf die Idee, meine eigene Methode der Energie und Information in einem zu entwickeln. So bin ich dazu gekommen, Energien zu verwenden, die mit Informationen verbunden werden, und erzielte dadurch fabelhafte Ergebnisse.

ZEREMONIELLES FERNHEILEN

Rituale

In alten Schriften sind sieben verschiedene Sphären auf Erden beschrieben. Es heißt: »Bedankt euch bei den Göttern des 7. Himmels.« Schamanen verbinden die sieben Sphären oder Himmelebenen mit den sieben Hauptplaneten und parallelen Welten, die auf der Erde existieren. Wir wissen, dass mittlerweile verschiedene unsichtbare Dinge gemessen werden können, so etwa Magnetfelder, elektromagnetische Felder sowie die Aura und Wärmeabgabe des Körpers. Wenn wir also etwas nicht sehen, weil dies nicht in unserem visuellen Spektrum liegt, heißt das noch lange nicht, dass dieses Etwas nicht existiert. Ich bin überzeugt davon, dass auf der Erde nicht nur eine Gattung intelligenter Wesen – wie der Mensch – existiert, sondern auch andere, die wir nicht sehen. Schamanen sprechen daher von Geistern der Natur. Sie laufen auf anderen Wellen, daher können wir sie nicht sehen. Auch die Fernheilung funktioniert durch solche Felder, die wir nicht sehen können.

Viele Rituale der Schamanen basieren ebenso auf Energien, die man nicht fassen kann. Ich möchte Ihnen ein Ritual mit Salz und Messer vorstellen, das Reinigung, Schutz und geistige Heilung der Ursachen verspricht und gegen Flüche wirkt. Sie brauchen dafür ein eigenes Foto, zwölf kleine Kerzen, eine Schale mit etwas Salz und ein Messer. Stellen Sie zuerst alle zwölf Kerzen in Form eines Kreises auf, und zünden Sie sie an. Legen Sie das Foto in die Mitte des Kreises. Platzieren Sie dann eine kleine Schale mit Salz rechts außerhalb des Kreises und legen ein Messer dazu. Wichtig ist, dass das Messer eine Spitze hat. Führen Sie nun die Messerspitze zum Foto und sagen: »Alles, was nicht zu mir gehört und mich belastet, lösche ich weg.« Stecken Sie anschließend die Messerspitze in die Salzschale. Wiederholen Sie den Vorgang drei Mal. Lassen Sie die Kerzen abbrennen, das Foto und das Messer können Sie weiter verwenden. Das Salz werfen Sie in den Müll. Diesen Vorgang können Sie für sich selbst, aber auch für andere Personen mit deren Foto durchführen.

Einige Schamanen verwenden bei ihren Heilritualen Wachs und Zettel. Nehmen auch Sie einen Zettel, und schreiben Sie Ihre eigenen Leiden oder die Leiden eines Mitmenschen auf. Begießen Sie den Zettel mit flüssigem Wachs, und verbrennen Sie ihn. Wenn Sie jemandem einen Gefallen tun möchten und Neider von dieser Person fernhalten wollen, brauchen Sie Wachs und zwei Zettel. Schreiben Sie auf den ersten Zettel den Namen der Person und auf den zweiten Zettel das Wort »Neid«. Begießen Sie beide Zettel mit flüssigem Wachs, und verbrennen Sie sie.

Jeder Mensch ist in der Lage, einen Beitrag zu einer besseren Welt zu leisten, ob mit Ritualen oder mit seinen Gedanken und Taten. Die Weisheit findet sich in jedem von uns im höheren Ich. Ich persönlich führe gerne einige Vorgänge für Mutter Natur selbst aus. So gibt es etwa ein Ritual mit der

Asche aus dem Kamin. Ich werfe sie nicht einfach weg. Nein, ich gebe sie Mutter Erde zurück, damit sie reicher an Stoffen wird. Wenn ich Kräuter sammle, bedanke ich mich geistig auch bei diesen. Das gehört zu meinem Alltag. Auch wenn ein Mensch etwas Gutes für mich tut, versuche ich das Gute zu verbreiten, indem ich auch ihm etwas Gutes tue.

Als ich begonnen habe, mich mit der schamanischen Geschichte und schamanischen magischen Vorgängen auseinanderzusetzen, erschienen mir einige schamanische Riten eigenartig. Ich lernte von meiner Großmutter Rituale, Besprechen und weitere übernatürliche Fertigkeiten. Sie funktionierten makellos. Erst heute, nachdem Jahre vergangen sind, verstehe ich, warum dies so ist. Sie funktionieren durch Torsionsfelder und elementare Zusammenhänge von Mutter Natur. Bei uns gibt es beispielsweise das Ritual der Befreiung von negativen Energien, die sogenannte Seelenreinigung. Dazu braucht man eine Schale Reis, eine Schale Zucker und eine Schale Salz. Dem zu Heilenden wird die Schale mit dem Salz zuerst in die Hände gegeben. Er soll mit einem Finger der rechten oder linken Hand das Salz mischen und an seine Leiden denken. So kann er diese Informationen an das Salz abgeben. Salz repräsentiert das Erdelement und dadurch Reinigung. Die Schale mit dem Salz wird dann weggestellt. Danach gibt man dem Kranken die Reisschale in die Hand. Auch hier soll er ähnlich vorgehen, nämlich den Reis mit einem Finger mischen und an seine Wünsche denken, wie etwa Genesung, Liebe oder Absicherung. Reis steht für das Element Holz und repräsentiert Wachstum und Vermehrung. Anschließend soll der Kranke die Schale zur Seite stellen und die letzte Schale mit dem Zucker in die Hände nehmen. Diese symbolisiert die Süße des Lebens. Er hält sie in Händen und mischt den Zucker mit einem Finger. Letztendlich verbrennt man das Salz (Feuer repräsentiert das Feuerelement), gibt den Reis in die Erde und streut danach den Zucker darüber. Der Vorgang selbst ist kinderleicht, doch es geht dabei nicht um die Handlung des Schamanen, sondern um sein geistiges Vorhaben. Er arbeitet nämlich geistig und programmiert Energien der Natur.

Im Schamanismus sind Rituale etwas ganz Normales. Wir machen meist mindestens ein Ritual am Tag. Deshalb möchte ich Ihnen nun ein paar Rituale vorstellen, die zur Heilung der Seele beitragen.

Lassen Sie Ihre Hausschlüssel vor der Eingangstür zum Haus fallen. Heben Sie sie wieder auf. Das bringt viel Glück, sagen Schamanen. Das Ritual hat mit dem Loslassen zu tun. In dem Moment, in dem man loslässt, bittet man das Glück zu sich ins Haus. Sie öffnen ihm Ihre Türe.

Auch Apfelrituale sind sehr beliebt. Eines möchte ich Ihnen näher erklären: Stechen Sie mehrere Zweige Rosmarin in einen reifen Apfel, und wünschen Sie sich etwas. Legen Sie den Apfel in die Natur. Rosmarin gilt als magisches Kraut und der Apfel als der Träger des Glücks. Diese Symbiose reinigt Ihre Seele und bringt neues Glück in Ihr Leben.

An dieser Stelle möchte ich Ihnen noch ein altes Vetucha-Ritual vorstellen. Es ist sehr alt, und es gibt mehrere Varianten davon. Sollten Sie eine Pechsträhne haben, also magisch belegt sein, dann können Sie ein Tauschgeschäft machen. Sie brauchen dazu mehrere Blumen oder einen Blumenstrauß. Gehen Sie zu einem Friedhof. Suchen Sie ein Grab aus, in dem eine Person Ihres Alters oder mit dem gleichen Vornamen beerdigt ist. Legen Sie die Blumen auf das Grab, und sagen Sie diesen Satz: »Geistige Welt, bereinige mich von negativen Einflüssen und gib den Segen dem Verstorbenen.« Dasselbe

Ritual können Sie auch für eine andere Person machen. Heilen ist unsere natürliche Gabe, glauben Sie an sie, so wird sie bestimmt Realität.

Ich möchte Ihnen nun ein Heilritual beschreiben, für das Sie einen Luftballon benötigen. Um ihn zum Fliegen zu bringen, brauchen Sie nicht unbedingt ein leichtes Gas. Füllen Sie Natron und Essig in eine Flasche, und ziehen Sie den Luftballon darauf – das pumpt ihn auf. Wünschen Sie sich dabei Heilung für jemanden oder auch für sich selbst. Lassen Sie den Ballon dann fliegen.

Alternativ können Sie auch mit einer Orange oder einer Zwiebel arbeiten. Nehmen Sie eine Zwiebel oder eine Orange, und stecken Sie seitlich drei Nadeln hinein. Verbinden Sie dann die Nadeln mit rotem Zwirn oder roter Strickwolle, und legen Sie sie unter einen Baum. Wünschen Sie sich auch hier die Heilung.

Es gibt eine schöne Geschichte: Ein Professor der Philosophie füllte ein fünf Liter fassendes Glas mit größeren Steinen. Er fragte seine Studenten, ob das Glas voll sei. Die Studenten bejahten. Dann nahm der Professor Erbsen und gab diese in das Glas. Sie rutschten zwischen die Steine. »Ist das Glas nun voll?«, fragte der Professor. Die Studenten meinten, dass es nun wirklich voll sei. Dann nahm der Professor eine Schale mit Sand und schüttete diesen in das Glas. »Ist das Glas nun voll?«, fragte der Professor wieder. »Ja, nun ist nichts mehr hinzuzufügen«, antworteten seine Studenten. Er holte nun ein Glas Wasser und goss es über den Sand. »Ist das Glas nun voll?«, fragte er. Das Glas ist ein Symbol für unser Leben. Die Steine sind die wichtigsten Lebensthemen wie Familie, Gesundheit oder Freunde. Die Erbsen sind unsere persönlichen Dinge – Dinge, die wir lieben wie die Arbeit, das Auto oder unser Haus. Der Sand symbolisiert Kleinigkeiten, die uns begleiten. Wenn wir das Glas mit dem Sand zuerst füllen würden, gäbe es keinen Platz mehr für die Steine und für die Erbsen. Das Wasser steht in dieser Geschichte für unsere Erfüllung, Zeit für uns selbst und für das Faulenzen. Also sollten wir uns mit den Steinen im Leben beschäftigen.

Lichtwasser-Ritual

Das Lichtwasser-Ritual ist eine Neuerung von Magiern aus Russland. Für die Herstellung des Lichtwassers brauchen Sie 200 ml Wasser, 3 EL 3%iges Wasserstoffperoxid, 3 EL Salz, 3 EL Essigessenz (38 – 40%ig) und eine leere Flasche. Einige Magier mischen die Zutaten auch im Verhältnis 1:1. Geben Sie alle Komponenten in die Flasche, und schütteln Sie diese kräftig. Die Flüssigkeit fängt an zu leuchten. Denken Sie nun an Ihre Wünsche oder an die Fernheilung einer bestimmten Person. Lassen Sie die Flasche dann einen Tag lang irgendwo stehen, und leeren Sie sie danach.

Meditationen

Im Folgenden möchte ich Ihnen nun ein paar Meditationen vorstellen, die gut bei der Fernheilung eingesetzt werden können. Meditation ist kein Glaube. Um zu meditieren, brauchen wir nur Ruhe. Meditationen sind uralte überlieferte Techniken der Bewusstseinserweiterung, um zur eigenen goldenen Mitte zu finden oder um andere zu heilen. Die Meditation besteht darin, dass wir uns bequem hinlegen oder hinsetzen, uns entspannen und auf die energetische Wahrnehmung einlassen.

Man kann sogar beim Laufen meditieren. Hauptsache, man ist mit seiner Seele in enger Kommunikation. Die Meditation ist kein Schlaf, sondern eine Trancetechnik. Wir befreien uns dabei von alltäglichen Lasten und Gedanken und können uns dadurch neu einstimmen. Sie ermöglicht eine tiefere Wahrnehmung der Gegenwart und der Zukunft. Durch diesen bewussten Wechsel lernt unser Bewusstsein, neue Ebenen des Daseins zu erreichen. So können wir beginnen, die Welt anders wahrzunehmen. Eigentlich sehen wir sie dann so, wie sie tatsächlich ist. Sie bietet uns die Möglichkeit, die Welt mit den Augen eines Kindes zu sehen und richtig zu entscheiden.

Nun möchte ich Ihnen eine Meditation vorstellen, die Ihnen das Fernheilen näherbringt: Legen Sie sich bequem hin, und schließen Sie Ihre Augen. Atmen Sie tief ein und aus. Legen Sie beide Hände mit offenen Handflächen neben Ihrem Körper ab und stellen Sie sich vor, dass die Sonne direkt über Ihnen steht und ihre Strahlen in Ihre beiden Handflächen schickt. Versuchen Sie, diese Energie zu tanken. Binnen fünf Minuten spüren Sie die Wärme der Sonne in Ihren Händen. Legen Sie nun beide Handflächen zusammen, und stellen Sie sich die Person vor, an die Sie diese Energie abgeben wollen. Sollten Sie die Energie selbst aufnehmen wollen, stellen Sie sich selbst zwischen den Handflächen vor. Bleiben Sie anschließend noch ein paar Minuten liegen, und genießen Sie den Zustand. Öffnen Sie danach Ihre Augen.

Wichtig ist, dass Sie sich stets im inneren Gleichgewicht befinden und auch etwas für sich selbst tun. Gönnen Sie sich zum Beispiel täglich eine kurze Meditation mit Ihrem Lieblingselement. Ich bin mit dem Element Feuer sehr verbunden.

So mache ich gerne Feuermeditationen im Geiste. Stellen Sie sich eine Feuerstelle vor Ihrem inneren Auge vor, und schauen Sie hinein. Stellen Sie sich vor, dass alle Lasten, die Sie haben, oder die Lasten Ihrer Mitmenschen in der Flamme transformiert werden. Sie verbrennen darin. Es entstehen dabei Licht und Güte, die Ihnen und Ihren Mitmenschen wiedergegeben werden. Dieses Licht fließt in Sie und in Ihre Liebsten hinein.

Sie können auch eine Meditation mit der geistigen Waage versuchen. Stellen Sie sich selbst als Waage vor. Sie ist nicht im Gleichgewicht. Legen Sie nun auf die Seite, die höher ist, etwas als Gegengewicht, bis die Waage eine waagerechte Position erreicht. Fixieren Sie das Bild vor Ihrem inneren Auge. Bedanken Sie sich dafür.

Wie Sie merken, sind diese Vorgänge sehr leicht durchführbar und können somit schnell in den Alltag integriert werden. In Einklang mit Mutter Natur zu sein, ist für mich das größte Gebot. Deshalb möchte ich Ihnen an dieser Stelle eine kurze Meditation empfehlen, die Sie Mutter Natur näherbringt. Es ist eine Meditation mit einem Mandala. Setzen Sie sich dazu bequem hin und schließen Sie Ihre Augen. Atmen Sie tief ein und aus. Stellen Sie sich zuerst einen Fliederbusch vor. Der Baum blüht. Konzentrieren Sie sich auf eine der Blüten. Sie sieht wie ein Mandala aus. Das Mandala wird immer größer in Ihrer Vorstellung. Die Farbe der Blüte ist violett. Versuchen Sie, die Blüte nun zu riechen. Sie entfaltet sich dabei und bildet mehrere Kreise. Sie bestehen aus Licht. Sagen Sie sich innerlich, dass Sie Mutter Natur bedingungslos lieben. Bitten Sie um Einklang mit ihr. Bleiben Sie ein paar Minuten sitzen und öffnen Sie danach Ihre Augen. Atmen Sie tief ein und aus.

Es gibt verschiedene Meditationstechniken, einige möchte ich hier vorstellen. Die Meditationen, die ich selbst in meinem Alltag benutze, sind einfach und produktiv in einem. Sie können sie ohne großen Zeitaufwand durchführen.

Heilmeditation 1

Bei dieser Meditation können Sie Ihre Auralöcher, aber auch als Fernheiler die Auralöcher einer anderen Person heilen. Setzen Sie sich bequem hin und schließen Sie Ihre Augen. Stellen Sie sich den Kranken vor. Er steht vor Ihnen und hat eine gerissene Aura um sich herum. Füllen Sie nun geistig alle Löcher in der Aura mit Licht auf und entfernen Sie alle Verdunkelungen visuell mit einem Messer oder einem Skalpell. Nun sollten Sie seine Aura hell und ganz wahrnehmen. Setzen Sie die Aura des oder der zu Heilenden nun in zwei Ringe, die ihn schützen, und sagen sich innerlich: »Es ist geschehen, die Aura ist dicht und hell«.

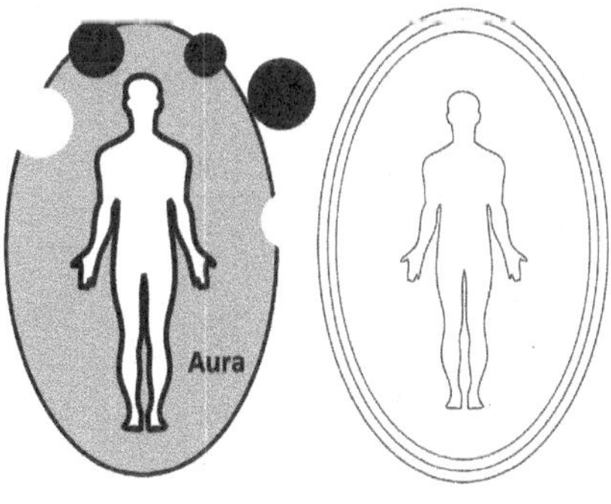

Heilmeditation 2

Diese Meditation hat mit der Seele zu tun. Unsere Seele besteht aus verschiedenen Anteilen, die schwinden können. Stellen Sie sich den Kranken vor. Visualisieren Sie nun, dass sieben Kügelchen um ihn herumschweben. Sie sind aus Licht. Sie bewegen sich um seinen Körper und werden immer schneller. Sagen Sie sich innerlich: »Dein Schutz geschieht sofort.«

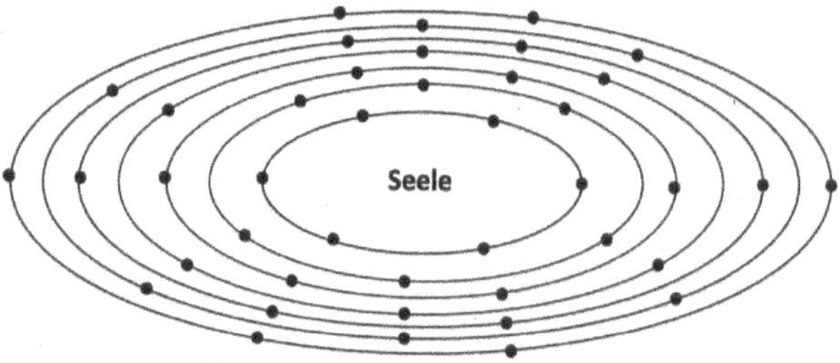

Meditation mit dem Element Wasser

Schamanen lieben die Naturelemente. Eines davon ist das Wasser. Wenn Sie denken oder spüren, dass Wasser auch Ihr Element sein könnte, wenn Sie Wasser lieben und die Meereswellen mögen, dann sollten Sie diese Meditation einmal am Tag machen. Sie werden schnell merken, wie gut sie Ihnen tut. Setzen oder legen Sie sich bequem hin. Machen Sie Ihre Augen zu und zählen von 20 rückwärts auf null. Denken Sie dann an einen Strand oder an die Wellen des Meeres. Stellen Sie sich vor, wie schön das Geräusch von Wellen ist. Diese Wellen berühren Ihre Füße. Sprechen Sie gedanklich zum Wasserelement: »Kräfte des Wassers, verbindet euch mit meiner Seele und reinigt sie. Gebt mir Kraft und schützt mich vor negativen Einflüssen.« Sie werden das Gefühl bekommen, wie die

Wellen Sie sanft berühren. Sie werden blaues Wasser sehen, das Sie reinigt. Lassen Sie es geschehen. Das Wasser erreicht nun jeden Zentimeter Ihres Körpers und gibt ihm Kraft. Bleiben Sie 15 Minuten lang sitzen oder liegen. Öffnen Sie danach Ihre Augen und bedanken sich beim Wasser für seine Arbeit.

Meditation mit dem Element Feuer

Nehmen Sie eine Kerze, und zünden Sie sie an. Lassen Sie sie im Raum stehen. Setzen oder legen Sie sich bequem hin. Machen Sie Ihre Augen zu und zählen Sie rückwärts von 20 auf null. Denken Sie nun, dass Sie an einem Strand liegen. Der Strand ist sehr sauber und der Sand ist weich, die Sonne scheint angenehm auf Ihren Körper. Die Sonnenstrahlen berühren Ihre Haut. Versuchen Sie, diese Wärme zu spüren und tanken Sie sie auf. Sie werden nun das Gefühl haben, sanft von den Sonnenstrahlen berührt zu werden. Sagen Sie gedanklich zum Feuerelement: »Kräfte des Feuers, verbindet euch mit meiner Seele und gebt ihr Kraft und Segen.« Sie werden das angenehme Gefühl bekommen, dass die Sonnenstrahlen Sie immer intensiver berühren. Sie werden die Flamme erkennen, die alles Negative verbrennt. Lassen Sie es geschehen. Bleiben Sie 15 Minuten lang sitzen oder liegen. Öffnen Sie danach Ihre Augen, und bedanken Sie sich beim Feuer für seine Arbeit.

Meditation mit dem Element Luft

Lieben Sie Wind und Gewitter? Ein Gewitter reinigt die Luft. Nehmen Sie eine Feder in die Hand. Lassen Sie diese in der Hand liegen. Setzen oder legen Sie sich bequem hin. Machen Sie Ihre Augen zu und zählen rückwärts von 20 auf null. Denken Sie nun, dass Sie in einem Federbett liegen. Das Bett ist sehr sauber und weich. Der Wind berührt Ihre Haut. Sagen Sie gedanklich zum Luftelement: »Kräfte der Luft, verbindet euch mit meiner Seele, reinigt sie und gebt ihr Kraft.« Es wird sich das Gefühl einstellen, dass die Luft Sie immer intensiver berührt. Bleiben Sie auch nach dieser Meditation 15 Minuten lang sitzen oder liegen. Öffnen Sie danach Ihre Augen, und bedanken Sie sich bei der Luft für ihre Arbeit. Atmen Sie tief ein und aus.

An dieser Stelle möchte ich Ihnen noch etwas verraten:

> Das Nehmen und das Geben
> gehören zum Leben,
> das Los- und das Zulassen
> wie Lieben und Hassen,
> zwei Seiten einer Medaille
> in Deinem Dasein,
> die zusammengehören,
> um glücklich zu sein …

Es gibt geistige Gesetze, die uns fit machen, und zwar auf allen Lebensebenen. Diese Gesetze sind energetischer Natur.

> Wer immer wieder nachzählt, ist arm.
> Wenn Sie heilig sind, bedeutet das nicht, dass Sie sich nicht mit dem Sündigem austauschen.
> Jeder Mensch hat Erinnerungen, die die Zeit nicht löschen kann.
> Durchschnittlich entschuldigen wir uns zwölf Mal pro Tag. Wir bedanken uns jedoch zu selten.
> Das Beste an Paris ist nicht der Eiffelturm. Das Beste ist, wenn man sich in der Stadt verlaufen hat und dahin geht, wohin die Augen schauen.

Erinnern Sie sich täglich an fünf Dinge, die Ihnen im Leben Spaß gemacht haben. So werden Sie glücklich. Bäume kommunizieren mit ihren Samen, die in die Erde gefallen sind. Fremde Samen werden ignoriert. Schimmelpilze finden einen kurzen Weg zum Zucker und haben ein Gedächtnis.

Der Mensch ist der einzige lebendige Organismus, der begriffen hat, dass er klug und intelligent ist. Das bedeutet jedoch nicht, dass wir die klügsten Lebewesen auf Erden sind. So gibt es beispielsweise einen Pilz namens Cordyceps (eine Schlauchpilzart), der gravierende Auswirkungen bei Ameisen hervorrufen kann. Wenn seine Sporen in eine Ameise dringen, verändert sich das Verhalten des Tieres. Es verlässt seine Familie, krabbelt auf einen Baum und stirbt. Der Pilz wächst dann aus seinem Kopf und verstreut seine Sporen im Wald. Wer ist nun klüger? Der Pilz oder die Ameise? Der Pilz wird übrigens auch in der Pharmaindustrie als Heilmittel genutzt.

Die Arbeit mit Elementen von Voodoo

Sie wissen vermutlich bereits, dass Voodoo eine heilende westafrikanische Religion ist. Es ist eine Mischung aus zahlreichen afrikanischen Stammesreligionen. Voodoo wird meistens mit dem Wort »Magie« verbunden, und viele von uns verstehen unter »Voodoo«-Ritualen etwas, das mit schrecklichen Dingen oder Hexen zu tun hat. Voodoo ist jedoch keine Magie. Das Wort »Voodoo« leitet sich aus einem westafrikanischen Wort für »Geist« oder »Göttlichkeit« her. Die Traditionen dieser Religion erklären sich aus der Herkunft und

Geschichte der Sklaven. Beim Voodoo ist die Kraft des Wunsches nach Freiheit und Liebe entscheidend.

Man glaubt es kaum, aber auch die Römer der Antike haben Elemente des Voodoo praktiziert. Bei den Zauberpraktiken des Voodoo unterscheidet man zwischen dem Zauber der Abwehr von Schaden (weiße Magie) und krank machendem Zauber (schwarze Magie).

Ein bekannter Brauch des Voodoo ist das Herstellen von Voodoo-Puppen. Sie werden einem bestimmten Menschen nachgebildet und in erster Linie zum Heilen von Krankheiten benutzt. Solche Puppen werden überall in der Welt angefertigt. Das Material zur Herstellung einer solchen Puppe kann variieren. Man nimmt gern Stoff, Wachs oder auch Holz. Wichtig ist, dass man diese Puppe mit einem persönlichen Gegenstand des Kranken versieht (Abb. 28).

Eine Seelen-Puppe ist ein künstlich erzeugtes Wesen. In Sibirien werden solche Puppen aus Korken hergestellt. Das Erschaffen dieser Puppen ist mit einer großen Verantwortung verbunden, denn die Seelen-Puppe übernimmt viele Eigenschaften ihres Schöpfers (positive und negative).

Haus- und Schutzgeister

Dies ist ein sehr spannendes Thema. In Sibirien stellt fast jeder Schamane solche Schutzgeister selbst her. Sie werden aus Ton oder aus Teig, wie bereits weiter oben im Buch beschrieben, gemacht. Man kann sie aber auch aus Knetmasse oder Plastilin basteln. Kombiniert werden die Figuren mit Edelsteinen oder mit Holzstücken. Im Bildteil zeige ich Ihnen beispielhaft, wie solche Schutzgeister aussehen können.

Der sogenannte Siebenkopf-Geist (Abb. 29) ist der Geist des Schutzes für alle Lebensthemen. Er gilt als Beschützer der Familie und des Hauses in einem. Die Sieben steht nicht umsonst für Saturn und Stabilität.

Ein Hausbeschützer (Abb. 30) kann sehr seriös und ernst aussehen, jedoch abschreckend für die negative Energie.

Der Muttergeist (Abb. 31) beschützt Mutter und Kind und steht für die Vermehrung des Glückes. Meistens wird für diesen Schutzgeist ein Malachit mitverwendet, da er als weiblicher Stein gilt.

Der Geldgeist (Abb. 32) ist auch sehr beliebt. Er trägt viele Schlangen um den Hals, was als Zeichen der Vielfältigkeit gesehen wird.

Ein Geist gegen Fremdenergie (Abb. 33). Auch hier werden Edelsteine verwendet, um das Böse abzuschrecken.

Ein Liebesgeist wird meistens ähnlich zur Abb. 34 gestaltet. Eine Dame mit einer Schlange um den Hals steht für Anziehung und Verführung.

Der Geist der Gesundheit (Abb. 35) wird als Schlange dargestellt. Auch diese Figur ist sehr beliebt. Die Schlange symbolisiert einen gesunden Darm und eine gesunde Psyche.

Sie können diese Geister aus fertig gekaufter Masse formen oder selbst eine geeignete Masse herstellen aus Kartoffelstärke und Haarbalsam oder dem folgenden Rezept:

- 1 Rolle Toilettenpapier
- 150 g PVA-Kleber
- 50 ml Öl
- 50 g Gips
- 1 TL Seife
- 100 g Mehl

Vermischen Sie alle Zutaten gut miteinander und geben Sie sie in ein verschließbares Gefäß. Nach zwölf Stunden im Kühlschrank ist die Masse zum Formen bereit. Viel Spaß beim Gestalten der Geister!

Unsere Zeit ist sehr schnelllebig geworden. In tibetischen Tempeln stehen Öllampen, die früher 24 Stunden lang brannten. Nun reicht die Ölmenge für 48 Stunden. Wir gehen in die neue Dimension, in eine fünfte Dimension des Daseins, sagen Schamanen. Um diese zu verstehen, brauchen wir mehr Fernheilung und Schutz. Daher möchte ich Ihnen am Ende des Buches noch etwas Besonderes präsentieren. Im Bildteil finden Sie zum Schluss die von mir hergestellten 3-D-Karten für den Schutz der Seele. Sie können sie gerne abfotografieren und in Ihrem Handy speichern. Solche Karten symbolisieren die Entfaltung und den Schutz der Seele, eine Weiterentwicklung des Geistes und gelten als Rundum-Paket für die Heilung der Aura.

SCHLUSSWORT

Liebe Leserin, lieber Leser,
ich hoffe, dass mein Buch Ihnen mehr Klarheit im Thema Fernheilung verschafft hat. Probieren Sie verschiedene Methoden aus, egal, ob das Rituale oder andere Verfahren sind. Wählen Sie Ihre Lieblinge aus, denn für jeden ist etwas dabei.

Versuchen Sie sich in der eigenen Heilung oder in der Fernheilung. Das wird Ihnen Spaß machen, denn die vorgestellten Methoden funktionieren sehr schnell und bringen Freude, Energie und Genesung der Seele. Sie können alle Methoden sowohl für sich selbst als auch für Ihre Mitmenschen verwenden.

Jeder Mensch hat verschiedene Kräfte in sich, die er nicht einmal kennt. Öfter wollen wir diese Gaben nicht an- oder wahrnehmen, oder wir glauben nicht an sie. Doch können Sie diese Kräfte nicht ungenutzt lassen. Sie kommen an die Oberfläche des Daseins und wollen angenommen und benutzt werden.

Natürlich kann dieses Buch nicht alle Aspekte des Fernheilens vollständig behandeln. Es wäre auch unmöglich, sämtliche Erkenntnisse aus mehreren Jahren der Forschung in einem einzigen Buch bis ins Detail zu beschreiben. Wenn Sie nun aber noch mehr wissen und lernen möchten, dann besuchen Sie meine Homepage. Dort finden Sie einige weitere Informationen und meine Seminare:

http://www.vadimtschenze.ch

Wenn Sie eine private Beratung wünschen, dann schreiben Sie eine Mail an mein Sekretariat:

vadim@vadimtschenze.ch

Ihr Vadim Tschenze

AUTOR

Der Deutschrusse Vadim Tschenze lebt seit Anfang 2004 in der Schweiz und leitet dort seine Akademie für Geistheilung, Schamanismus und Medialität. Davor lebte er im Allgäu und in München. Seit Jahren hält er Vorträge und Workshops in ganz Europa und hat eine Reihe von Büchern geschrieben. Er bietet Seminare und Online-Ausbildungen an und bildete mittlerweile Tausende Schüler aus. Er hat sich intensiv mit den verschiedensten Heiltechniken, Meditationsmethoden und Mentaltechniken beschäftigt und entwickelte einige Methoden selbst. Die heutige Form seiner Seminare basiert auf seinen Erkenntnissen aus verschiedenen alten und neuen Lehren in Kombination mit seiner Erfahrung. Besonderen Wert legt der Autor auf die Themen Seelenfrieden, Loslassen und gesunde Selbstliebe, die für ihn Grundlage von »reinem Seelenzustand« und Lebensgenuss sind.

Die Familientradition der Tschenzes weist eine beeindruckende Bilanz auf: In jeder Generation gab es mindestens eine in der Kunst des Heilens begabte Person. So legte seine Urgroßmutter Anastasia Skatkarten und beschäftigte sich mit Kräutern. Seine Großmutter Baba Walja war in Russland eine bekannte Heilerin und Vorbild sowie Lehrerin des Autors.

LITERATUR

Bücher des Autors

»Russisch-tibetische Honigmassage«, Videel 2001

»Das geheime Wissen – Einführung in die Welt der Esoterik«, Silberschnur 2006

»Orientalisches Wahrsagen – Kaffeesatzlesen«, Silberschnur 2007

»Geheimnisse der Liebesmagie«, Silberschnur 2008

»Übersinnliche Phänomene«, Silberschnur 2008

»Das alte russische Wissen«, Silberschnur 2009

»Die russische Kräuterheilkunde«, Aquamarin 2012

»Vadims Methode«, Goldmann 2014

»Die Aura und die Haut«, zusammen mit Katarina Michel, Aquamarin 2015

»Vetucha-Heilung: Die russische Magiemethode zur Selbstheilung«, Goldmann 2016

»Wer war ich in meinem früheren Leben?«, Goldmann 2016

»Schamanischer Kalender«, Goldmann 2016

»Sex und Karma«, Goldmann 2017

»Heilenergetische Ernährung«, Goldmann 2017

»Meine 100 Seelenschützer«, Goldmann 2018

»Matrix-Wiederherstellung«, Goldmann 2020

»Das Engelalphabet«, Goldmann 2020

»Das spirituelle Buch von der Selbstliebe«, Unum 2020

»Kosmische Befreiung«, Goldmann 2023

Geführte Meditationen auf CD

»Goldene Mitte: Verändere Dein Leben – Meditation zur Blockadenlösung bei karmischen Ursachen«

»Heilende Gebete für Liebe, Wohlbefinden, Geld und Blockadenlösung«

»Wasser aufladen: Heilende Töne für die Seele zum Wasseraufladen und für mehr Lebensqualität«

»Mystische Zahlenmeditation: Öffne und stärke dein Herzchakra«, Arkana 2017

»Meditation der fünf schamanischen Elemente: Erfülle deine Wünsche und finde Harmonie«, Arkana 2017

»Meditationen der Weiblichkeit: Erwecke deine ursprüngliche Liebe und Intuition«, Arkana 2017

»Vadims russische Heilgeheimnisse: Hoch energetisierende Übungen für umfassenden Aura-Schutz und Lösung von Blockaden, Arkana 2020

Seminare auf DVD

»Kartenlegen einfach gelernt, Seminar für Anfänger und Fortgeschrittene mit Vadim Tschenze – Basiskurs«

»Kartenlegen einfach gelernt, Seminar für Fortgeschrittene mit Vadim Tschenze – Aufbaukurs«

»Wohlfühlmassagen« Honigmassage, Gesichtsmassage, Hot-Stonemassage

»Aberglaube, Magie, Wünsche und Heilung – Ein Vortrag mit Vadim Tschenze«

Verschiedene Kartendecks von Vadim Tschenze zum Selbstdrucken finden Sie bei Elopage:
https://elopage.com/s/www.vadimtschenze.de

Besuchen Sie auch seinen YouTube-Kanal mit wöchentlich neuen Themen:
http://bit.ly/2B2vygD

REGISTER

BILDTEIL

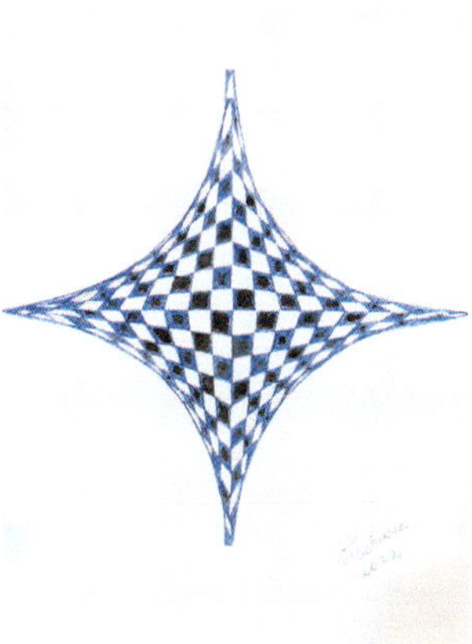

1. Mandala

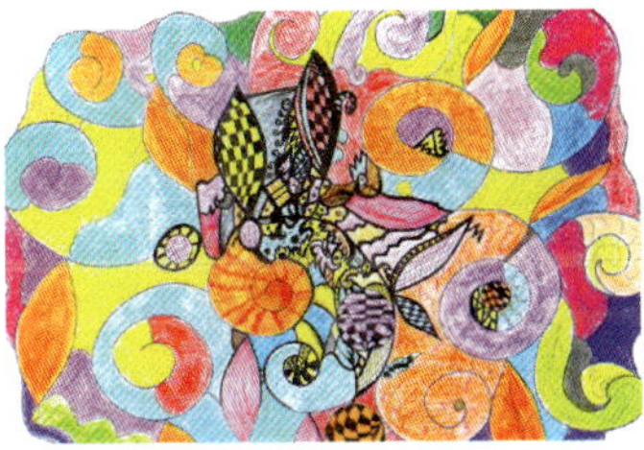

2. Mandala

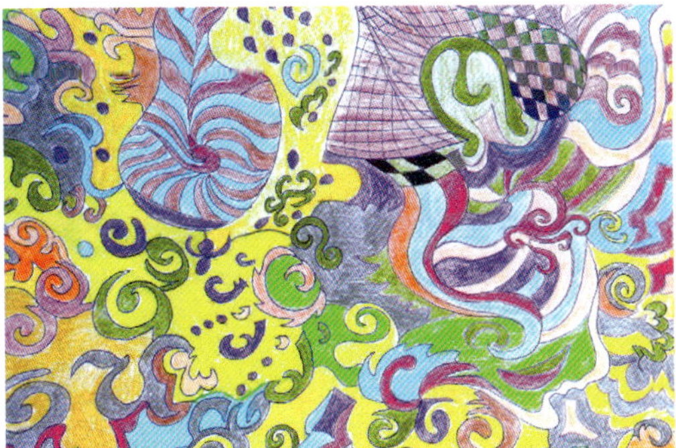

3. Mandala

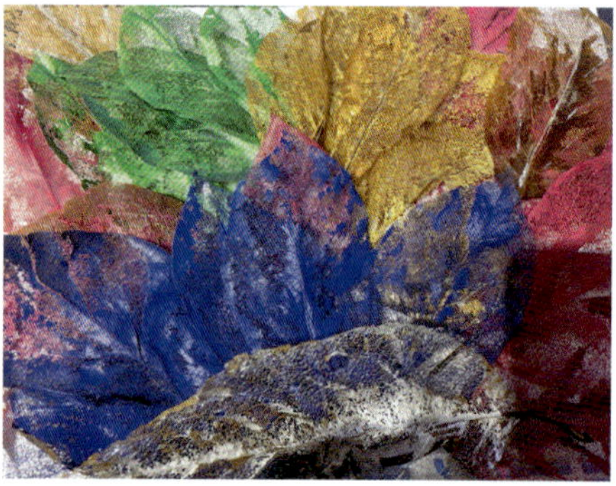

4. Talisman aus skelettierten Blättern

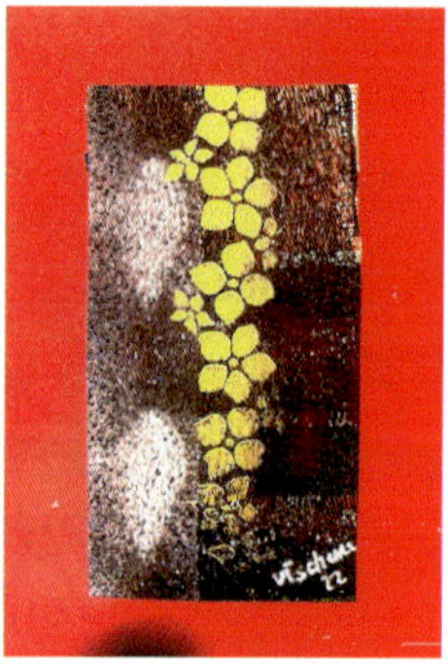

5. Zadkiel

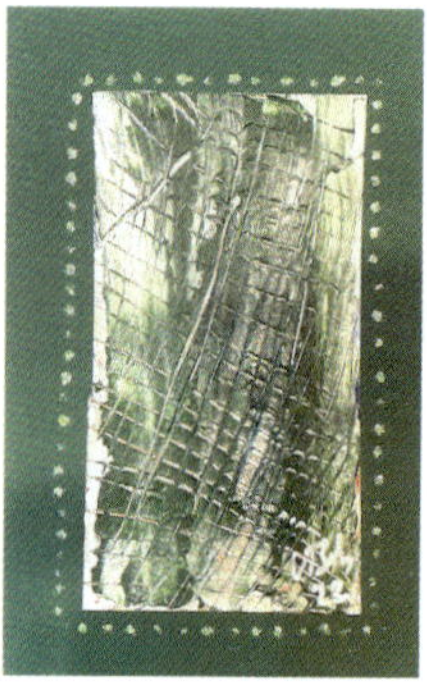

6. Thavael

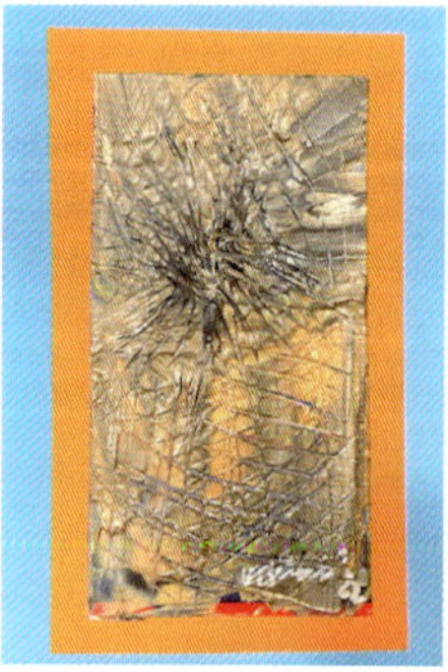

7. Caphael

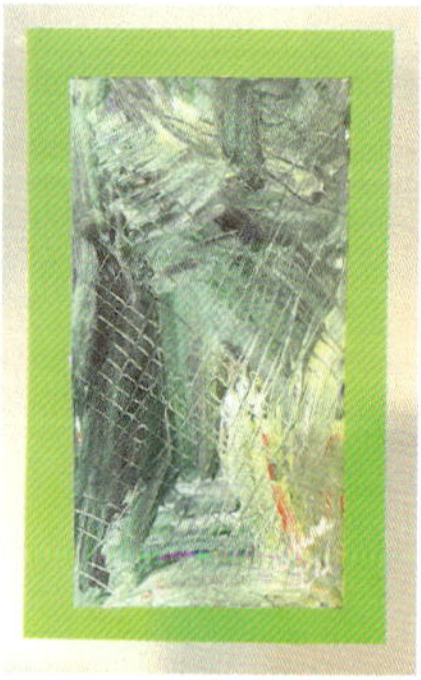

8. Samael

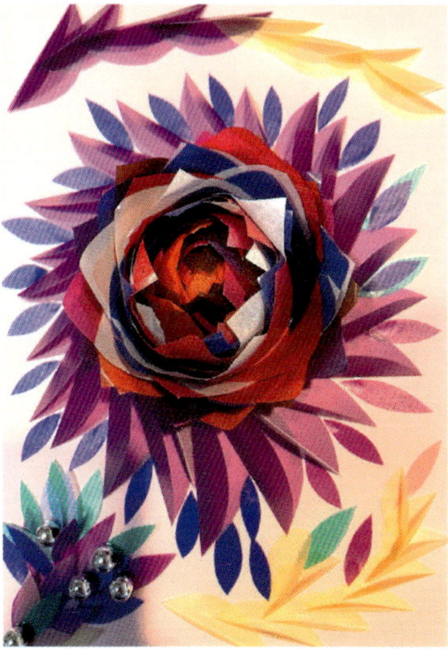

36. 3-D-Karte für den Schutz der Seele

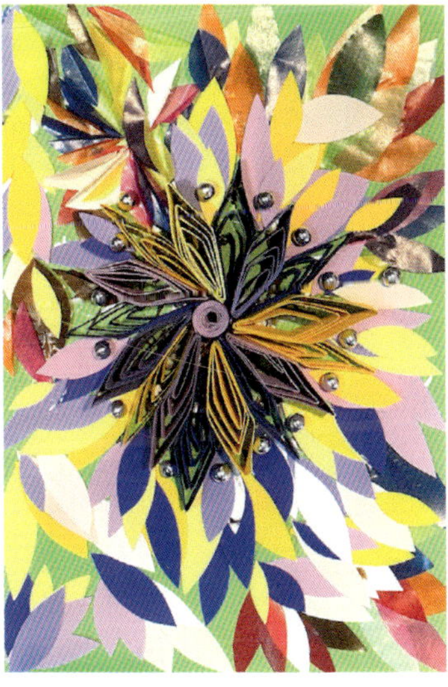

37. 3-D-Karte für den Schutz der Seele

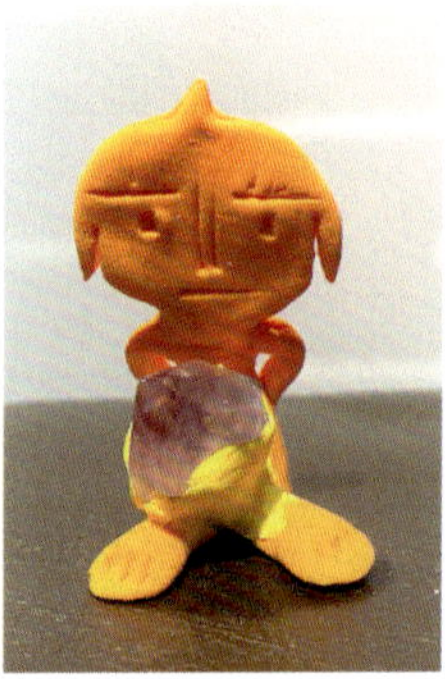

30. Hausbeschützer

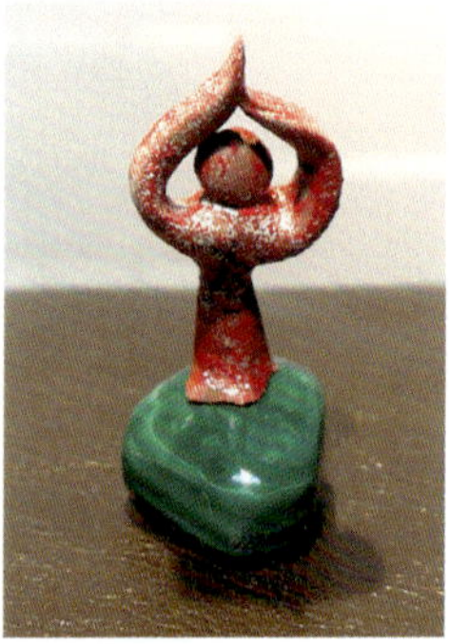

31. Muttergeist

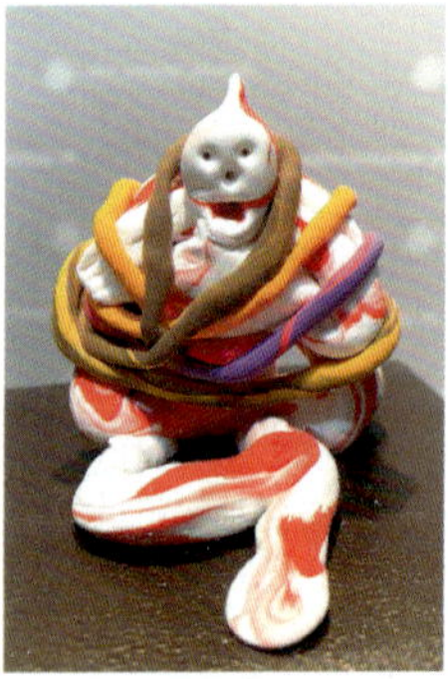

32. Geldgeist

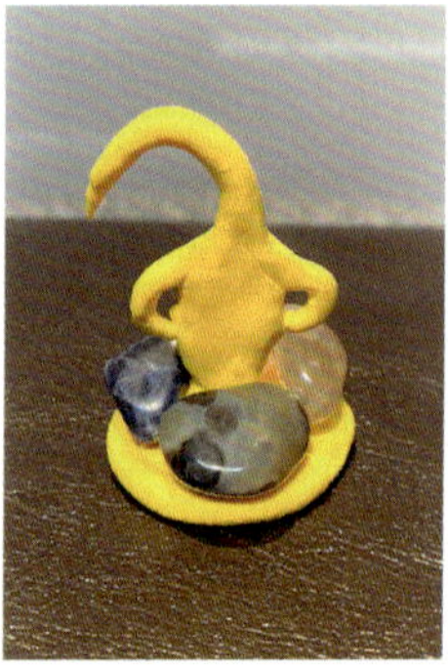

33. Geist gegen Fremdenergie

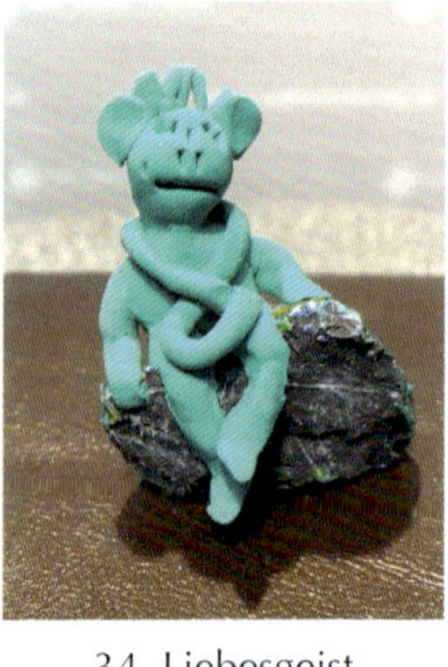

34. Liebesgeist

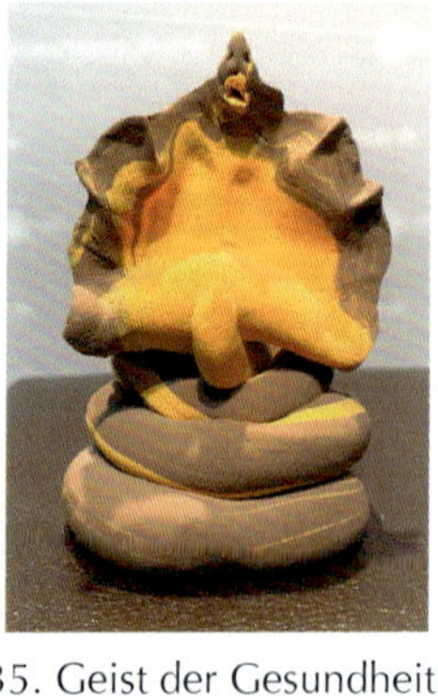

35. Geist der Gesundheit

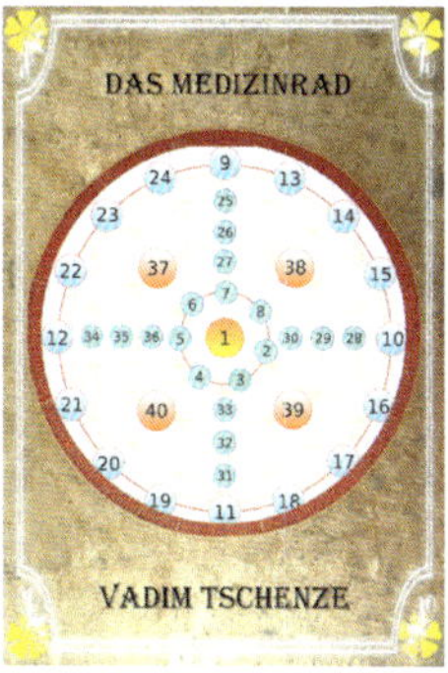

27. Medizinrad

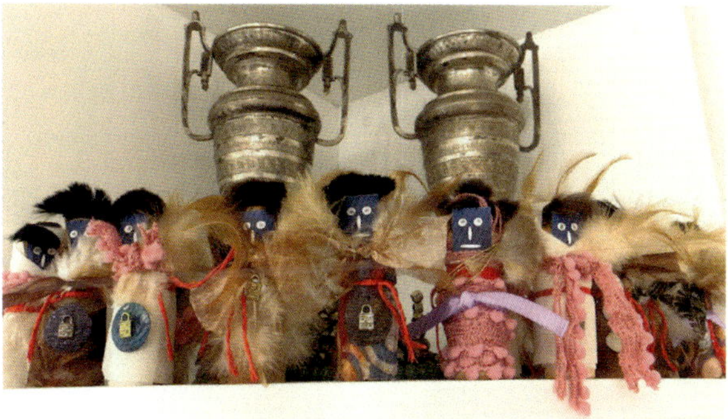

28. Seelenpuppen

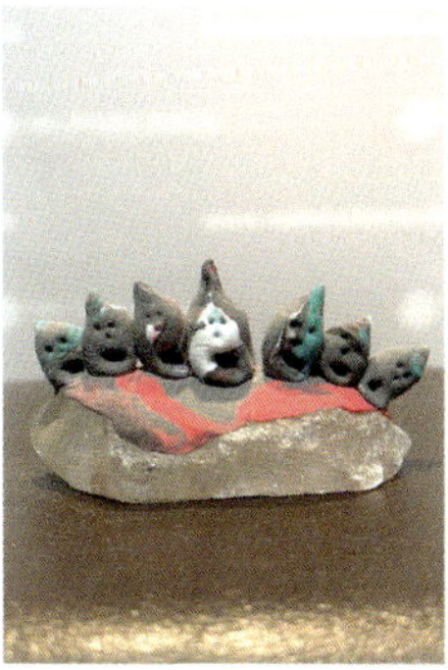

29. Siebenkopf-Geist

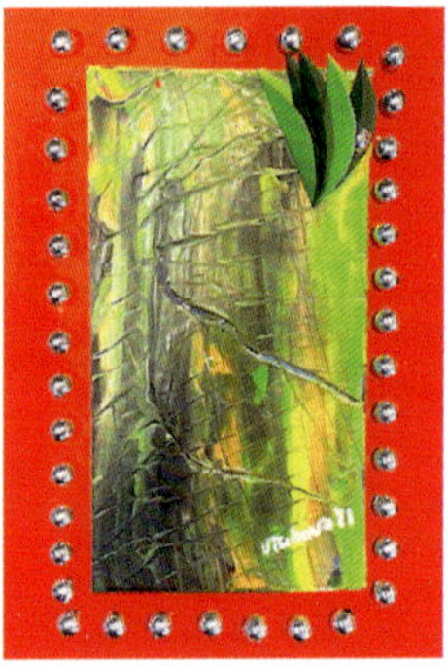

21. Dalété

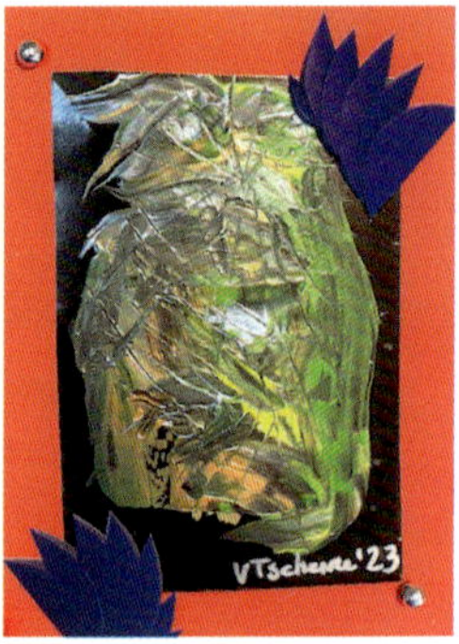

22. Phalet

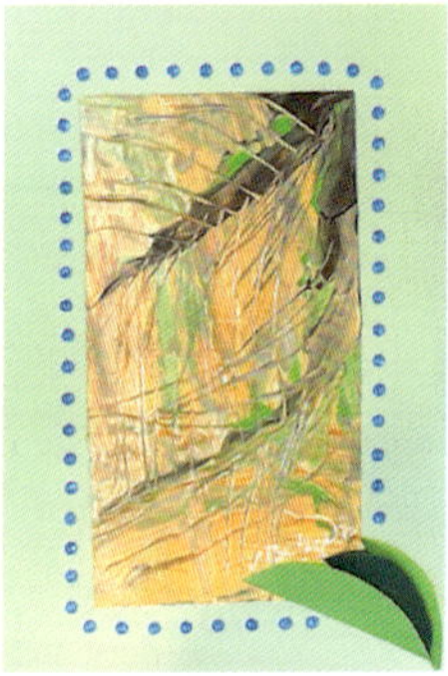

23. Camael

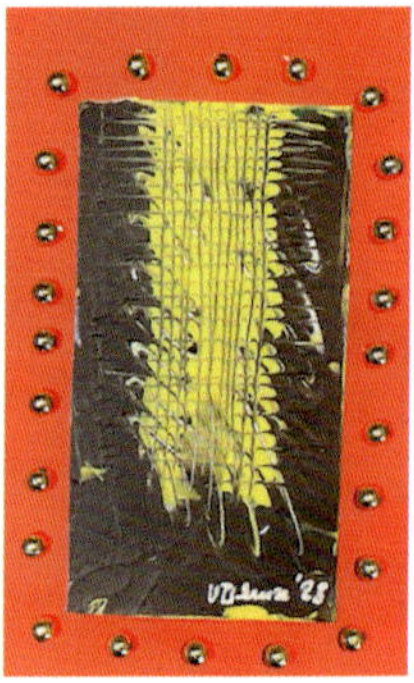

24. Haniel

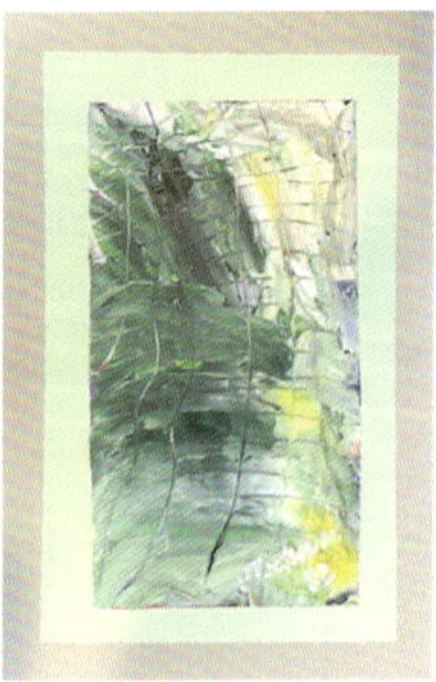

25. Anael

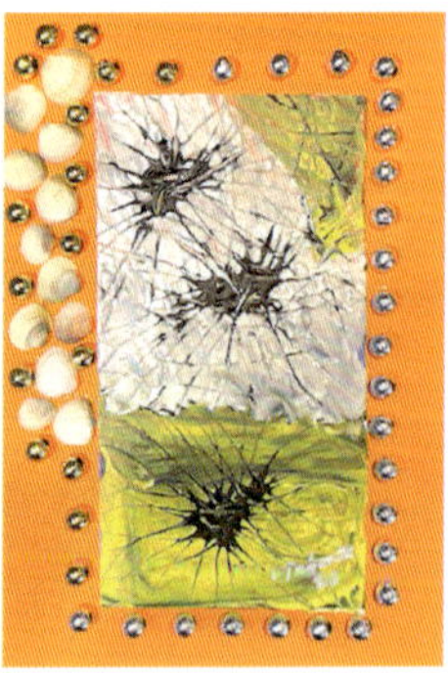

26. Ophiel

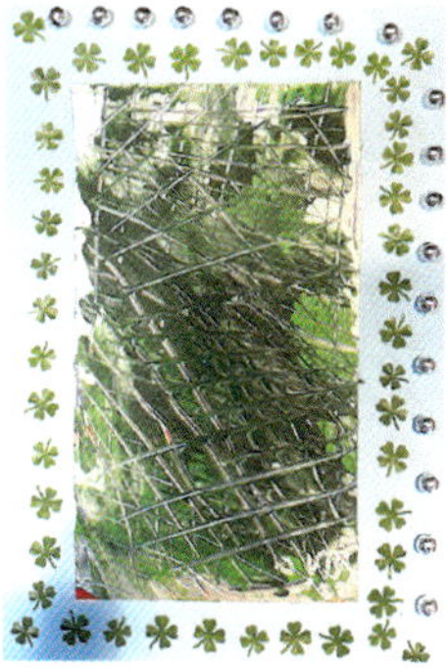

15. Zainael

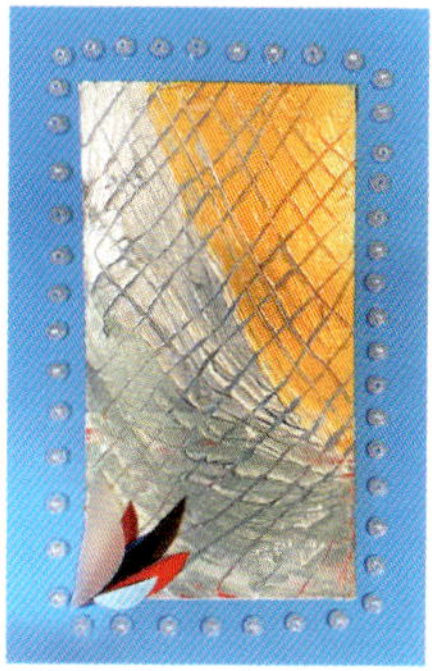

16. Hethatia

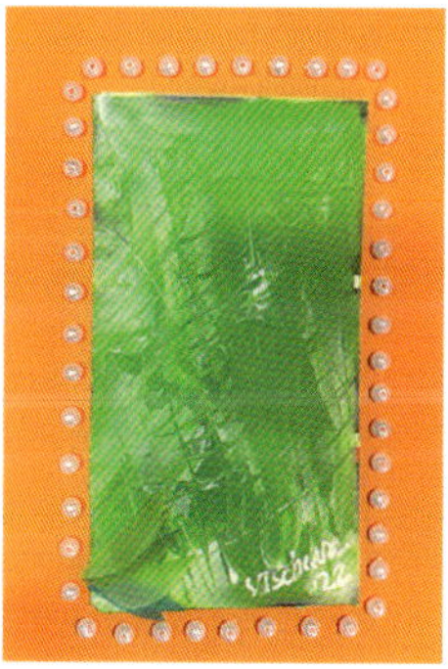

17. Tetahatia

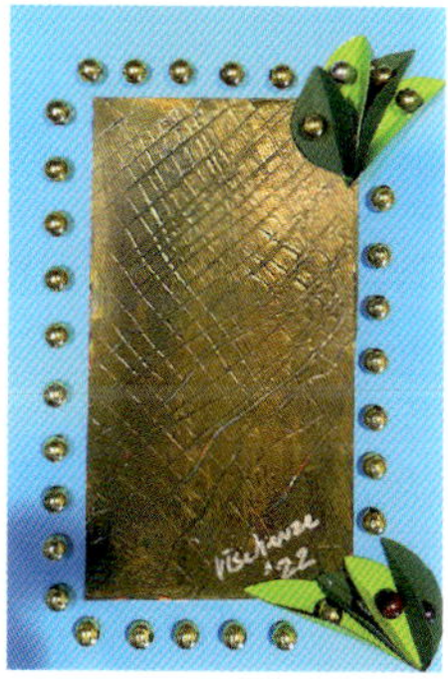

18. Alepta

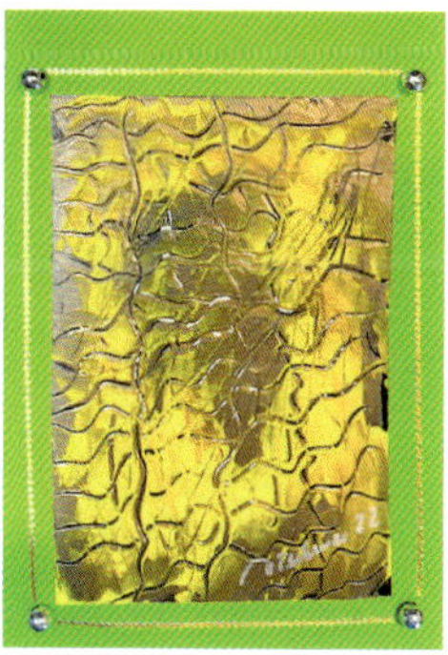

19. Betel

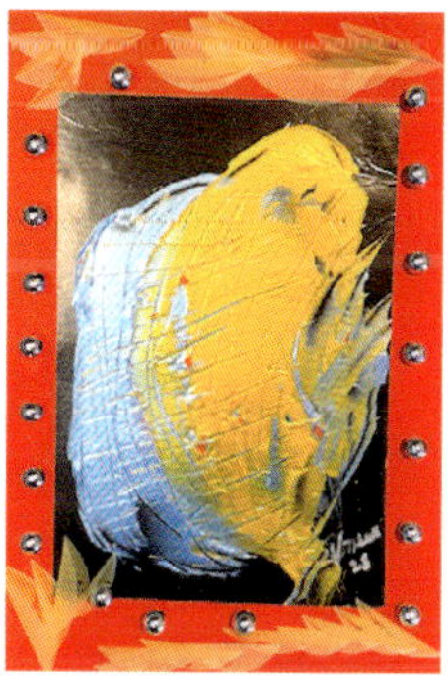

20. Gimela

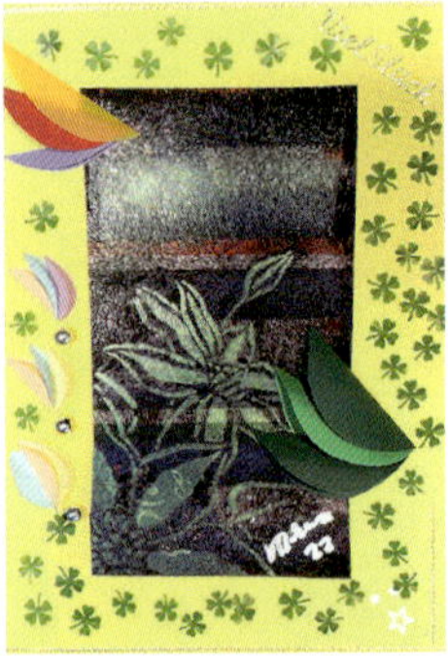

9. Uriel

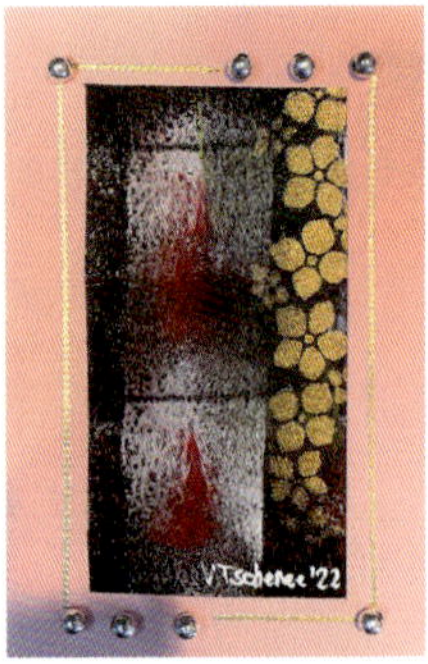

10. Michael

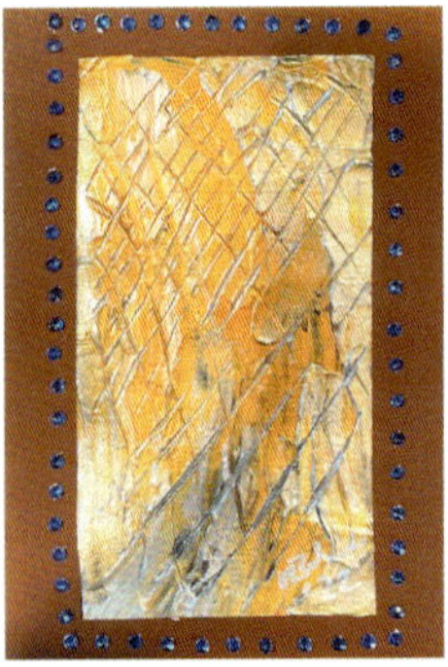

11. Gabriel

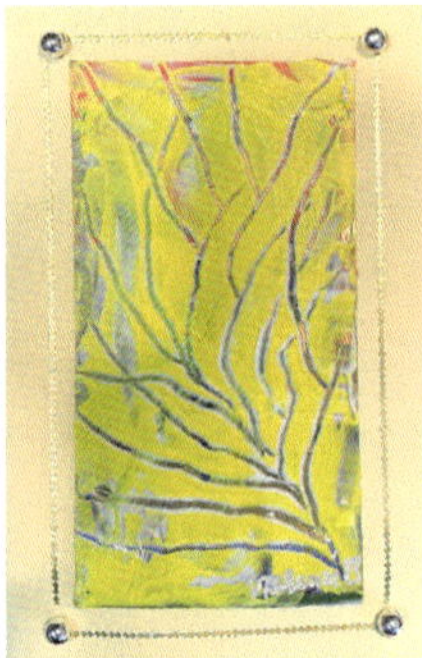

12. Raphael

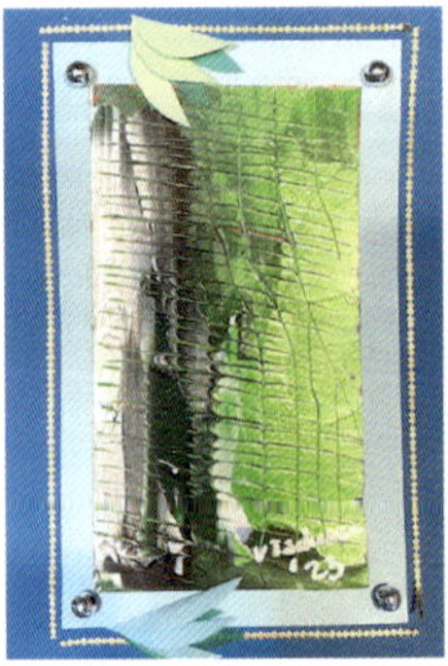

13. Hetael

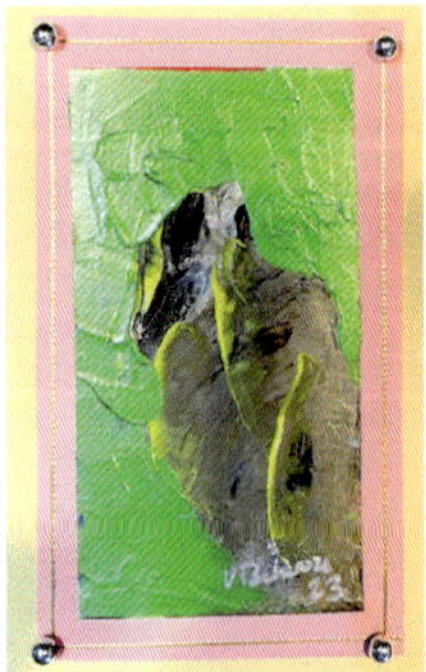

14. Vau-Ael